C-VITAMIINI
- LUONNON
YLEISLÄÄKE

Thomas Levy

Yli 1200 vertaisarvioitua tieteellistä viitettä

Herstellung und Verlag:
BoD – Books on Demand, Norderstedt
myynti https://www.bod.de/buchshop/
ISBN: 9783752657951

Johdanto

Elämäni ja toimintani lääkärinä muuttui, kun näin hyvin hämmästyttävän tapauksen. Hyvin sairas MS-potilas parani odottamattoman paljon. Jos en olisi nähnyt sitä, en olisi uskonut sitä mahdolliseksi! Tapahtumaan liittyi muitakin vastaavia huomioita, vaikka ne eivät olleet aivan yhtä dramaattisia. Potilaan muutos oli kuitenkin niin silmiinpistävä ja nopea, että se muutti radikaalisti käsitykseni fysiologiasta, sairaudesta ja lääketieteestä.

Oli kesä 1993 Colorado Springsissä, Coloradossa. Siihen asti, yksityisvastaanottoni oli pitänyt minut täystyöllistettynä. Olin halunnut tavallista määrätietoisemmin erikoistua sydäntauteihin jo ensimmäisestä opiskeluvuodesta alkaen. Lapsesta saakka olin halunnut lääkäriksi. Opiskeluni ajan ja lähes aina omalla vastaanotollani, olin täysin tyytyväinen siihen, mitä olin tekemässä. Tunsin vaikuttavani erittäin positiivisesti potilaitteni elämään.

Vuonna 1992 pieni tyytymättömyys alkoi vaivata. Sydäntautien hoito ei tuntunut riittävältä. Vaikka oli selvää, että olin auttanut monia potilaitani saavuttamaan paremman terveyden, jotakin tuntui kuitenkin puuttuvan. Mieltäni painoi tunne, että olisi jotain tärkeämpää tekemistä. Mitä tämä olisi, ei ollut aavistustakaan.

Noin vuotta myöhemmin tapasin tohtori Hal Hugginsin, todellisen lääketieteen edelläkävijän. Hän ymmärsi täysin, että monet sairaudet alkoivat hammaslääkärin tuolissa. Monien ihailema ja ehkä vielä useampien herjaama, tohtori Huggins kyseenalaisti monet perustavanlaatuiset, mutta virheelliset käytännöt modernissa hammaslääketieteessä. Hänellä oli konkreettisia todisteita, että monet tavanomaiset hammashoidot vaikuttivat hyvin negatiivisesti terveyteen.

Tohtori Huggins oli ensimmäisiä tapaamiani lääkäreitä, joka aidosti hoiti koko potilasta. Hammaslääkärinä, hän

3

käsitteli potilaidensa hampaiden ongelmia paljon tavallista laajemmin. Hän ja hänen ryhmänsä avustajat käsittelivät ravitsemusta, ruokavaliota, lisäravinteita ja yleistä elämäntapaa. Kun lääketieteellisiä ongelmia kohdattiin tutkimuksessa ja hoidossa, hän varmisti, että hänen potilaansa etsivät hoitoa päteviltä lääkäreiltä.

Tuolloin tohtori Hugginsilla oli suuri vastaanotto, joka keskittyi poistamaan hammasmyrkkyjä, kuten elohopeatäytteitä ja kroonisesti tulehtuneita hampaita. Vaikka ajatus hampaiden myrkyistä ei ollut täysin uusi, se ei saanut juurikaan huomiota arvioidessani ja hoitaessani sydänpotilaita. En koskaan ajatellut, että aikaisempi hammashoito - varsinkin juurihoito - olisi vastuussa niin suuresta osasta monien potilaitteni rintakipuja, tukkeutuneita verisuonia ja sydänkohtauksia.

Pian ensitapaamisen jälkeen, tohtori Huggins kutsui minut katsomaan klinikalleen työtään. Menin avoimin mielin, mutta en ollut lainkaan valmis siihen, mitä tulin näkemään.

Vierailin tohtori Hugginsin klinikalla uudelleen useita kertoja. Hämmästyin ja tulin uteliaaksi, kun näin potilaan toisensa jälkeen reagoivan tavalla, joka kyseenalaisti radikaalisti kaiken, mitä lääketieteellinen koulutukseni oli opettanut odottamaan. Suurin osa potilaista oli erittäin sairaita. Pitkälle edenneet tapaukset multippeliskleroosia, amyotrofista lateraaliskleroosia (Lou Gehrigin tauti), Parkinsonin tautia ja Alzheimerin tautia olivat yleisiä. Monet potilaat olivat jo pyörätuolissa. En ollut todellakaan koskaan nähnyt tai edes kuullut tämän tyyppisten potilaiden merkittävästä kliinisestä paranemisesta - millään hoidolla tai toimenpiteellä. Tohtori Hugginsin klinikalla voinnin huomattava paraneminen oli kuitenkin tavallista. Vain poikkeustapauksessa potilas ei selkeästi hyötynyt tyypillisestä kahden viikon hoidosta.

Potilaita seurattiin laajoilla laboratoriokokeilla sekä ennen hoitoja että niiden jälkeen. Epänormaalit veren ja virtsan testit normalisoituivat rutiininomaisesti tai näyttivät lähes normaaleilta kahden viikon hoitojakson lopulla klinikalla. Kihdinomaiset virtsahapon tasot romahtivat ja epänormaalit maksa- ja lihasentsyymit palasivat nopeasti normaaleiksi. Mitä

4

enemmän vierailin klinikalla, sitä enemmän lääketieteellisen koulutukseni peruspilareita ravisteltiin. Tohtori Huggins osoitti johdonmukaisesti huomattavasti laajempaa fysiologian ja kemian osaamista, kuin kukaan koskaan tuntemani lääkäri. Potilaiden kliiniset vasteet vahvistivat hänen menetelmänsä oikeiksi.

Kun viimein aloin ymmärtää kaiken näkemäni, tajusin että krooniset rappeuttavat sairaudet eivät olekaan peruuttamaton tuomio kärsimykseen ja ennenaikaiseen kuolemaan. Lähes kaikkiin näihin sairauksiin näin klinikalla käytettävän selkeitä ja johdonmukaisia hoitomenetelmiä, jotka tuottivat odotusten mukaisia myönteisiä tuloksia.

Vaikka lääketieteellisiä käsityksiäni oli kyseenalaistettu tohtori Hugginsin klinikalla paljon jo ensimmäisten vierailujeni aikana, ne muuttuisivat pian perustuksiaan myöten.

Kohtalokkaana päivänä - henkilökohtainen hoitaja toi hyvin sairaan, välinpitämättömän potilaan hammashoitoon. Nainen oli vain yksi monista pyörätuoliin sidotuista, pitkälle edenneistä MS-potilaista, jotka löysivät tiensä klinikalle. Hampaiden röntgenkuva paljasti paljon ongelmia, jopa suhteellisen harjaantumattomilla silmillänikin. Useita hampaita puuttui, potilaalla oli muutama hammasimplantti ja juurihoidettu hammas ja leukaluun massa näytti vähentyneen. Vaikka potilaan terveydentila oli huono, hänelle tehtiin useita tunteja kestävä hammaskirurgia samana päivänä. Hampaita poistettiin ja leukaluun tulehtuneita syöpymiä puhdistettiin sekä muutama elohopea-amalgaami täyte vaihdettiin biologisesti yhteensopivaan komposiittimateriaaliin.

Ajattelin itsekseni, että toimenpiteitä oli aivan liikaa erittäin sairaan ja ilmeisen heikon potilaan ensimmäiselle hammaslääkärikäynnille. Olin nähnyt nuorilta ja terveiltä ystäviltäni poistettavan useita viisaudenhampaita yhdellä käynnillä. Yleensä he olivat käytännössä vuoteen omina useita päiviä, ennen kuin heidän toimintakykynsä vähitellen palasi ja paraneminen lähti etenemään.

Niin ei käynyt tämän potilaan kanssa. Lähes välittömästi hammaskirurgian jälkeen, hän alkoi hymyillä ja laskea leikkiä sekä julisti energisyytensä vihdoin palanneen. Hän jopa ilmoitti haluavansa mennä "ulos kaupungille" samana iltana hoitajan kanssa, syömään pihviä muutamalla jäljellä olevalla hampaalla suunsa vasemmalla puolella. Olin täysin hämmentynyt - liioittelematta. Intuitiivisesti tiesin, että myrkkyjen poistaminen kehosta oli hyvä asia, mutta saattoiko vaikutus olla näin hyvä ja nopea?

Kerroin hämmennykseni ja epäuskoni tohtori Hugginsille. Hän hymyili ja osoitti tippapulloa, josta yhä valui nestettä potilaaseen. Se ei tuntunut riittävältä vastaukselta, sillä olin antanut tuhansia infuusioita elämäni aikana, enkä koskaan ollut nähnyt niin vaikuttavaa potilaan vastetta. Sitten hän sanoi että se oli C-vitamiini infuusio.

C-vitamiinia? Tiesin, että C-vitamiini oli jotain hyvää, mutta sitä sai hyvästä ruuasta tai lisäravinteista yleensä enintään 50 - 250 milligrammaa kerrallaan. Infuusio oli kuitenkin 50 grammaa (50 000 milligrammaa), ja se oli tippunut koko hammaslääkärin työn ajan.

Vaikka en ymmärtänytkään, miksi C-vitamiini auttoi tätä potilasta, tiesin heti, että olin löytänyt uuden hoitomenetelmän. En vain osannut aavistaa uuden välineen voimaa. Siitä alkoi toinen ja tärkein lääkärin koulutukseni. Näin jälkeenpäin ajatellen, aikaisempi koulutukseni oli vain kohtuullisen hyvä perusta sille, mitä opin tohtori Hugginsin tapaamisen jälkeen. On ironista, että opin hammaslääkäriltä enemmän kliinistä lääketiedettä ja fysiologiaa, kuin kaikilta muilta lääkäreiltä elämäni aikana yhteensä.

Jatkoin C-vitamiinin tutkimista kirjallisuudesta ja hämmästyin yhä enemmän. C-vitamiini oli huomattavasti muutakin, kuin keripukin estävä pieni päivittäinen annos. Se on todennäköisesti kaikkein tärkein ravintoaine, mitä voimme niellä.

Vastoin lääketieteellisen yhteisön sokeasti toistamaa mantraa, että "ei ole olemassa tutkimuksia", löysin runsaasti tietoa, josta suurin osa oli kaikkein arvostetuimmissa lääketieteellisissä julkaisuissa. Tutkimus toisensa jälkeen osoitti C-vitamiinin kyvyn yksin hävittää, neutraloida tai

6

muuten parantaa uskomattoman joukon tartuntatauteja, erityisesti virustauteja. Lisäksi ei näyttänyt olevan mitään myrkkyä tai myrkytystä, jota riittävä määrä asianmukaisesti annettua C-vitamiinia ei korjaisi ja neutraloisi.

1940-luvulla Frederick Klenner, lääketieteen tohtori, kehitti suurten C-vitamiiniannosten suonensisäisen käytön tehokkaaksi hoidoksi ja usein parannukseksi moniin tartuntatauteihin. Mukana oli sairauksia, joita jopa nykyisin pidetään parantumattomina, kuten polio, jäykkäkouristus ja aivokalvontulehdus. Hän myös näytti tietä osoittaen C-vitamiinin toimivan äärimmäisen tehokkaana vastalääkkeenä myrkkyjen neutraloinnissa mm. kohtalokkaissa annoksissa hiilimonoksidia, torjunta-aineita, barbituraatteja ja jopa raskasmetalleja.

Muut lääkärit ovat jatkaneet työtä ja ne, jotka ovat käyttäneet LT Klennerin annosteluohjeita, ovat nähneet hyviä tuloksia. Oma välitön kokemukseni C-vitamiinista on ollut yhtä upea mistä tahansa kliinisestä näkökulmasta katsottuna. Kardiologina en ole koskaan hoitanut yhtä monia infektioita ja myrkytyksiä, kuin tohtori Klenner kohtasi. Siitä huolimatta olen onnistuneesti hoitanut useita sairauksia, joita moderni lääketiede lähestyy vain levolla, tukihoidolla ja varovaisella optimismilla, että immuunijärjestelmä mahdollisesti lopulta voittaa taudin.

Kumpikin kahdesta Länsi-Niilin virusinfektio-tapauksesta, joita minua pyydettiin hoitamaan, toipuivat täysin vain kolmessa päivässä C-vitamiini-infuusiolla. Molemmat potilaat olivat olleet sairaina kuukausia. Toisella oli laaja infektio sekä laboratoriotulosten perusteella lisäksi hepatiitti. Tämäkin parani kuitenkin nopeasti ja täydellisesti yhdessä kaikkien muiden oireiden kanssa. Samoin kaksi mononukleoosipotilaasta parani yhtä dramaattisesti kolmessa päivässä suonensisäisellä C-vitamiinilla. Molemmat olivat nuoria ja toinen oli ollut niin sairas kuukausia, että hän oli jo luopunut yliopisto-opinnoistaan.

Vieraillessani ystävien luona Kolumbiassa, Etelä-Amerikassa, hoidin 15-vuotiaan tytön verenvuotoja aiheuttavaa

7

Dengue kuumetta. Suonensisäistä C-vitamiinia ei ollut saatavilla, joten käytin 10 grammaa suun kautta liposomeihin kapseloitua C-vitamiinia. Yksinkertainen hoito paransi hänet täysin kolmessa päivässä. Jopa Lymen tauti on osoittanut hyvän vasteen C-vitamiiniin. Kuitenkin, toisin kuin monet muut C-vitamiinilla hoidettavat infektiot, olen nähnyt vain akuutin Lymen taudin paranevan täysin muutamassa päivässä suonensisäisellä C-vitamiinilla. Kuukausia ja vuosia vaivanneen kroonisen Lymen taudin oireet ovat johdonmukaisesti helpottuneet suurilla C-vitamiiniannoksilla, mutta ilman lopullista paranemista. Lukuisat Lymen tautia sairastavat potilaat palaavat kuitenkin kliinisesti normaaliin olotilaan C-vitamiinilla, vaikka mikrobit eivät ehkä ole täysin hävinneet kehosta. Lymen taudin ja muiden kroonisten infektioiden, kuten AIDSin ja kroonisen C-hepatiitin kanssa C-vitamiini voi usein palauttaa potilaan oireettomaksi tai lähes oireettomaksi. Toipuminen voi antaa heille mahdollisuuden "elää" loputtomiin infektioiden kanssa ja saavuttaa normaali elinikä.

C-vitamiini on myös paras tapa ylläpitää hyvää vastustuskykyä. Infektioilla on harvoin mahdollisuus tarttua, kun C-vitamiinitaso kehossa on normaali. Vastaavasti, useimmat syövät alkavat alueilta, joissa on lisääntynyt oksidatiivinen stressi, mikä on toinen tapa sanoa, että näillä alueilla ei ole riittävästi C-vitamiinia. Kirjassa käsitellään myös C-vitamiinin puute sepelvaltimoiden sisäpinnoilla, joka saa aikaan verisuonten ahtaumat sekä sydänkohtauksen.

Jokainen lääkäri, joka on rutiininomaisesti antanut 50 – 100 g annoksia C-vitamiinia suonensisäisesti, on nähnyt hyviä kliinisiä vasteita, joita suurin osa lääkärikuntaa pitää yhä sattumana tai mahdottomina.

Vuonna 2009 suonensisäinen C-vitamiini paransi koomassa olleen sikainfluenssapotilaan, jonka elintoimintojen ylläpitoa oltiin kirjaimellisesti lopettamassa. Hänellä oli myös diagnosoitu keuhkokuume ja "karvasolu" leukemia. Uskomaton tarina, jonka otsikkona on "Elävä Todiste?" dokumentoitiin ja lähetettiin Uuden-Seelannin *60 minuuttia*

8

dokumenttiohjelmassa elokuussa 2010. Lääkärit halusivat "vetää seinästä pistokkeen", jonka varassa potilaan elämä oli ollut kuukauden, mutta perhe vaati, että ensin on kokeiltava lääketieteen tohtori Klennerin annosteluohjeen mukaisia C-vitamiiniannoksia. Kliininen vaste oli nopea ja upea. Lähes välittömästi, potilaan keuhkot alkoivat parantua ja hän toipui tarpeeksi päästen pois laitteesta. Muutamassa viikossa, hän käveli ulos sairaalasta. Lisäksi hänen leukemiansa näytti kadonneen yhdessä influenssan kanssa. Ihmeellisestä käänteestä ja muiden selitysten puutteesta huolimatta, lähes kaikki tapausta tutkivat lääkärit totesivat, että elpyminen oli sattumaa - että paranemisella ei ollut mitään tekemistä C-vitamiini infuusioiden kanssa.

Yli 15 vuoden tutkimuksen ja omien havaintojeni perusteella, voin kategorisesti sanoa, että suuri C-vitamiiniannos on kliininen ihme verrattuna kaikkiin moderneihin lääkkeisiimme. Lisäksi on olemassa suuri määrä tutkimuksia, joiden mukaan C-vitamiini toimii. C-vitamiini on yksi turvallisimmista ihmisen tuntemista aineista. Myrkyllisen suurta C-vitamiiniannosta ei ole todettu, mikä on ihme sinänsä. Vaikka satoja grammoja C-vitamiinia on annettu muutamassa päivässä, ainoa sivuvaikutus on hyvä terveys. Hoidon kustannukset ovat mikroskooppiset verrattuna useimpien reseptilääkkeiden ja hoitomuotojen kustannuksiin. Monet taudit, jotka C-vitamiini parantaa ovat edelleen "parantumattomia" perinteisillä lääkkeillä.

Mistä siis johtuu lähes universaali kieltäytyminen syventyä suurten C-vitamiiniannosten ansioihin tai edes katsoa todisteita niistä? Jätän kysymyksen lukijalle. Motiivista riippumatta, se on anteeksiantamatonta. Elleivät kansalaiset pakota lääkärikuntaa toimimaan käytännössä yhtä jalosti, kuin mitä se teeskentelee olevansa, mikään ei muutu.

Kun luet kirjan ja vakuuttavan C-vitamiinista kerätyn tieteellisen näytön, pohdit, miksi C-vitamiinia ei tunneta paremmin ja käytetä enemmän? Todisteet osoittavat yksiselitteisesti, että suuret C-vitamiiniannokset ehkäisevät ja parantavat laajan kirjon sairauksia, jotka vaivaavat

9

ihmiskuntaa. C-vitamiini on sekä edullista että täysin turvallista. Johtopäätökseni on: C-vitamiini on "luonnon yleislääke". Uskon, että olette samaa mieltä.

Thomas E. Levy, LT, OT

Sisällysluettelo

Johdanto..3

Luku yksi - Suuri C-vitamiiniannos: laajakirjoinen antibiootti Älä käytä sanaa "PARANTAA"...17

    Neljä ilmeisen "parantumatonta" tautia....................................18
    Jotkut lääketieteen "hoidot" ovat barbaarisia............................21
    C-vitamiini parantaa virusinfektiot...24
    Suurten C-vitamiiniannosten mustamaalaus..............................25
    Herpes ja suuret C-vitamiiniannokset..26
    AIDS ja suuret C-vitamiiniannokset..27
    C-vitamiini estää ja parantaa muutkin tartunnat.......................28
    Johtopäätökset..29

Luku kaksi - Suuri C-vitamiiniannos: paras vastamyrkky "APUA! 1-vuotias lapseni nieli juuri ..."...31

    Torjunta-aineille altistuminen...32
    Mustaleski hämähäkin purema..33
    Barbituraattien yliannostus...33
    Mokkasiinikäärmeen purema..34
    Sienimyrkytys..35
    Päivittäinen paras vastalääke..37
    Johtopäätökset..39

Luku kolme - Suuri C-vitamiiniannos: luonnon yleislääke "Olipa kerran ..." kehityshistoria tarjoaa vahvan näkemyksen....................41

    Miksi ihmiset sairastuvat niin paljon helpommin?......................41
    Vähän tunnettu geneettinen salaisuus 43
    Luonnon suosittelema päivittäinen annos vuohille.....................44
    Johtopäätökset..45

Luku neljä - Suuri C-vitamiiniannos: valtimoiden suojelija Irtoaminen: Ongelman sydän..48

    Sydänsairauksien eteneminen...52
    Valtimoiden C-vitamiinin puutteen syyt....................................54

Nykyiset hoidot ovat vain "väliaikainen korjaus"........................56
Kolesteroli ja C-vitamiinin puute...57
Korkea verenpaine ja C-vitamiinin puute..............................58
Diabetes ja C-vitamiinin puute..59
Johtopäätökset...60

Luku viisi - Suuri C-vitamiiniannos: luonnon vastaus syöpään
Myrkylliset kudokset sekoavat!..62
Ehkä taistelemme väärää vihollista....................................62
Syövän ehkäisy..65
Syövän hoito C-vitamiinilla...65
C-vitamiini estää sekä kasvaimen kasvua, että leviämistä...........69
Suuri C-vitamiiniannos tappaa syöpäsolut............................70
C-vitamiini ei estä, vaan tukee perinteistä kemoterapiaa............71
Kielteiset tutkimukset - C-vitamiini ja syöpä.........................72
Johtopäätökset..73

Luku kuusi - Suuri C-vitamiiniannos: hidastaa ikääntymistä Pelastus
pelätyltä rappeutumiselta...74
Hapetusstressin rooli rappeumasairauksissa.........................75
Looginen strategia rappeumasairauksien torjuntaan................77
Todiste C-vitamiinin voimasta rappeumasairauksia vastaan........78
Osteoporoosi..78
Niveltulehdus...80
Alzheimerin tauti...81
Johtopäätökset..84

Luku seitsemän - Suuri C-vitamiiniannos: lääkärit valehtelevat 7
tappavaa lääketieteellistä valhetta!....................................85
Valhe #1: C-vitamiinitutkimuksia ei ole...............................86
Valhe # 2: Ei todisteita, että C-vitamiini toimii.......................89
Valhe # 3: C-vitamiini ei ole turvallista...............................90
Valhe # 4: C-vitamiini aiheuttaa munuaiskiviä........................92
Valhe # 5: C-vitamiinitarve täyttyy normaalilla ruokavaliolla......93
Valhe # 6: C-vitamiini tuottaa vain kallista virtsaa..................95
Valhe # 7: Jos C-vitamiini toimisi, kaikki käyttäisivät sitä..........96
Entä negatiiviset tutkimustulokset?...................................97
Johtopäätökset..99

Luku kahdeksan - Suuri C-vitamiiniannos: tarvitaan vallankumous
Ovatko tuotot tärkeämpiä kuin ihmiset?.......................................100

Massiiviset eturistiriidat..101
Kuinka yleisiä "eturistiriidat" ovat?...................................103
Miksi FDA ja lääketehtaat vihaavat lisäravinteita.......................104
Sota myrkytöntä syövän parannuskeinoa vastaan...........................106
Suuret C-vitamiiniannokset kielletään...................................112
Elävä todiste, C-vitamiini, McGuff ja FDA..............................113
Ensimmäinen voitto C-vitamiinille.......................................114

Yhdeksäs luku - Suuri C-vitamiiniannos: Kuinka hyötyä siitä Miten
tästä eteenpäin?...117

Miksi juuri tämä aine on niin tehokas ja tärkeä?........................117
Veren C-vitamiinitason optimointi.......................................119
Läpimurto C-vitamiiniannosten antamisessa..............................120
Mitä liposomit ovat?..121
Lopputulos:...121
Todellisen C-vitamiinitarpeen määritys.................................122
Käytännön ehdotuksia..123

LIITTEET Enemmän tietoja haluaville....................................126

LIITE A Miten C-vitamiini toimii?......................................127

Entä infektiot?...132
Miksi rauta helpottaa patogeenien kuolemaa?............................132
Kuinka C-vitamiini sopii kaikkeen tähän?...............................134
Entä syöpä?...136

LIITE B C-vitamiinin 20 tapaa vahvistaa immuunijärjestelmää...........140

LIITE C C-vitamiinin tärkeät roolit aineenvaihdunnassa................144

Kollageeni synteesi...144
Pohjakalvon valmistus...145
Haavan paraneminen..146
Karnitiinin valmistus...146
Hermoston välittäjäaineiden valmistus..................................147
Edistää kalkin siirtymistä luukudokseen................................147
Luonnollinen antihistamiini...148
Immuunijärjestelmän ylläpito..148

LIITE D C-vitamiinin suhde sydänsairauksien riskitekijöihin...........150

Korkea verenpaine.........150
Kolesteroli- ja triglyseriditasot.........151
Valtimotulehdus.........154
Lipoproteiini(a) taso.........157
Diabetes.........158
Tupakointi.........160
Fibrinogeenitaso.........162

LIITE E Munuaiskivien riskitekijät.........164

LIITE F Myrkkyjen vaikutusten minimointi.........168

Huono hammasterveys: merkittävä myrkkyaltistuksen lähde....169
Reaktiivisen raudan minimointi.........171

LIITE G Suurten C-vitamiiniannosten ja muiden ravinnelisien
tasapaino.........173

LIITE H Julkaistuja tutkimuksia C-vitamiinin käytöstä tarttuvien
tautien ja myrkytysten hoitoon.........176

Aflatoksiinimyrkytys.........178
AIDS / HIV.........179
Aivokalvon tulehdus.........181
Alkoholimyrkytys (etanoli).........183
Alumiinimyrkytys.........186
Alzheimer / dementia.........187
Amfetamiinimyrkytys.........188
Arsenikkimyrkytys.........189
Barbituraattien yliannos.........190
Bentsantronimyrkytys.........191
Bentseenimyrkytys.........192
Elohopeamyrkytys.........193
Eläinten myrkyt.........195
Fenolimyrkytys.........197
Fensyklidiinimyrkytys.........199
Fluorimyrkytys.........200
Hepatiitti, akuutti virus.........201
Herpes.........204

Hiilitetrakloridimyrkytys..205
Hinkuyskä...206
Hyönteis- ja kasvimyrkyt...208
Jäykkäkouristus...210
Kadmiummyrkytys..212
Keuhkokuume..213
Kolesteroli (korkea LDL-taso)...215
Korkea verenpaine..216
Kromimyrkytys...217
Kurkkumätä..218
Kylmettyminen...220
Lavantauti..221
Lepra...222
Luomistauti...223
Lyijymyrkytys..225
Lääkeaineiden myrkyllisyys..227
Malaria...234
Mononukleoosi..236
Nikkelimyrkytys...237
Nitraatti- / nitriittimyrkytys...239
Okratoksiinimyrkytys..241
Osteoporoosi..242
Otsonimyrkytys...244
Parakvattimyrkytys..245
PCB-myrkytys..246
Penikkatauti (kissa ja koira)..247
Punatauti (ameba)...248
Punatauti (bakteeri)...249
Polio..250
Pseudomonas tartunnat..252
Raivotauti...254
Reuma, niveltulehdus...255
Seleenimyrkytys..256
Sienimyrkytys..257
Sikotauti..258
Stafylokokkitartunta...260
Streptokokkitartunta..262

15

Strykniinimyrkytys..264
Syöpä...265
Säteilymyrkytys..267
Trikiinit..270
Trypanosomaaliset infektiot..................................271
Tuberkuloosi...273
Tuhkarokko...277
Typpidioksidimyrkytys..278
Vanadiummyrkytys..279
Vyöruusu..281

Viiteluettelo..282

Alkusanat amerikkalaiseen painokseen 2011...........408

Luku yksi

-

<u>Suuri C-vitamiiniannos: laajakirjoinen antibiootti</u>

Älä käytä sanaa
"PARANTAA"

Saamme pysäytettyä "syövän remissioon" ja sydän- ja verisuoni- sairaudet, diabeteksen ja niveltulehduksen "hallintaan", mutta emme oikeastaan "paranna" mitään! Ottaen huomioon, että miljardeja dollareita on vuosikymmenten ajan käytetty lääkealan tutkimukseen, eikö meillä nyt jo pitäisi olla valmiina "parannus" ihmisen pelätyimpiin sairauksiin?

Lääketieteen ihmiset *eivät* käytä sanaa "parantaa", ja lisäravinteiden myyjät *eivät uskalla* käyttää sitä. Lisäravinteiden mainonnassa ei voi käyttää sanaa "parantaa", vaikka viitattaisiin puutostautiin kuten keripukkiin (C-vitamiinin puutos) tai beriberiin (B-vitamiinin puutos). Vaikka on ylivoimainen tieteellinen näyttö, että ruoka tai lisäravinne voi "parantaa" tai "ehkäistä" sairauden tai edistää sen "hoitoa", ovat viittaukset tosiasioihin USA:n FDA:n mielestä "lääkeväittämiä". Lääkeväittämiä esittäneeltä kauppiaalta saa:

- Etsiä ja/tai takavarikoida pankkitilit
- Etsiä ja/tai takavarikoida kaikki tiedostot
- Takavarikoida tuotteen
- Antaa huomattavat sakot
- Riistää vapauden vangitsemalla

Toisaalta, lääkevalmistajat eivät koskaan lupaa parantumista. Voidaan kysyä, pyrkivätkö he edes siihen.

Tutkimalla lääkärin käsikirjaa, joka löytyy useimpien lääkäreiden vastaanotolta, havaitaan "ei ole tehokasta hoitoa"

17

useimpiin, jos ei kaikkiin virusinfektioihin. Maallikon sanoin, tavallinen hoito virusperäiseen tarttuvaan tautiin on: "tehdään potilaan olo mukavaksi... ja toivotaan (rukoillaan) potilaan immuunijärjestelmän voittavan."

Miten rikollista, kun yksi
- Eniten tutkittu
- Turvallisin
- Halvin
- Hyvin tehokas

mikrobilääke on ollut saatavilla jo vuosikymmeniä!

Suuri C-vitamiiniannos on osoittautunut onnistuneeksi hoidoksi - ja monissa tapauksissa se on täydellinen parannuskeino – useimpiin bakteeri- ja virustulehduksiin. Joten miksi C-vitamiini jatkuvasti jätetään huomiotta ja sitä pilkataan, syrjitään ja rangaistaan?

Neljä ilmeisen "parantumatonta" tautia

Valitettavasti, on olemassa neljä tappavaa tautia, joihin suuret C-vitamiiniannokset eivät vaikuta:
- Tietämättömyys
- Kyynisyys
- Erehtymisen pelko
- Ahneus

Jotta en tulisi syytetyksi liioittelusta, tarjoan tuoreen esimerkin, joka tuli esille voimakkaissa Uuden–Seelannin *60 Minuuttia* dokumenttiohjelmissa, jotka esitettiin vuonna 2010.

Ensimmäinen, nimeltään "Elävä todiste?" kertoo tarinan Uusi-Seelantilaisesta maanviljelijästä, joka sai erittäin vakavan H1N1 tartunnan. Lääketieteelliset testit vahvistivat sikainfluenssan, keuhkokuumeen ja karvasoluleukemian diagnoosit. Hänen keuhkonsa olivat niin tulehtuneet, että hänet oli kytketty ECMO laitteeseen, joka ohittaa ja korvaa keuhkot kehon ulkopuolella. Lähes neljän viikon kooman ja aggressiivisen lääketieteellisen hoidon jälkeen hänen kuntonsa ei ollut parempi. Tehohoidon asiantuntijat kokoontuivat

18

harkitsemaan Allan Smithin ennustetta. Heidän johtopäätöksensä oli, että "keuhkojen vajaatoiminnan johdosta Allan Smith ei voi selvitä." Toisen kokouksen jälkeen sama asiantuntijaryhmä kirjoitti, "ryhmä on yksimielinen, että Allan Smith olisi poistettava ECMO laitteesta ja annettava kuolla. Jatkaminen laitteessa vain pitkittää hänen väistämätöntä kuolemaansa."[1]

Perhe protestoi, että lääkärit eivät olleet yrittäneet kaikkea. He anoivat kiivaasti hallinnolta suurta suonensisäistä annosta C-vitamiinia. Kaksi päivää ennen Allanin suunniteltua poistoa laitteesta, lääkärit suostuivat C-vitamiinin antamiseen, joskin todeten, "Olemme kaikki yksimielisiä, että C-vitamiinista ei ole mitään hyötyä."[1]

Vain kahden 25 gramman C-vitamiini-infuusion jälkeen, röntgenkuva paljasti merkittäviä puhdistumia keuhkoissa. C-vitamiini hoitoa jatkettiin nopeudella 100 grammaa päivässä. Muutamassa päivässä, Allan parantui nopeasti niin paljon, että saattoi hengittää itse ja hänet poistettiin ECMO laitteesta.

Sitten Allan kunto alkoi heiketä. Kysyttäessä sairaala myönsi, että C-vitamiini oli lopetettu. Hänen perheensä vaati uudelleen terapiaa. Lääkärit suostuivat, mutta antoivat vain niukan kaksi grammaa päivässä. Potilas alkoi uudelleen parantua, mutta hyvin hitaasti. Miksi lääkärit jatkoivat C-vitamiiniannoksella, joka oli vain kaksi prosenttia aiemmin hyödyllisestä annoksesta uhmaa logiikkaa, jos herra Smithin hyvinvointi oli ainoa merkittävä huolenaihe.

Kun herra Smith parantui siihen pisteeseen, että hänet voitiin siirtää lähempänä kotia olevaan sairaalaan, uudet lääkärit lopettivat jälleen C-vitamiinihoidon. Ennustettavasti, Allanin tila alkoi heikentyä. Tällä kertaa, perheen oli palkattava asianajaja pakottamaan hoidon aloittaminen uudelleen. Mutta, uusi sairaala antoi vain kaksi grammaa päivässä. Jopa niinkin pienellä annoksella potilas alkoi elpyä. Heti, kun Allanilla oli mahdollisuus niellä, hänen perheensä antoi suuria annoksia suun kautta liposomi kapseloitua C-vitamiinia. Lääkäreiden hämmästykseksi, Allan käveli ulos sairaalasta useita viikkoja

19

aikaisemmin, kuin he luulivat sen olevan mahdollista. Lisäksi, ei ollut enää näyttöä karvasoluleukemiasta.

Ehkä hämmästyttävin osa tarinaa on, että vuoteen vierestä tapahtumia seuranneet lääkärit, olivat vakuuttuneita siitä, että C-vitamiinilla *ei ollut mitään osaa* Allan Smithin tervehtymisessä! Yksi haastateltu lääkäri, joka kieltäytyi uskomasta, että C-vitamiini oli vaikuttanut positiivisesti Allan Smithin toipumiseen, pohti Smithin paranemisen voineen johtua yhtä hyvin linja-autosta, joka kulki Allanin sairaalahuoneen ohi. [2]

Toisessa H1N1 tapauksessa *60 Minuuttia* ohjelmassa 25 vuotta vanha australialainen nainen oli myös laitettu ECMO laitteeseen. Hänen veljensä, Mark, oli nähnyt aiemmin jakson, "Elävä Todiste?" ja päätti jäljittää Smithin perheen ja saada enemmän tietoa suurista C-vitamiiniannoksista. Vakuuttuneena siitä, että terapia saattaa auttaa hänen sisartaan, Mark vaati sairaalaa antamaan suonensisäisesti C-vitamiinia. He lopulta antoivat periksi. Kuten Allan Smith tapauksessa, hänen pahoin tulehtuneet keuhkonsa alkoivat parantua parin hoitojakson jälkeen. Lopulta potilas parani niin paljon, että ECMO-hoito lopetettiin. Samaan aikaan, vakuutettuaan potilaan äidin, että jatkuva C-vitamiini voisi olla jotenkin vaarallista, lääkärit lopettivat C-vitamiinin. Hänen terveytensä huononi nopeasti ja muutaman päivän kuluttua hän kuoli. [2]

Suurin osa lääkäreistä hyväksyy sokeasti väärän käsityksen, että "ei ole näyttöä" ja "tutkimuksia" osoittamaan suurten C-vitamiiniannosten tehoa missään, paitsi keripukissa. Tosiasia on, että on olemassa tuhansia tutkimuksia ja paljon todisteita! Silti, jopa silloin, kun todiste on mahtavasti juuri silmien edessä, useimmat lääketieteellisessä yhteisössä eivät suostu näkemään sitä.

Ilmeinen todellisuus ei kuitenkaan jäänyt huomaamatta suurelta yleisöltä. Nämä dokumentit ovat luoneet niin syvää suuttumusta Uudessa-Seelannissa, että ihmiset pakottavat radikaaliin muutokseen siinä, miten siellä harjoitetaan lääketiedettä. Kun *60 Minuuttia* dokumentit laitettiin internettiin, ihmiset ympäri maailmaa alkoivat kuulla totuuden.

Sattumalta (tai ei), pian kaiken tämän huomion jälkeen, USA:n Elintarvike-ja lääkehallinto (FDA) kielsi amerikkalaista yritystä, joka toimitti dokumenteissa näytetyn suonensisäisesti käytettävän C-vitamiinin, tuottamasta sitä enempää. FDA:n ankara toiminta ylittää tavanomaisen tietämättömyyden ja kyynisyyden. Ja lisää pahantahtoista suurten C-vitamiiniannosten rajoittamista näyttää olevan luvassa (*ks. Luku kahdeksan*).

Tohtori Ian Brighthope, ravitsemuksen ja ympäristölääketieteen asiantuntija, joka tuntee suurten C-vitamiiniannosten tehon, tiivistää parhaiten *60 Minuuttia* dokumentit: "Ihmisiä kuolee lääkärikunnan asenteiden takia." [2]

Jotkut lääketieteen "hoidot" ovat barbaarisia

Penisilliinin löydön jälkeen on lääkäreiden käyttämään kemiallisten aineiden arsenaaliin lisätty useita antibiootteja bakteeri-infektioiden hoitamiseksi. Monista syistä, useat bakteerikannat ovat niille kuitenkin vastustuskykyisiä. Lääkevalmistajat ovatkin häviämässä kilpailun yhä vastustuskykyisempiä bakteereita vastaan.

Vuonna 2008 bakteriologi, tohtori Kenneth Todar, auttoi tunnistamaan, kuinka valtavasta ja kasvavasta ongelmasta oli kyse:

"Nykyään noin 70 prosenttia bakteereista, jotka aiheuttavat infektioita sairaaloissa kestävät ainakin yhtä yleisimmin hoitoon käytettyä antibioottia. Jotkut organismit ovat resistenttejä kaikille hyväksytyille antibiooteille ja niitä voidaan käsitellä vain kokeellisilla ja mahdollisesti myrkyllisillä lääkkeillä." [3]

Joten, mitä tapahtuu perinteisessä lääketieteellisessä ympäristössä, kun potilaalle kehittyy voimakas, antibiooteille vastustuskykyinen infektio? Vastaus riippuu siitä, missä infektio on. Jos se on elin – ja ihmettä ei tapahdu - potilas kuolee. Mutta jos hallitsematon infektio on eristetty raajaan, on tehokkaampi hoito: AMPUTAATIO! Useimmiten, jos ei aina - se on tarpeeton. Jo edesmennyt Maureen Kennedy Salaman, kansallisen terveysliiton puheenjohtaja, kertoo pelottavasta kokemuksestaan aviomiehensä Frankin kanssa. Yrittäessään kylvettää Samia, heidän kissaansa, kissa innostui hiustenkuivaajan äänestä ja ilmavirrasta. Sam puri miehen oikeaa etusormea luuhun saakka. Ensiavussa lääkäri tarkasti pureman, antoi jäykkäkouristusrokotteen ja määräsi antibiootin. Seuraavan neljän päivän aikana Frankin oikea käsi paisui kaksi kertaa sen normaalin kokoiseksi, värjäytyi ja aiheutti sietämätöntä kipua, johon lääkitys ei auttanut. Lääkärit sairaalan ensiavussa olivat yksimielisiä diagnoosista: osteomyeliitti (luutulehdus). Maureen Salamanin sanoin:

"Bakteerit olivat syöneet luun, nivelen ja rystysen ja jatkoivat matkaa kättä pitkin. Laboratoriot eivät tunnistaneet bakteeria. Synkän näköiset lääkärit sanoivat, että Frank luultavasti menettää kätensä ja mahdollisesti henkensä. Hänet laitettiin antibioottitiputukseen kellon ympäri. Hänen kätensä oli silvottu avaamalla koko kämmen ja molemmin puolin sormen luu ja pestiin joka toinen tunti yrittäen pysäyttää raivoava infektio."

"Yritin sairaalaan hallitukselta saada C-vitamiinia hänelle suonensisäisesti. Minulle kerrottiin, että he olivat varmoja, että se oli hyvä hoito, mutta he eivät tunteneet sitä, eivätkä he salli hoitoja, joista heillä ei ole tietoa." [4]

Viiden tehottoman hoitoviikon jälkeen, Salamaneille kerrottiin, että oli vain yksi tapa pelastaa Frankin elämä: AMPUTAATIO! Konsultoituaan Robert Cathcartia, LT, C-vitamiinin asiantuntijaa, he päättivät lähteä sairaalasta ja hoitaa infektion suurilla annoksilla C-vitamiinia. Lääkärit sairaalan sisällä ja ulkopuolella varoittivat heitä, että heidän päätöksensä maksaisi luultavasti Frankin hengen. Kuitenkin, ennakoiden asioiden edelleen pahenevan, kirurginen aika amputaatioon jätettiin voimaan. Salamanit ajoivat sairaalasta suoraan paikalliselle klinikalle, joka rutiininomaisesti antoi suuria annoksia C-vitamiinia. Välittömästi lääkärit alkoivat laskimonsisäisen infuusion C-vitamiinilla, antaen Frankille 60-75 grammaa päivässä tätä kautta. Frank otti myös 30 grammaa suun kautta C-vitamiinia per päivä ja piti kädessään valkosipuli-punasavi haudetta joka yö. **Kahden** hoitokerran jälkeen kipu, joka oli vaatinut kaksi kodeiinitablettia neljän tunnin välein, loppui! Yhdeksän päivää hoitoa ja infektio sekä turvotus olivat täysin poissa. Syvät haavat leikkauksesta olivat parantuneet ja vain ohuet arvet jäivät muistoksi. Jälleen Maureen Salamanin sanoin:

"Frank piti ajan amputaatiota varten. Leveästi hymyillen hän ojensi terveen ja normaalin värisen kätensä kätelläkseen hyvin järkyttynyttä kirurgia. He eivät olleet koskaan nähneet mitään tällaista tapahtuvan. 'Yksi miljoonasta', he sanoivat."

Kun katselin heidän järkyttyneitä kasvojaan, mieleeni nousi raamatun lause: "Jumala on valinnut yksinkertaiset asiat saattamaan viisaat häpeään." [4]

Ehkä juuri kerrottua tarinaa hälyttävämpi on samankaltaisen ongelman pandemia: verenmyrkytys, sepsis. Sepsis syntyy seurauksena kehon kyvyttömyydestä selviytyä mikrobi-infektiosta sekä infektion aiheuttamista myrkyistä. Vaikka seitsemän kymmenestä aikuisesta ei ole koskaan kuullut, sepsiksestä, se vaatii yhden amerikkalaisen 2,5 minuutin välein. Muut sepsiksen uhrit "pelastetaan" amputaatiolla. Tuhannet tutkimukset tukevat tosiasiaa, että korkeat C-vitamiiniannokset toimivat laajakirjoisena antibioottina (Liite H) ja neutraloivat kaikki myrkyt (Luku kaksi- ja Liite H).

Päivittäin suuret C-vitamiiniannokset voisivat pelastaa verenmyrkytyksen uhreja ja estää amputaatioita. Lukemattomat

23

sormet, varpaat, kädet ja jalat voisivat jäädä kiinni ja terveiksi, jos lääketieteellinen yhteisö yksinkertaisesti kuuntelisi ja reagoisi tosiasioihin tieteellisellä luotettavuudella.

C-vitamiini parantaa virusinfektiot

C-vitamiinin on osoitettu estävän, pysäyttävän ja jopa parantavan monia virusinfektioita (Liite H). Tässä on osittainen listaus:

- AIDS/HIV
- Ebola
- Aivokalvon tulehdus
- Hepatiitti
- Herpes
- Keuhkokuume
- Polio
- Vyöruusu
- Sikainfluenssa

Toisaalta lääkeyritykset eivät ole vielä kehittäneet yhtään lääkettä, joka tappaisi luotettavasti viruksia. Sen sijaan rokotus on nykyajan lääketieteen vastaus virusinfektioihin. Sukeltamatta rokotuksia koskeviin kiistoihin, tämä strategia ei ole ilman merkittäviä terveysriskejä. Lisäksi, monet virukset, kuten influenssaa aiheuttavat, voivat muuntua uusiksi kannoiksi, joihin aikaisempiin rokotuksiin kehitetyt vasta-aineet eivät vaikuta. Esimerkiksi tämän vuoden influenssarokotus - joka luotiin viime vuoden viruksesta - voi tehota vain vähän tai ei ollenkaan parhaillaan leviävään influenssavirukseen.

Ottaen huomioon, että nykyajan lääketieteellä ei ole tehokasta hoitoa yhdellekään virus- ja monille bakteeri-infektiotaudeille, niin miksi lääkärit eivät käytä suuria C-vitamiiniannoksia pelastaakseen potilaansa hengen? Vuosikymmenten ajan miehet vaikutusvaltaisissa paikoissa ovat yrittäneet pitää tiedon suurista C-vitamiiniannoksista piilossa. Kun se ei ole toiminut, he ovat yrittäneet mustamaalata sitä. Täältä kaikki alkoi …

Suurten C-vitamiiniannosten mustamaalaus

Useimmat alle 30-vuotiaat amerikkalaiset tietävät poliosta vain vähän, jos lainkaan. Onneksi sitä esiintyy harvoin enää Yhdysvalloissa. 1940-luvun lopulla ja 1950-luvun alkupuolella, se kuitenkin nousi epidemian mittasuhteisiin. Monet polion uhrit, jotka olivat riittävän onnekkaita selviytymään akuutista infektiosta, viettivät loppuosan elämästään vammautuneina. Polio tuhosi monen potilaan ja perheen elämän.

Polio oli ensimmäisiä suurilla C-vitamiiniannoksilla hoidettuja virustauteja. Kliiniset tulokset olivat kunnioitusta herättäviä ja lääketieteellisen yhteisön vastaus oli täysin typerä! Kesäkuun 10. vuonns 1949 Atlantic Cityssä, New Jerseyssä, LT Frederick Klenner esitteli yhteenvedon polion parissa tekemästään työstä American Medical Associationin (AMA) vuosittaisessa istunnossa.[5,6] Hän oli parantanut *60* poliotapausta *60*:stä käyttämällä suuria annoksia injektoitavaa C-vitamiinia. Hän teki seuraavat huomautukset:

> "Voi olla mielenkiintoista kuulla, kuinka poliomyelitis hoidettiin Reidsvillessä, NC, vuoden 1948 epidemian aikana. Menneen seitsemän vuoden aikana virusinfektiot on hoidettu ja parannettu 72 tunnissa käyttämällä suuria ja toistuvia injektioita askorbiinihappoa (natriumaskorbaattia) eli C-vitamiinia. Uskon, että jos C-vitamiinia annetaan suurina, annoksina *6 000 - 20 000 mg* vuorokaudessa potilaille, joilla on poliomyelitis, ei tule olemaan halvaantumisia, eikä poliomyeliitin vammoja tai epidemioita. "[6] [*Huomautus: näitä annoksia käytettiin imeväisillä ja pienillä lapsilla, mikä vastaa yli 100 gramman annoksia päivässä aikuiselle.*]

Polio parannettu! Vain 72 tunnissa tai lyhyemmässä ajassa! Yksinkertaisesti C-vitamiini-injektioilla! Ei enää vammautumisia! Ei enää epidemioita! Järkyttävästi, tilaisuudessa ei esitetty kysymyksiä, ei keskusteltu, eikä esitetty ehdotuksia tutkia hoitomenetelmää... ei kysymystäkään läsnä olevilta lääkäreiltä! On huomionarvoista mainita, että tohtorit Jonas Salk ja Albert Sabin olivat sillä hetkellä kehittämässä poliorokotteita ja hyvin pitkällä työssään. Kahdeksan vuotta myöhemmin, vuonna 1957, kun polioepidemia oli jo ohi, Salk ilmoitti injektoitavasta rokotteestaan maailmalle. Kolmetoista vuotta LT Klennerin kerrottua poliohoidostaan, Sabin lisensioi suun kautta otettavan poliorokotteensa (sokeripala).

Tuskin voin kuvailla sitä tunteiden tulvaa, kun löysin ensimmäisen kerran tohtori Frederick Klennerin työn poliopotilaiden hoidosta. Tosiasia, että poliovirus oli niin helposti hävitettävissä C-vitamiinilla ei ollut yllättävä. Omat hyvät kokemukseni suurten C-vitamiiniannosten käytöstä useisiin eri sairauksiin oli vakuuttanut minut sen voimasta tappaa viruksia. Järkyttävää oli tajuta, että C-vitamiinin oli osoitettu parantavan polio ENNEN, kuin se oli tappanut tai vammauttanut lukemattomia ihmisiä. Vielä nytkin sydäntäni särkee, kun näen polion uhrien kuvia hengityskoneissa, pyörätuoleissa ja jalkatuissa ... ja tunnen suuttumusta! Jos edes muutama lääketieteellisessä yhteisössä olisi avannut silmänsä, kaikki olisi voinut olla aivan toisin.

Rikollisen huolimattomuuden pitäisi saada tutkijat, poliitikot, lääkeyritysten johtajat, valtion virkamiehet, ja lääkärit, jotka ovat taistelleet pitääkseen C-vitamiinin poissa valtavirrasta, kuolemaan häpeästä. Silti epämiellyttävän TV:mainoksen sanoin, "mutta odota, on vielä lisää!"

Herpes ja suuret C-vitamiiniannokset

Vuonna 1936 tutkijat julkaisivat uraauurtavat tulokset tutkimuksesta, joka vahvistaa C-vitamiinin mahdollisena hoitona herpesvirusinfektioihin. Tutkimus osoitti selvästi, että

C-vitamiini on tehokas viruksia tappava aine - se tappaa kaikki tunnetut herpesvirukset joutuessaan kosketuksiin niiden kanssa, mukaan lukien vyöruusun aiheuttajan.[7] Lisätestit seuraavana vuonna vahvistivat heidän havaintonsa.[8] Myös muut tutkimukset ovat vahvistaneet heidän tuloksensa.[9,10]

Vyöruusu, eräänlainen herpesinfektio, kehittyy vesirokkoviruksen aktivoituessa uudelleen - usein vuosia vesirokon jälkeen. Vauriot vyöruusuista ovat erittäin tuskallisia ja voivat jatkua viikkoja. Yli 50 vuotta sitten eräs lääkäri pystyi parantamaan vyöruusutapaukset antamalla päivittäin yhdistelmänä 2-3 g C-vitamiinia injektiona ja vielä gramman suun kautta.

Ehkä vaikuttavin tutkimus suurista C-vitamiiniannoksista ja vyöruususta julkaistiin vuonna 1950. Tutkija ilmoitti **327** potilaan täydellisestä paranemisesta **327** vyöruusutapauksessa, jotka hoidettiin suonensisäisellä C-vitamiinilla – kaikki 72 tunnin kuluessa hoidon aloittamisesta [11].

Miten todennäköisesti lääkärisi suosittelee suuria C-vitamiiniannoksia, jos kävelet hänen vastaanotolleen sairastuttuasi vyöruusuun? Jos lääkäri on perinteisesti koulutettu LT, voin turvallisesti sanoa, ettei ole mitään mahdollisuuksia! Miksi? Koska suurten C-vitamiiniannosten käyttö puuttui näkyvästi hänen lääketieteellisistä oppikirjoistaan ja on yhä poissa tänäkin päivänä. Toisin sanoen, hän ei tiedä!

AIDS ja suuret C-vitamiiniannokset

Vaikka tällä hetkellä ei ole riittävästi todisteita väittää suurten C-vitamiiniannosten parantavan AIDSia, monet C-vitamiinitutkimukset osoittavat positiivisia tuloksia taudin hoidossa.

LT 1990 Robert Cathcart kertoi kokemuksistaan vuonna 1990 yli 250 HIV-positiivisen potilaan C-vitamiinihoidosta, joista osalle oli kehittynyt täysi AIDS. Artikkelissa hän totesi potilaan kliinisen toipumisen näyttävän riippuvan kahdesta päätekijästä:

27

1 annetun C-vitamiinin määrästä ja
2 sairausasteesta hoidon alussa.

Hän vakuutti, että kaikki AIDS-potilaat voitin saada remissioon (oireettomiksi), jos C - vitamiinia otettiin riittävästi neutraloimaan viruksen aiheuttama myrkyllisyys ja hoitamaan sekundaariset infektiot [12]

Periaatteessa tohtori Cathcart eristi rutiininomaisesti HIV-infektion, sallien suurimman osan potilaistaan elää normaali elinaika oireettomana. Vaikka kyseessä ei teknisesti ollut parantuminen, potilaat elivät rauhanomaisesti infektioidensa kanssa.

C-vitamiini estää ja parantaa muutkin tartunnat

Huomattava luettelo bakteereiden, loisten ja muiden kuin virusten aiheuttamia infektioita vaivaa edelleen ihmiskuntaa. Monet taudinaiheuttajat reagoivat huonosti antibiootteihin tai eivät välitä niistä lainkaan.

C-vitamiinin on osoitettu estävän sairastumista, nopeuttavan toipumista ja jopa parantavan monia näistä infektioista (Liite H). Tässä on osittainen luettelo:

• Kurkkumätä
• Punatauti
• Lepra
• Malaria
• Hinkuyskä
• Keuhkokuume
• Pseudomonas infektiot
• Reumakuume
• Stafylokokki-infektiot
• Streptokokki-infektiot
• Jäykkäkouristus
• Trikinoosi
• Tuberkuloosi
• Lavantauti

28

Tutkijoiden mukaan kaikki nämä sairaudet aiheuttavat C-vitamiinin puutoksen isännässä. Tämä tapahtuu, koska kaikki patogeenit lisäävät hapettumisstressiä ja käyttävät veren ja kudosten C-vitamiinin. Kuten polion ja aivokalvontulehduksen kaltaisista virussairauksista on kerrottu, niin käyttämällä erittäin suuria C-vitamiiniannoksia infektion torjumiseen, seuraa välitön ja parantava vaikutus melkein aina. Jopa pienetkin annokset C-vitamiinia parantavat potilaan tilaa huomattavasti. Muista Allan Smithin tapaus, jossa hänen paranemisensa hidastui dramaattisesti, kun hänen lääkärinsä alensi selittämättömästi päivittäisen C-vitamiinin 50-100 grammasta kahteen grammaan. Näin ei kuitenkaan tapahdu aina. Usein tauti puhkeaa uudelleen, kun C-vitamiiniannos vähenee liian aikaisin ja liian paljon, mahdollistaen virusten tai mikrobien lisääntymisen.

Lisäksi on selvää, että tarvitaan aina vähintään tietty veren C-vitamiinitaso tai kudoksen C-vitamiinipitoisuus, ennen kuin saadaan positiivinen kliininen vaste. Pieniä annoksia on testattu moniin erilaisiin tartuntoihin ja tutkijat ovat ilmoittaneet usein, että C-vitamiinilla ei ollut positiivista kliinistä vaikutusta. Monet ilmeisen epäeettiset tutkimukset näyttävät käyttäneen tahallaan testeissä erittäin pieniä määriä C-vitamiinia, sen tehon mitätöimiseksi. Tutkijat sitten päättelevät että C-vitamiinista ei ollut mitään hyötyä, vaikka tehottomuus johtui vain liian pienestä annoksesta.

Johtopäätökset

Pohdittavaa:

- Perinteiset tartuntatautien ehkäisy- ja hoitomenetelmät ovat valitettavan riittämättömiä
- Patogeenit kuluttavat aina C-vitamiinia kehossa (Liite H)

- Vaikka käytettäisiin riittämättömiä C-vitamiiniannoksia, hoitotulokset monissa tarttuvissa sairauksissa paranevat huomattavasti
- Kun käytetään suuria C-vitamiiniannoksia, "Parantumattomat" tartuntataudit paranevat rutiininomaisesti (esim. polio ja aivokalvontulehdus)
- C-vitamiini ruokkii ja vahvistaa immuunijärjestelmää monella eri tavalla (Liite B)
- Toisin kuin antibiooteilla ja rokotuksilla, C-vitamiinilla ei ole epäterveellisiä sivuvaikutuksia (luku seitsemän)
- C-vitamiini ei ole myrkyllistä suurinakaan annoksina (luku seitsemän)

Perusteet ovat ylivoimaiset suurten C-vitamiiniannosten käytölle tartuntatautien hoidossa, kun todisteita tarkastellaan oikeasti, eikä vain ohiteta uskomattomina. Perusteellinen tutustuminen liitteeseen H vakuuttaa vieläkin paremmin. Ja kuitenkaan perinteisen lääketieteen yhteisö ei suostu käyttämään C-vitamiinia. Jotkut tutkijat ja lääkärit väittävät, että on rakennettu tarkoituksella "kivimuuri"[13] tämän luonnollisen aineen käytön yleistymisen estämiseksi. Miksi niin on? Sen saa lukija päättää. Mutta jos ihmiset eivät yhdessä vaadi suurten C-vitamiiniannosten lisäämistä lääketieteen hoitorutiineihin, meitä rasittavat huomattavasti kalliimmat, tehottomammat ja selvästi myrkylliset lääkkeet ja hoitomuodot.

Kuten tohtori Klenner sanoi, "askorbiinihappo [C-vitamiini] on - turvallisin ja arvokkain aine lääkärille. Sen asianmukaisella käytöllä vältetään monet päänsäryt ja sydänkivut".[14]

Lopuksi, vaikka suuret C-vitamiiniannokset olisivat tehokkaita vain tartuntatautien ehkäisemiseksi ja hoitamiseksi, niin jo sen pelkästään tulisi riittää suosittelemaan sen yleistä käyttöä lääketieteessä ja välttämättömänä lisäravinteena koko väestölle. Mutta C-vitamiinin arvo ulottuu huomattavasti yli sen ainutlaatuisten antimikrobisten ominaisuuksien, kuten pian nähdään...

"APUA! 1-vuotias lapseni nieli juuri ..."

Vuonna 2009 tahaton myrkytys lähetti yli 700 000 ihmistä sairaalaan. Kaikki hätätilanteet ovat stressaavia, mutta harvat ovat yhtä kauhistuttava kuin löytää lapsi makaamassa kaapin vieressä ympärillä avattuja, kaatuneita purkkeja. Myrkyn on oltava tunnistettu, nielty määrä on määritettävä ja melko todennäköisesti on soitettava myrkytystietokeskukseen (0800 147 111). Myrkkykohtaisia ohjeita on seurattava tarkoin, vaikka ei ehkä ole varmuutta siitä, mitä on nielty, paljonko on nielty tai miten kauan on kulunut myrkytyksestä.

Entä jos olisi turvallinen, kokeiltu, edullinen ja poikkeuksellisen tehokas vastalääke, joka alkaisi neutraloida ja korjata vaurioita heti myrkyn tyypistä riippumatta? Entä jos ensihoitajat voisivat antaa tätä myrkkyjen poistajaa - jo soitettaessa myrkytystietokeskukseen ja kerrottaessa myrkytyksen yksityiskohtia?

Se on olemassa!

Liitteen H nopea läpikäynti tarjoaa näytteen tutkimuksista, jotka osoittavat suuren C-vitamiininannoksen, voivan nopeasti neutraloida laajan valikoiman myrkkyjä, kuten:

- Huumaavien aineiden yliannostukset *(esimerkiksi: alkoholi, barbituraatit, amfetamiinit)*

- Vaaralliset kemikaalit *(esimerkiksi: aromaattiset hiilivedyt, syanidit, arseeni, elohopea, lyijy)*
- tappavat kaasut *(esimerkiksi: hiilimonoksidi, fluori)*
- Tuhoeläinten ja rikkakasvien torjunta-aineet
- Myrkylliset sienet
- Tappavat hämähäkkien puremat ja käärmeen puremat
- säteily *(esimerkiksi: ultravioletti auringon valo, röntgenkuvat, CAT kuvaukset, ydinonnettomuudet)*

Eikö sen pitäisi olla saatavana jokaisella ensiapuryhmällä ja jokaisen sairaalan ensiavussa sekä tehohoidossa?

Valitettavasti se ei ole!

Itse asiassa tietoni mukaan sitä ei ole **yhdenkään** ensiapuryhmän tai **yhdenkään** sairaalan ensiavun käytössä. Miksi? Koska useimmat perinteisesti koulutetut lääketieteen ammattilaiset ovat täysin tietämättömiä suurten C-vitamiiniannosten käytöstä!

Tämä ei aina ollut totta. Ainakaan yhdessä ensiapuhuoneessa ... tohtori Klennerin miehittämässä huoneessa Reidsvillessä, Pohjois Carolinassa 1950-luvun puolivälistä 1970-luvun alkupuolelle, tämä paras vastalääke oli saatavana. Tässä on vain muutama monista tapauksista, joista hän kertoi:

Torjunta-aineille altistuminen

Kolme nuorta poikaa altistui voimakkaasti torjunta-aineelle lentoruiskutuksessa. Nuorin poika, seitsemän vuoden ikäinen, sai vain vähän altistusta, koska muut kaksi poikaa suojasivat häntä. Vanhimmalle pojalle, 12-vuotiaalle, annettiin 10 000 mg C-vitamiinia 50 cm3 ruiskulla kahdeksan tunnin välein. Hänet päästettiin kotiin toisena sairaalapäivänä. Kolmas lapsi ei saanut C-vitamiinia, vaan ainoastaan "tukevaa hoitoa". Hänelle kehittyi kemiallinen palovamma ja ihotulehdus, hän kuoli viidentenä päivänä sairaalahoidossa.[1]

32

Mustaleski hämähäkin purema

Toisessa tapauksessa kolmen ja puolen vuoden ikäinen tyttö muisti "pyyhkäisseensä ison mustan ötökän vatsalta" leikkiessään päivän aikana. Hän sairastui yhtäkkiä, menetti ruokahalunsa ja tunsi"voimakasta kouristavaa kipua" vatsassa. Hänellä oli pahoinvointia melkein heti ja hän alkoi oksentaa noin kuusi tuntia myöhemmin. Oksentelu jatkui ajoittain koko yön ja 12 tunnin kuluttua hänelle kehittyi kuume. Hänen äitinsä huomasi punoituksen lapsen navan ympärillä. Siellä oli "huomattavaa turvotusta ja jäykkyyttä. " Alueen koskettaminen aiheutti voimakasta kipua. Seuraavien tuntien aikana lapsen tila huononi dramaattisesti. Hänen "puheestaan tuli epäjohdonmukaista" hänen menettäessään vähitellen tajuntansa.

Kun Klenner näki pienen tytön ensimmäistä kertaa, noin 18 tuntia oireiden puhkeamisen jälkeen, hän pystyi tunnistamaan hämähäkin pureman ilmeiset leukojen jäljet suurennuslasilla. Klenner totesi, että lapsi ei reagoinut hänen kysymyksiinsä ja oli lähes tajuton, melkein koomassa ja hengitti työläästi. Hänen vatsansa kuvailtiin "lautamaiseksi"

Useiden suurten C-vitamiiniannosten jälkeen, jotkut injektiolla ja osa suun kautta neljän päivän aikana, turvotus helpotti, ruokahalu palasi ja tyttö toipui täysin. Klenner kertoi onnistuneesti hoitaneensa "kahdeksan todistettua mustan lesken puremaa" lääketieteellisen uransa aikana.[2]

Barbituraattien yliannostus

Ylimäärä barbituraatteja kehossa johtaa keskushermoston lamaantumiseen, aiheuttaen usein kuoleman. LT Klenner kertoi dramaattisesta menestyksestä vakavan barbituraatti yliannoksen neutraloinnissa C-vitamiinilla. Potilaan verenpaine oli laskenut arvoon 60/0 - tuskin elossa - kun hän saapui ensiapuhuoneeseen. LT Klenner antoi heti *12 000 mg* C-vitamiinia ruiskulla niin nopeasti, kuin laskimoon oli mahdollista, mitä seurasi hitaampi suonensisäinen C-vitamiinin tiputus. Vain 10 minuutissa potilaan verenpaine nousi 100/60. Potilas heräsi kolme tuntia myöhemmin ja toipui täydellisesti saatuaan yhteensä **125 000 mg** C-vitamiinia 12 tunnin aikana! [3]

Toisessa tapauksessa, barbituraatti yliannospotilas heräsi sen jälkeen kun, *42 000 mg* C-vitamiinia "annettiin laskimonsisäisesti, niin nopeasti, kuin 0,6 mm sisähalkaisijan neulasta virtasi." Lopulta potilas sai **75 000 mg** C-vitamiinia laskimonsisäisesti ja **30 000 mg** suun kautta 24 tunnin aikana.

Klenner vakuutti, että hänen C-vitamiinihoitonsa menestys "vähintään 15 barbituraatti myrkytyksessä" osoitti, että "kuolemia ei pitäisi tapahtua" näissä tapauksissa. Keskustellessaan C-vitamiinin dramaattisista vaikutuksista barbituraatti myrkytyksiin (ja häkä myrkytyksiin) hän kommentoi, että "tulokset ovat niin dramaattisia, että lähentelee hoitovirhettä kieltää tämä hoitomuoto."[4]

LT Klennerin toteamus, jonka mukaan se "lähentelee" hoitovirhettä oli aivan liian kiltti. Tieteellisesti todistettu C-vitamiini hoidon teho vakavissa myrkkyaltistuksissa huutaa "rikollista huolimattomuutta", jos tällainen terapia jätetään huomiotta. Mutta useimpien lääkäreiden laumasieluisuus tarjoaa suuren mukavuuden ja laillisen turvan lääketieteellisen epäpätevyyden maailmassa.

Mokkasiinikäärmeen purema

Nelivuotias tyttö sai "täyden iskun" aikuiselta mokkasiinikäärmeeltä. Hän valitti heti kovaa kipua jalassaan ja oksensi jo kaksikymmentä minuuttia pureman jälkeen. Tohtori Klenner antoi hänelle ensin 4000 mg C-vitamiinia laskimonsisäisesti. Lapsi lopetti itkun 30 minuutissa, otti nesteitä suun kautta ja jopa naurahti toisinaan. Hän kommentoi istuessaan päivystyspöydällä, "Isä, minulla on nyt kaikki hyvin, mennään kotiin." Lievän kuumeen ja jatkuvan jalkakivun johdosta Klenner antoi hänelle vielä 4 000 mg C-vitamiinia laskimonsisäisesti ja lopulta vielä 4000 mg myöhään päivällä. Mitään antibioottia tai vastamyrkkyä ei koskaan annettu.

Klennerin sanoin, "38 tuntia pureman jälkeen hän oli täysin normaali." [5,6]

Sitä vastoin tohtori Klenner kertoi 16-vuotiaasta tytöstä, jota mokkasiinikäärme oli purrut ja joka sai vain "hyväksyttyä" lääketieteellistä hoitoa. Hampaan jäljistä päätellen hän arvioi mokkasiinin olleen karkeasti samaa kokoa kuin se, joka oli purrut pikkutyttöä. Vanhempi potilas ei saanut C-vitamiinia, mutta hän sai kolme annosta vastamyrkkyä. Hänen käsivartensa paisui neljä kertaa vastakkaisen käsivarren kokoiseksi ja hän tarvitsi morfiinia kivun hallintaan. Lopulta hän oli kolme viikkoa sairaalahoidossa. [5]

Dr. Klenner käytti suuria C-vitamiiniannoksia menestyksellisesti lääkkeiden yliannostusten ja sekalaisten myrkytysten, sekä myrkyllisten puremien hoitoon lähes kahden vuosikymmenen ajan. Hänen tapauskertomuksiaan julkaistiin jatkuvasti vertaisarvioituina lääketieteellisissä lehdissä. Kuten hänen tuloksensa poliossa, tohtori Klennerin C-vitamiinin käyttö vastamyrkkynä oli menestyksellistä ja otettiin vastaan ahdistavalla hiljaisuudella.

Mutta ei vain Klenneriä ole jätetty huomiotta. Tuhansia artikkeleita todella merkittävistä C-vitamiinin ominaisuuksista on myös jätetty huomiotta, välittämättä niiden tärkeästä merkityksestä nykyajan lääketieteelle. Mikä pahempaa, monet perinteisen lääketieteen kannattajat johdonmukaisesti hyökkäävät C-vitamiinia vastaan - he eivät vain vähättele sen arvoa, vaan myös kyseenalaistavat kaikkien älykkyyden, jotka uskaltavat kertoa sen ansioista. Valitettavasti anteeksiantamaton ja jopa ilkeä huolimattomuus käytännössä tappaa edelleen tarpeettomasti ja usein kauhistuttavan tuskallisesti lukemattomia miehiä, naisia ja lapsia.

Sienimyrkytys

Tappava myrkytys seuraa usein seikkailunhaluisen kokin kyvyttömyydestä erottaa myrkylliset sienet myrkyttömistä lajikkeista. Amanita phalloides, joka tunnetaan myös nimellä kavala kärpässieni, on erityisen myrkyllinen sienilaji. 24 tunnin sisällä tämän sienen toksiinit aiheuttavat usein monipuolisia sydän-, maksa- ja munuaisvaurioita. Niinkin vähäisen määrän, kuin sienen lakin neljänneksen, noin 20 g nieleminen, johtaa yleensä kuolemaan. Lyhytaikaiset selviytyjät kärsivät usein vakavista maksavaurioista ja tarvitsevat maksansiirron pitkäaikaiseen selviytymiseen.

1950-luvulla ranskalainen lääkäri nimeltään Bastien kehitti onnistuneen C-vitamiini hoidon sienimyrkytykseen. Menetelmä koostuu suonensisäisestä C-vitamiinista yhdessä parin antibiootin kanssa kolmen päivän jaksona. Vuonna 1969 hän oli onnistuneesti hoitanut 15 myrkytyspotilasta. Hän oli niin vakuuttunut hoitonsa tehokkuudesta, että hän söi julkisesti helposti tappavan annoksen myrkkysieniä (70 g) ja sitten onnistuneesti hoiti oman myrkytyksensä. **Eikä vain kerran, vaan kahdesti!** On myös huomattavaa, että kirjallisuudessa ei ole esimerkkejä antibiootin kyvystä neutraloida tappavaa myrkkyannosta. Siksi on erittäin epätodennäköistä, että kahdella antibiootilla, joita Bastien käytti, oli merkittävää vaikutusta hoidettavien potilaiden toipumiseen. On paljon todennäköisempää, että C-vitamiini teki työn yksin.

Joksikin aikaa LT Bastienin menetelmästä tuli käytetty hoito useissa lääketieteellisissä keskuksissa Ranskassa. Sitten menetelmä katosi, kunnes se löydettiin uudelleen 1984. Ylösnousseena se julkaistiin ja lisättiin lukemattoman lääketieteellisen kirjallisuuden pölyisiin pinoihin.[7] Emme koskaan tiedä kuinka monta sienimyrkytyksen uhria on jättänyt tämän maailman vääntelehtien tuskasta, koska ensiavun lääkärit olivat (ja ovat yhä) tietämättömiä C-vitamiinista. Kuinka upeaa olisi, jos tämä paras vastalääke olisi kaikkien saatavilla, jotka voivat tarvita sitä tulevaisuudessa.

Onneksi tilastot osoittavat kuitenkin, että suuri enemmistö ihmisistä ei tule koskaan kärsimään akuutista, mahdollisesti hengenvaarallisesta myrkytyksestä. Onneksi suurin osa meistä ei koskaan koe myrkyllisen käärmeen puremaa, barbituraatti yliannosta, ruiskutusta torjunta-aineella, myrkkysienten syöntiä...

Meillä kaikilla on aivan erilainen haaste: erittäin hidas, minuutti minuutilta, mikrogramma - mikrogrammalta etenevä myrkytys useista muista lähteistä.

Päivittäinen paras vastalääke

Nykymaailmassa tuotetaan paljon myrkkyjä. Usein kuulee, että vielä yksi aine ympäristössä liittyy syöpään, sydänsairauksiin, Alzheimerin tautiin tai johonkin muuhun rappeuttavaan sairauteen. Tonnikala sisältää elohopeaa, salaatissa on torjunta-aineita, hormoneita ja antibiootteja on kanassa, PCB:tä vedessä, myrkyllisiä pakokaasuja hengitysilmassa, syöpää aiheuttavaa UV valoa saadaan auringosta ja myrkyllisiä kemikaaleja, joiden nimet ovat liian pitkiä sanottaviksi – on vaatteissa, matoissa, autossa, shampoossa, deodorantissa ...

C-vitamiinin on osoitettu kykenevän neutraloimaan käytännössä kaikki myrkylliset aineet ja jopa säteilyn vaaralliset vaikutukset. Todistettavasti, se on turvallisin aine planeetalla. Siksi runsas C-vitamiinin lisääminen ravintoon on hyvin harkittu osa puolustautumista ympäristömyrkkyjen päivittäisiä hyökkäyksiä vastaan.

Asia ei ole monimutkainen. Veren C-vitamiinitasojen ja kuolleisuuden välinen korrelaatio on osoitettu tieteellisesti merkittäväksi. **Suurista väestötutkimuksista saatujen tietojen mukaan kuolleisuus laskisi puoleen - kaikista syistä - jos ihmiset nostaisivat merkittävästi veren C-vitamiinitasoa.** [8]

Mutta tieteen sijasta, hallitus, terveydenhoidon tuella toistaa täysin perusteetonta mantraa: "Keskimääräinen ruokavalio sisältää 100% C-vitamiinin tarpeestamme ... ja suurempi määrä tuottaa vain kallista virtsaa."

Ajatellaanpa asiaa. Tulipalon sammuttamiseen tarvittava vesimäärä riippuu palon koosta. Talon sammuttamiseksi, palomiehet pumppaavat paloon raivoisasti vettä kunnes liekit sammuvat ja sitten vielä paljon lisää jäähdyttääkseen jäljellä olevan lämmön. Yhden ämpärillisen heittäminen tulipaloon ja toteaminen, että suurempi määrän tuottaa vain kallista höyryä on pahantahtoista ja holtitonta.

Palomiehet käyttävät vettä niin paljon, kuin on tarpeen tulipalon sammuttamiseksi. Samoin C-vitamiinin pioneeri LT Klenner jatkoi C-vitamiinin antamista, kunnes hän sai halutun kliininen vasteen. Sitten hän jatkoi tyypillisesti runsaan C-vitamiinin antamista vielä useita päiviä sen varmistamiseksi, ettei vaiva uusiutunut. Kuten hänen perintönsä osoittaa, se on turvallinen, järkevä ja henkiä pelastava strategia, kunhan C-vitamiinia annetaan tarpeeksi ja riittävän pitkään.

Johtopäätökset

Pohdittavaa:

- Myrkytyksen aiheuttaneen myrkyn tyyppiä tai määrää ei aina saada selville
- Perinteisesti hyväksytyn vastamyrkyn tai vastalääkkeen hankkiminen tietylle myrkylle voi kuluttaa arvokasta hoitoaikaa
- Monilla vastamyrkyillä ja vastalääkkeillä on oma merkittävä myrkyllisyytensä
- Kaikki ovat päivittäin alttiina myrkyllisille aineille, jotka liitetään syöpään, elinvaurioihin ja aivojen rappeumasairauksiin
- C-vitamiini kykenee selvästi neutraloimaan joukon tappavia myrkkyjä (Liite H)
- Korkea C-vitamiinipitoisuus veressä alentaa kuolleisuutta kaikista syistä
- C-vitamiinilla ei ole epäterveellisiä sivuvaikutuksia (Luku seitsemän)
- C-vitamiinilla ei ole tunnettua myrkyllisyyttä (Luku seitsemän)
- C-vitamiinin antamisesta ei ole haittaa ennen potilaan tutkimista, kuten LT Klenner teki usein

Muutos terveydenhuollon laitosten tavassa hoitaa potilaita on jo pitkään ollut myöhässä. Tarvittavaa muutosta EIVÄT aloita lääkeyritykset, poliitikot, hallituksen byrokraatit, lääketieteelliset koulut, vakuutusyhtiöt, sairaaloiden hallinto tai valtavirran lääkärit. On siten turha odottaa lähitulevaisuudessa C-vitamiinihoitojen laajaa hyväksymistä perinteisissä ensiavun vastaanotoissa (lisää tästä seitsemässä ja kahdeksannessa luvussa).

Siihen asti henkilökohtainen C-vitamiinilisä on enemmän kuin vaihtoehto; se on mahdollisuus, joka tuottaa valtavat osingot. Vaikka et koskaan joutuisi tarttuvan taudin saaliiksi tai et koskaan ole vahingossa altistu hengenvaaralliselle myrkylle, on olemassa monia hyviä syitä lisätä useita grammoja C-vitamiinia päivittäiseen saantiisi. Itse asiassa parhaat tosiasiat, hyödyt ja syyt ovat edessäpäin …

Luku kolme

-

<u>Suuri C-vitamiiniannos: luonnon yleislääke</u>

"Olipa kerran..." kehityshistoria tarjoaa vahvan näkemyksen

Lähes kaikki eläimet - linnut, kalat, matelijat, sammakkoeläimet ja nisäkkäät - nauttivat tyypillisesti täydestä ja terveestä elämästä, kuollen lopulta vanhuuteen. Niillä on harvoin aivohalvauksia, sydänkohtauksia, syöpää tai tarttuvia tauteja. Eivätkä ne kuluta suurta osaa elämästään kroonisesti sairaina.

Valitettavasti ihminen ei jaa tätä terveyden määrää.

Miksi ihmiset sairastuvat niin paljon helpommin?

On HÄLYTTÄVÄÄ huomata, että:

- 50 % amerikkalaisista miehistä saa syövän
- 34% amerikkalaisista naisista saa syövän
- 50% yli 50-vuotiaista amerikkalaisista saa sepelvaltimotaudin
- Diabetes lisääntyy 200% 20 vuodessa
- Alzheimerin tauti lisääntyy 400% 50 vuodessa
- Miljoonat kuolevat keuhko-, munuais- tai maksasairauksiin seuraavien 12 kuukauden aikana

40

On melko turvallista lyödä vetoa, että me kaikki haluaisimme kuolla vanhana – nukkuessamme - luonnollisista syistä. Vielä paljon turvallisempaa on lyödä vetoa, että suurin osa meistä ei kuole siten! Mikä tahansa satunnainen muistokirjoitusten selailu paljastaa, että on hyvin, hyvin harvinaista kuolla "luonnollisista syistä".

Miksi?

Ihminen on yksi sairaimmista maapallon asukkaista; vain muutamat tutkijat ovat tienneet tämän jo kauan, vaikka tosiasia on edelleen lähes tuntematon kuten C-vitamiinin arvo. Yli 70 vuotta sitten tutkijat havaitsivat, että:

Nisäkkäät, jotka ovat altteimpia tartuntataudeille - ihminen, apina ja marsu - eivät pysty tuottamaan C-vitamiinia.[1]

Kyllä, suurin osa muista nisäkkäistä tuottaa itse C - vitamiininsa, kuten useimmat linnut, kalat, matelijat ja sammakkoeläimet. C-vitamiini suojaa kaikkia eläimiä merkittävästi taudinaiheuttajilta ja myrkyiltä.

Ihmisten on sitä vastoin täytettävä C-vitamiinitarve ruokavalion tai lisäravinteiden avulla. Tosiasia että marsut eivät tuota itse C-vitamiinia on ensisijainen syy siihen, miksi näitä eläimiä käytetään tutkimuksessa. Marsut sairastuvat tai saavat myrkytyksen paljon helpommin kuin C-vitamiinia tuottava eläin, mikä tekee monista kokeista nopeampia ja tehokkaampia.

Kyvyttömyys tuottaa C-vitamiinia vaikuttaa valtavasti! Suuri väestötutkimus Cambridgen yliopistossa tukee päätelmää, jonka mukaan suuri osa sairauksista liittyy veren alhaiseen C-vitamiinipitoisuuteen väestössä.

Cambridge-tutkimus osoitti, että korkeimmat veren C-vitamiinipitoisuudet lähes puolittivat kuolleisuuden verrattuna alhaisimpiin tasoihin - kaikista syistä.[2] Toisin sanoen korkeat C-vitamiinitasot laskivat kuolemia syövän, sydänsairauksien, tartuntatautien, munuaisten tai maksan vajaatoiminnan ja

41

aivosairauksien johdosta ... kaikista syistä ... lähes 50 prosenttia!

Tutkimus ei paljasta miten korkeimmat C-vitamiinitasot on saavutettu tai tuottavatko vielä korkeammat tasot vieläkin parempia tuloksia. Mutta se osoittaa selvästi, että korkeammat C-vitamiinitasot laskevat kuolleisuutta merkitsevästi.

Vähän tunnettu geneettinen salaisuus...

Jos vain yksi pieni entsyymi – L-gulonolaktonioksidaasi (GLO) - olisi läsnä ihmisen maksassa, ihminen tuottaisi suuria määriä C-vitamiinia veressä olevasta sokerista (glukoosi). Entsyymin runsas läsnäolo poistaisi ihmisen tarpeen nauttia C-vitamiinia, vähentäisi olennaisesti tartuntatauteja, suojaisi paremmin myrkyiltä, suojaisi joukolta rappeuttavia sairauksia ja poistaisi käytännössä diabeteksen.

Entistäkin mielenkiintoisempaa ...

Tutkijat ovat nyt tunnistaneet geenin, joka antaisi ihmiselle kyvyn tehdä puuttuva entsyymi. Ja tiedämme myös, että geeni on jo kaikkien ihmisten DNA-koodissa. Toisin sanoen olemme saaneet vanhemmiltamme täydelliset ohjeet, jotka antavat meille mahdollisuuden tuottaa GLO:ta. [3] Mutta maksasolujen kyky seurata ohjeita on puutteellinen tai puuttuu kokonaan. Looginen, tieteellinen johtopäätös on, että:

On lähes varmaa, että ihminen kerran syntetisoi itse C-vitamiininsa, kuten useimmat muut eläimet tekevät yhä.

Valitettavasti tutkijat eivät vielä ole selvittäneet, miksi GLO koodia, joka meillä on DNA:ssa, ei käännetä ja toteuteta. Vaikuttaa todennäköiseltä, että menneisyydessä tapahtunut geneettinen mutaatio johtaa synnynnäiseen aineenvaihdunnan virheeseen.

42

Tutkijat olettavat yleisesti, että kaikilta ihmisiltä puuttuu GLO täydellisesti, vaikka vakavia tutkimuksia ei ole tehty asian varmentamiseksi. On mahdollista, että vika ei välttämättä ole niin universaali, kuin oletetaan. On tiettyjä ihmisryhmiä, joilla on maine elää hyvin vanhoiksi (kuten Hunzat[4]), jotka saattavat olla velkaa pitkäikäisyydestään kyvylle tuottaa ainakin jonkin verran GLO-entsyymiä ja C-vitamiinia. Lisätodiste on peräisin siitä, että jotkut henkilöt poistettiin C-vitamiinin kulutustutkimuksesta, koska heille ei tullut keripukin oireita tai C-vitamiinitasot eivät laskeneet merkittävästi pidemmälläkään ajanjaksolla.[5-7]

Luonnon suosittelema päivittäinen annos vuohille

Vaikka koirat ja kissat tuottavat C-vitamiinia, niin määrä on paljon pienempi, kuin villieläimillä. Tämä voi selitä miksi suositut lemmikkieläimet kärsivät samoista sairauksista, kuin ihmiset.

Mutta luonnossa ja jopa maatilalla terveet nisäkkäät tuottavat paljon enemmän. Ilman merkittävää stressiä, vuohet tuottavat noin 13 kertaa enemmän C-vitamiinia kuin kissat tai koirat. Ihmisen painoinen aikuinen vuohi tuottaisi noin 13 000 mg päivittäin.[9] Ja kuitenkin Yhdysvaltain hallitus suosittelee edelleen päivittäiseksi tarpeeksi vain 75 - 90 mg!

Lisäksi merkittävä stressi lisää C-vitamiinin tuotantoa eläimistössä dramaattisesti. Määrä voi lisääntyä 10-kertaiseksi (tai enemmän) perustasoon verrattuna.[10] Kohdatessaan hengenvaarallisia sairauksia tai vakavia myrkytyksiä, vuohet voivat tuottaa jopa 100 000 mg C-vitamiinia päivässä!

Luonnollisen C-vitamiinituotannon kasvu tauteja ja myrkkyjä kohdattaessa selittää, miksi niin monet villieläimet pysyvät elinvoimaisen terveinä, kunnes ne antautuvat vanhuudelle. Se korostaa myös ihmisen tarvetta täydentää C-vitamiinia vaihtelevasti kulloisenkin terveydentilan perusteella – vähäiset rasitukset ja minimaalinen stressi edellyttää pienempää päivittäistä annosta, kun taas suuremmat sairaudet ja stressit vaativat enemmän.

Huolimatta kaikista tieteellisistä todisteista, jotka ovat kertyneet viimeisen 75 vuoden aikana C-vitamiinista, Yhdysvaltain hallitus ei ole koskaan suositellut yli 90 mg:n päivittäistä saantia. Kun verrataan tuotantoa painokiloa kohti, huomaamme kissojen tuottavan jopa 15 kertaa enemmän C-vitamiinia päivässä kuin hallituksen saantisuositus on ihmisille. Saman tyyppinen vertailu paljastaa, että normaali vuohi tuottaa lähes 130 kertaa saantisuositusta enemmän. Ja sama vuohi vaikeissa terveyshaasteissa voi tuottaa uskomattoman tuhat kertaisen määrän saantisuositukseen verrattuna!

Onko mahdollista, että luonto tietää jotain, mitä Yhdysvaltain hallitus ei tiedä?

Johtopäätökset

Pohdittavaa:

- Useimmat eläimet tuottavat itse C-vitamiininsa
- Vaikka olemme viallisia, kannamme geeniä, joka tarjoaisi kyvyn tuottaa C-vitamiinia
- Eläimet tuottavat C-vitamiinia paljon enemmän, kuin ihmisten saantisuosituksen 90 mg
- C-vitamiinia tuottavien eläinten C-vitamiinin tuotanto lisääntyy radikaalisti vakavissa terveyshaasteissa
- C-vitamiinia tuottamaton ihminen on paljon alttiimpi taudeille, kuin villieläimet
- Yksilöillä, joiden veren C-vitamiinipitoisuus on korkea, on paljon pienempi kuolleisuus

On kohtuullista päätellä, että ihmisen esi-isät tuottivat suuria ja vaihtelevia määriä C-vitamiinia. Jostakin tuntemattomasta syystä kyky menetettiin ja alttius tarttuville sekä rappeuttaville sairauksille lisääntyi. Mutta vaikka ihminen ei olisi koskaan tuottanut huomattavia määriä C-vitamiinia sisäisesti, hän selvästi hyötyy säännöllisestä suuresta

44

annoksesta. Tutkimukset tukevat tätä johtopäätöstä vetämällä suoran yhteyden korkeampien C-vitamiinipitoisuuksien ja alhaisemman sairastuvuuden välille.

Yhdysvaltain hallituksen C-vitamiinin saantisuositus on säälittävän pieni ja riittämätön, verrattuna eläinten itse tuottamiin C-vitamiini määriin. Vaikka hallitukset yrittävät rajoittaa saantisuosituksia runsaampien C-vitamiiniannosten saatavuutta (luku kahdeksan), siihen ei ole hyvää lääketieteellistä syytä. On monia syitä hylätä saantisuositus kokonaan ja täydentää C-vitamiinia määrällä, jonka nykyinen terveydentila, myrkylliselle ympäristölle altistuminen ja tartuntariskit sanelevat.

Voisiko C-vitamiini olla ...
- *Ylivoimainen* laajakirjoinen mikrobilääke ...
- *Vertaansa vailla* myrkkyjen vastalääkkeenä ...
- *Ainutlaatuisen tehokas* suoja rappeumasairauksilta ...
- *Täysin turvallinen* ja myrkytön ihmisille ...
- *"Kotonaan"* ihmiskehossa ...
- *Täydellinen yleislääke ...*
  koska se oli tarkoitettu siksi kehityshistorian alusta saakka?

Elämme aikana, jolloin meillä on vertaansa vailla oleva pääsy tietoihin. Meidän ei tarvitse enää luottaa sokeasti lääkäreihimme saadaksemme parhaan ohjauksen terveydellemme. Suhteemme terveydenhuollon tarjoajiin tulisikin muuttua. Meidän tulee osallistua aktiivisemmin terveytemme huoltoon. Lääkärit eivät ansaitse sokeaa luottamusamme, jos he kieltäytyvät pohtimasta asioita vanhentuneiden oppikirjojen ja vääristyneen opetuksen tai lääkkeiden aggressiivisen markkinoinnin antaman "perinteisen" tiedon ulkopuolella. Usko sellaisiin lääkäreihin vaarantaa terveyden ja sen ylläpidon. C-vitamiinin käytön historia on räikeä todiste tästä tosiasiasta. Monet lääkärit eivät usko edes omiin silmiinsä, jos se uhkaa sitä, mitä oppikirjoissa on sanottu. Joten luota tarvittaessa lääkäriltäsi, mutta varmista ...

45

Luku neljä

Suuri C-vitamiiniannos: valtimoiden suojelija

Irtoaminen: Ongelman sydän

Sepelvaltimotauti (ateroskleroosi) on sairaus joka lähettää miljoonia amerikkalaisia varhaiseen hautaan joka vuosi ... miljoonia lisää ensiapuun... ja tuhansia potilaita leikkaussaliin päivittäin (keskimääräinen kustannus yli 100 000 dollaria). [1] Vaikka nämä tosiasiat ovat hälyttäviä, ne eivät ole uutisia.

Tässä on todellinen uutinen ...

KAIKKIIN sepelvaltimoiden ahtaumiin on yksi syy!

Mikä on perimmäinen syy? Onko se liian korkea triglyseridi tai veren rasvat? Ei. Nämä ovat vain indikaattoreita tautiriskistä, koska niillä on tärkeä rooli valtimoiden ahtautumisessa - mutta vasta sen jälkeen, kun sairaus saanut otteen. Entä onko se korkea seerumin kolesteroli tai korkea verenpaine? Ei. Nämäkin ovat vain tekijöitä, jotka pikemminkin pahentavat kuin aloittavat ahtaumia. Tällä hetkellä on yli 20 yleisesti hyväksyttyä riskitekijää tälle suurelle tappajalle ... mutta mikään niistä ei erikseen, eikä yhdessä käynnistä sepelvaltimosairautta. [2]

46

Kuva 1 - Valtimon rakenne

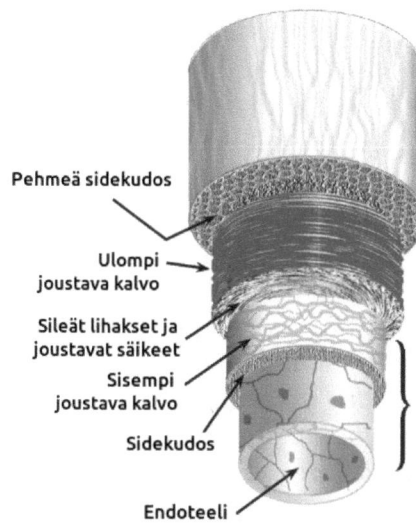

Pehmeä sidekudos

Ulompi
joustava kalvo

Sileät lihakset ja
joustavat säikeet

Sisempi
joustava kalvo

Sidekudos

Endoteeli

ADVENTITIA
Kerros pehmeää sidekudosta
hyytelömäisessä väliaineessa
valtimon ympärillä

MEDIA
Kerros limitettyjä sileitä
lihassoluja ja joustavia
sidekudossäikeitä
joustavan kalvon sisällä

SISÄPINTA
Koostuu endoteelistä,
endoteelin alla olevasta
sidekdoksesta eli pohja-
materiaalista ja ympäröivästä
joustavasta kalvosta

POHJAMATERIAALI

Hyytelömäinen materiaalikerros, joka pitää liiman tavoin solut paikallaan kehon rekenteissa, kuten valtimoissa,nivelsiteissä, jänteissä, lihaksissa ja muualla. C-vitamiinia tarvitaan runsaasti pohjamateriaalin valmistukseen ja ylläpitoon. Se on rakenteellisesti "liima", joka pitää paikallaan valtimon sisäpinnan endoteelisolut ja tarvitsee jatkuvasti C-vitamiinia pysyäkseen geelimäisessä olotilassa.

SIDEKUDOS

Säikeinen materiaali, jota käytetään erilaisten rakenteiden väleissä ja liittämään niitä yhteen. Sidekudos muodostuu pääasiassa kollageeni proteiinista. Kollageenin valmistus ja ylläpito tarvitsevat C-vitamiinia.

Sepelvaltimosairaus alkaa, kun sisin suojaava pintakerros alkaa irrota. Pinta koostuu yhdestä kerroksesta soluja, jotka toimivat kuin keraamiset seinälaatat. Ja aivan kuten laattoja pitää paikoillaan laasti, on suojaavan pintasolukon takana ja väleissä geelimäistä ainetta, pohjakalvo, pitämässä ne kiinni valtimoiden seinämillä. Niin kauan kuin pohjakalvo pysyy kiinteänä ja terveenä, pintasolut pysyvät paikoillaan ja valtimo on suojassa taudeilta.[3-7] Kun pohjakalvon materiaalista tulee vetistä, aukeaa pintasolujen väleihin rakoja, joihin plakkia muodostavat aineet pääsevät helpommin verestä.[8-10] Plakin

47

syntyprosessin alku ja valtimon myöhempi tukkeutuminen edellyttävät pohjakalvon rakenteen muutosta geelimäisestä vetiseksi.

Kysymys: Mikä aiheuttaa pohjakalvon huonontumisen?

Vastaus: Paikallinen C-vitamiinin puute sepelvaltimoissa, jota kutsutaan paikalliseksi keripukiksi - tuloksena on pohjakalvon hajoaminen. Sitä vastoin jatkuva ja runsas C-vitamiini valtimoissa ja niiden pinnoilla pitää pohjakalvon terveenä ja geelimäisenä.[11-17]

Se tarkoittaa, että...

ainoa syy kaikkiin
sepelvaltimoiden tukkeutumiin
on C-vitamiinin puutos
sepelvaltimoissa!

Lisäksi C-vitamiinia tarvitaan vahvan ja joustavan kollageenin muodostamiseen ja ylläpitoon. Koska kollageeni on yksi valtimoiden seinämän päärakennusmateriaaleista, jatkuva C-vitamiinin puute on vastuussa paljon muustakin, kuin vain valtimosairauden aloituksesta. C-vitamiinin puute ympäristössä johtaa myös hillitsemättömään plakin muodostukseen, kun keho yrittää vahvistaa valtimoita, joita jatkuvasti heikentää kollageenin laadun ja määrän huononeminen.

Vuosikymmenten ajan "perinteinen" lääketiede on suhtautunut sepelvaltimotautiin hoitamalla oireita ja yrittämällä rajoittaa riskitekijöitä käsittelemättä tai edes tunnustamatta, sen perimmäistä syytä: sepelvaltimoiden keripukkia.

Seurauksena on, että amerikkalaiset käyttävät miljardeja dollareita joka vuosi kalliisiin lääkkeisiin ja vielä kalliimpiin toimenpiteisiin, jotka vain hidastavat tappavan sairauden etenemistä. Kuitenkin tehokas C-vitamiinilisä ehkäisisi taudin monilla, joilla ei vielä ole sitä. Tieteellisen näytön perusteellinen tarkastelu osoittaa että sepelvaltimoissa, joissa on häiriötön ja runsas C-vitamiinipitoisuus, *EI KOSKAAN* kehity valtimot ahtauttavia plakkeja. Jos me kaikki pitäisimme yllä sepelvaltimoissa C-vitamiinipitoista ympäristöä, kuivuisi massiivisen tuottava sydäntautien hoitoteollisuus hetkessä.

Ja niille, joilla on jo sepelvaltimoita ahtauttava sydänsairaus, on olemassa tehokkaita C-vitamiinihoitoja. Ne pysäyttävät taudin etenemisen - ja monissa tapauksissa jopa liuottavat – etenevän, henkeä uhkaavan plakin, joka tukkii valtimoita. Esimerkiksi julkaistussa tapaustutkimuksessa varjoainekuvaus paljasti 75 % tukoksen oikeassa sepelvaltimossa ja 50 % tukkeumat muissa valtimoissa 62-vuotiaalla naisella. Hoidossa käytettiin yhdistelmää, joka sisältää C-vitamiinia, lysiiniä ja proliinia noin 19 kuukautta. Hoitojakson lopussa uusittu varjoainekuvaus paljasti, että 75 % tukkeuma oli enää 40 % ja kaikki 50 % tukokset olivat kadonneet kokonaan.[18]

Näin suurta ahtaumien avautumista pidetään "perinteisessä" sydänlääketieteessä mahdottomana! Mutta edellä oleva tapaus, kuten myös yli 50 vuotta sitten julkaistut tutkimukset osoittavat, että mantra " Valtimon plakin muodostuminen on peruuttamaton" ei yksinkertaisesti ole totta.[19,20] Se osoittaa myös, että merkittävä ahtaumien avautuminen voi olla hyvin realistinen tavoite monille sydänpotilaille.

Sydänsairauksien eteneminen

Tämä voi vaikuttaa hieman yksinkertaiselta, mutta valtaosalla sepelvaltimo- ja sydänsairauksien uhreista, sairaus alkaa ja etenee seuraavasti:

1 Sepelvaltimoissa kehittyy paikallinen C-vitamiinin puute.

2 Valtimo vaurioituu sisäpinnan kalvon repeämän johdosta, kun pohjakalvon materiaalista tulee vetistä. Valtimon sisäpinnan kyky kiinnittyä tiiviisti ja luotettavasti valtimon seinään on menetetty.

3 Plakkia alkaa muodostua kalsiumin, kolesterolin, rasvojen ja muiden veressä olevien aineiden tunkeutuessa valtimon seinämän rakoihin pohjakalvon materiaalin heikennyttyä. Keho tunnistaa valtimon heikkenemisen ja yrittää korjata, tiivistää ja vahvistaa sitä. Keho tuottaa jopa kollageenikuitujen nippuja valtimoiden sisäpinnalle yrittäen vahvistaa viallista valtimoa.

4 Korjaavan toiminnan jatkuessa valtimoiden seinät kovettuvat, paksunevat ja alkavat estää veren virtausta valtimossa.

5 Jos C-vitamiinin puutos korjataan nopeasti ja riittävästi, valtimo paranee ja tukokset kutistuvat. Jos ei, niin tukosten kasvu jatkuu ja vaarantaa lopulta uhrin hengen.

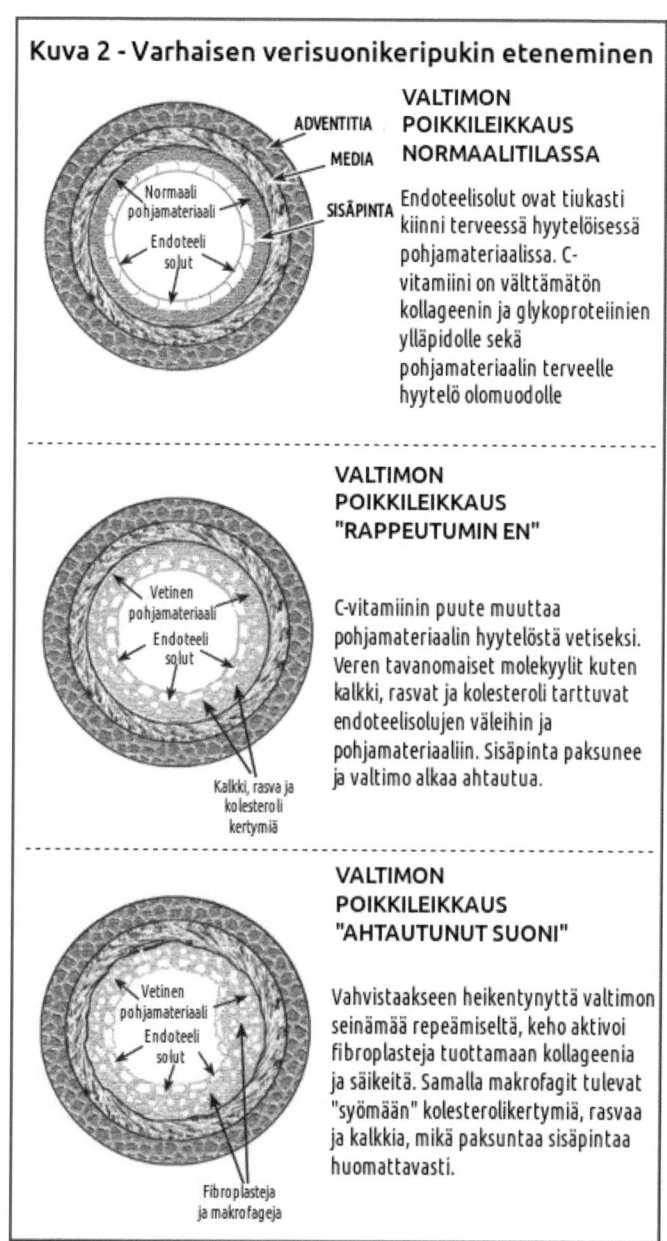

Kuva 2 - Varhaisen verisuonikeripukin eteneminen

VALTIMON POIKKILEIKKAUS NORMAALITILASSA

ADVENTITIA
MEDIA
SISÄPINTA

Normaali pohjamateriaali
Endoteeli solut

Endoteelisolut ovat tiukasti kiinni terveessä hyytelöisessä pohjamateriaalissa. C-vitamiini on välttämätön kollageenin ja glykoproteiinien ylläpidolle sekä pohjamateriaalin terveelle hyytelö olomuodolle

VALTIMON POIKKILEIKKAUS "RAPPEUTUMIN EN"

Vetinen pohjamateriaali
Endoteeli solut
Kalkki, rasva ja kolesteroli kertymiä

C-vitamiinin puute muuttaa pohjamateriaalin hyytelöstä vetiseksi. Veren tavanomaiset molekyylit kuten kalkki, rasvat ja kolesteroli tarttuvat endoteelisolujen väleihin ja pohjamateriaaliin. Sisäpinta paksunee ja valtimo alkaa ahtautua.

VALTIMON POIKKILEIKKAUS "AHTAUTUNUT SUONI"

Vetinen pohjamateriaali
Endoteeli solut
Fibroplasteja ja makrofageja

Vahvistaakseen heikentynyttä valtimon seinämää repeämiseltä, keho aktivoi fibroplasteja tuottamaan kollageenia ja säikeitä. Samalla makrofagit tulevat "syömään" kolesterolikertymiä, rasvaa ja kalkkia, mikä paksuntaa sisäpintaa huomattavasti.

Täydellinen C-vitamiinin puute (keripukki) voi varmasti tuottaa tämän sairautta aiheuttavan paikallisen keripukin valtimoissa. Potilaat kuitenkin kuolevat kauan ennen, kuin

51

valtimoiden tukoksista tulee ongelma. Useat tekijät, jotka vaikuttavat C-vitamiinin puutteeseen sisältävät seuraavat:

- Normaali, päivittäinen altistuminen myrkyille
- Aina esiintyvät taudinaiheuttajat *(vaikka infektiota ei olisikaan)*
- Vapaat radikaalit normaalista aineenvaihdunnasta
- Monet kehon prosessit käyttävät C-vitamiinia
- Akuutit tai krooniset infektiot
- Ihmiset eivät tuota itse C-vitamiinia

Lisäksi kaikki hyväksytyt sepelvaltimotaudin riskitekijät aiheuttavat C-vitamiinin puutetta ja / tai pahentavat sitä.[21] Yhteyttä C-vitamiinin ja näiden kaikkien riskitekijöiden välillä ei käsitellä tässä, vaan luettelo niistä ja aiheeseen liittyvistä tutkimuksista on liitteessä D. Koska kolesteroli, korkea verenpaine ja diabetes ovat erityisen korkean profiilin riskitekijöitä, niihin kiinnitetään erityistä huomiota myöhemmin tässä luvussa.

Valtimoiden C-vitamiinin puutteen syyt

Yleisten yllä lueteltujen C-vitamiinia käyttävien mekanismien lisäksi on olemassa erityisesti sydämessä ja sen lähistöllä C-vitamiinia kuluttavia tekijöitä. Tauteja aiheuttavat mikrobit ja toksiinit suussa ovat suurimmat kehon C-vitamiinivaraston käyttäjät useimmilla ihmisillä. Huono hammasterveys, elohopeaa sisältävät amalgaamitäytteet, ientulehdukset ja juurihoidetut hampaat aiheuttavat vereen jatkuvan tulvan C-vitamiinia tuhoavia myrkkyjä ja patogeenejä, jotka sepelvaltimot kohtaavat ensimmäisinä.[22-26]

Perusteellinen keskustelu hammasinfektioista ja niihin liittyvistä myrkyistä vaatii oman kirjan *(jokaiselle, joka haluaa lisätietoja, se on jo olemassa: The Roots of Disease, jonka olen kirjoittanut hammaslääketieteen tohtorin Robert Kulaczin, kanssa).* Mutta riittää sanoa, että suu on usein myrkkyjen ja haitallisten mikrobien ensisijainen lähde, jotka aiheuttavat rappeuttavia sairauksia, kuten syöpää, sydänsairauksia ja muuta.[27]

Ensisijainen esimerkki tauteja levittävästä hampaiden hoidosta on juurihoito. Ensinnäkin on tärkeää huomata että kaikki juurihoidetut hampaat ovat tulehtuneet hoidon tapahtuessa, ellei aikaisemmin. Toimenpidettä ei tehdä terveelle hampaalle, vaan tulehtuneelle. Yritetään "pelastaa" hammas poistamalla hermot ja niitä tukevat verisuonet hampaasta. Se vapauttaa tulevaisuuden vaivoista, mutta samalla poistaa kehon ainoan reitin, jonka kautta immuunijärjestelmä voi taistella tulehdusta vastaan.

Aggressiivinen juurikanavan poraus poistaa osan infektiosta, mutta ei koskaan tarpeeksi saavuttaakseen steriiliyden, mikä on välttämätöntä terveelle hampaalle. Se on "kohtalokas virhe", joka takaa kroonisesti tulehtuneen hampaan joka kerta, kun se tehdään. Ennen hampaan sulkemista, tehdään jalo yritys desinfioida jäljellä oleva infektio hampaasta työntämällä, sterilointiainetta vasta porattuihin kanaviin. Valitettavasti jokaisessa hampaassa on keskimäärin viisi kilometriä kapillaarikanavia, joihin desinfiointiaine ei pääse, joten infektion aiheuttavat mikrobit ja niiden erittämät myrkyt jäävät ja lisääntyvät.

Weston Price, DDS totesi, että oli melkein mahdotonta steriloida poistettu juurihoidettu hammas - edes kehon ulkopuolella, voimakkaammillakaan keinoilla, kuin mitä voidaan käyttää yhä suussa olevalle hampaalle! Yhdessä monista tutkimuksista tohtori Price poisti juurihoidetun hampaan potilaalta, joka kärsii vakavasta keskushermoston taudista. Irrotettu hammas asetettiin peräkkäin 31 kanin nahan alle. Kaikille kaneille kehittyi nopeasti samanlainen keskushermoston sairaus. Pahinta oli, että ne kaikki kuolivat![27]

Saman tyyppistä koetta kokeiltiin monilla juurihoidetuilla hampailla, jotka on poistettu eri vaivoista kärsiviltä potilailta. Lähes jokaisessa tapauksessa laboratorioeläimille kehittyi sama sairaus, kuin potilaalle, jolta hammas oli poistettu. Tämä todistaa minulle, että teoria, joka väittää juurihoitojen olevan turvallisia, on yksinkertaisesti väärä.

Yli 5000 peräkkäistä poistettua juurihoidettua hammasta testattiin ja kaikki todettiin erittäin myrkyllisiksi. Myrkkyjen läsnäolo yhdessä niitä tuottavien tulehdusten kanssa tekevät juurihoidetuista hampaista merkittävimmän C-vitamiinin kuluttajan kehossa. Tämän takia:

Juurihoidetut hampaat aiheuttavat enemmän sydänsairauksia ja syöpää, kuin mikään muu yksittäinen tekijä.

Vaikutukset sydämen terveyteen ovat kauhistuttavia, koska tulehtuneet juurihoidetut hampaat kirjaimellisesti ruiskuttavat C-vitamiinia kuluttavia, tautia aiheuttavia patogeenejä ja myrkkyjä ympäröivään verisuonistoon jokaisella puraisulla. Tuore saastunut veri pumpataan sitten takaisin sydäntä kohti laskimoiden läpi ja lopulta ensimmäisiin vastaantuleviin valtimoihin: sepelvaltimoihin. Seurauksena sepelvaltimoiden C-vitamiini, jonka pitäisi säilyttää pohjakalvo ja valtimon kollageeni kiinteinä ja terveinä, kuluu täysin myrkkyjen neutralointiin. Paikallinen C-vitamiinin puute avaa oven ateroskleroosin ensimmäiseen vaiheeseen ja monien tunnettujen riskitekijöiden lisäämään plakin kertymiseen.

Tietenkin, hammaslääkärit, jotka tekevät juurihoitoja, uskovat toimenpiteen olevan täysin turvallinen. Ainakin niin he sanovat. Heidät on opetettu hylkäämään kaikki haasteet typerinä, radikaaleina, tietämättöminä ja jopa naurettavina. Hyvin rahoitettu Amerikan Hammasyhdistys (American Dental Association, ADA), joka perustettiin suojelemaan hammaslääkäreitä ja edistämään nykyaikaista hammaslääketiedettä, ei potilaan terveyttä - tarjoaa lisäksi markkinointi- ja oikeudellista apua kaikkien vastakkaisten äänten vaientamiseksi.

Nykyiset hoidot ovat vain "väliaikainen korjaus"

Kysyttäessä useimmat kardiologit myöntävät, että ohitusleikkaukset, angioplastiat eli pallolaajennukset ja stentin

54

sijoitukset johtavat harvoin pysyvään ratkaisuun. He tietävät valtimoiden tukkeutumisen jatkuvan edelleen. Tämä johtuu usein kolmesta syystä:

1 C-vitamiinin kulutuksen aiheuttajaa ei ole poistettu.
2 Potilaan saaman C-vitamiinin määrä jää yleensä alkuperäiselle, riittämättömälle tasolle.
3 C-vitamiini ei tunkeudu riittävästi valtimoiden puutteellisimpiin alueisiin.

Useita vuosia sitten läheiselle ystävälle oli asennettu "Y-stentti" vakavasti tukkeutuneisiin sepelvaltimoihin. Koska hänellä oli jatkuvia ongelmia sydämen kanssa ja hän tarvitsi lisä stentin lyhyessä ajassa, suosittelin hänelle ainoan juurihoidetun hampaan poistoa. Hänen lisäravitsemuksensa oli yksi parhaimmista, mitä olen nähnyt, mutta vasta, kun hänen juurihoidettu hampaansa poistettiin, rintakipu loppui ja ahtaumat lopettivat nopean etenemisensä. Vasta sitten hänen korkealaatuinen lisäravitsemuksensa, joka sisälsi 9 grammaa liposomi kapseloitua C-vitamiinia päivässä, sai vihdoin tehdä työnsä. Hänen 5 vuoden tarkastuksessaan, kardiologit olivat täysin hämmentyneitä, stentit olivat "puhtaita kuin päivänä, jona ne laitettiin!" Tietenkin olin tyytyväinen, mutta en lainkaan yllättynyt. Ne olivat puhtaat, koska C-vitamiinin puute valtimoissa oli vihdoin korjattu.

Paraneminen seuraa, kun sairauden perussyyt poistetaan, ei hoitamalla tai tukahduttamalla oireita. Samalla tavalla, kuin laittamalla uusi putki vanhan tukkeutuneen putken ympärille tiskialtaan alla, ei poista tukosta, ei valtimoiden ahtaumien hoitaminen poistamatta perimmäistä syytä - alhaista C-vitamiinitasoa sepelvaltimoissa - myöskään tarjoa pysyvää ratkaisua. Ahtaumat vain pahenevat.

Kolesteroli ja C-vitamiinin puute

Vuosikymmenten ajan "perinteinen" lääketiede on pitänyt kolesterolia pääasiallisena syyllisenä sepelvaltimoiden ahtaumaan. Useat tutkimukset ovat osoittaneet, että alhaiset kolesterolitasot vähentävät valtimoiden tukkeutumista ja sydänkohtauksia.[28-35]

Mutta lisätutkimukset osoittavat, että:

- Valtimon tukkeumat alkavat ja kasvavat *ainoastaan* C-vitamiinin puutoksen johdosta – kolesteroliarvojen nousun puuttuessakin [36]
- Seerumin kolesterolitasot nousevat C-vitamiinin puutoksen lisääntyessä [37-43]
- Liiallinen kolesteroli vähentää C-vitamiinia [44-45]
- C-vitamiinilisä laskee seerumin kolesterolia - jopa korkean kolesterolin ruokavaliolla [46-51]
- C-vitamiinilisä suojaa valtimoita plakin muodostumisesta, vaikka seerumin kolesteroli olisi korkea [52,53]

Tutkimukset vahvistavat, että C-vitamiini on välttämätön sepelvaltimoiden terveydelle. Kolesterolia sisältävän plakin muodostuminen on yksinkertaisesti osa kehon vasteesta valtimoiden seinämien heikentymiseen, joka aiheutuu C-vitamiinin puutteesta. Jatkuessaan C-vitamiinin puutos heikentää valtimoita, joka laukaisee plakin muodostumien.

Korkea verenpaine ja C-vitamiinin puute

Vaikka korkea verenpaine ei ole syy sepelvaltimo sairauksiin, pidetään sitä erittäin merkittävänä riskitekijänä sepelvaltimosairauden kehittymiselle ja sen tiedetään nopeuttavan prosessia. [54-56]

Lisätutkimukset osoittavat, että:
- C-vitamiinin puute voi aiheuttaa ja pahentaa korkeaa verenpainetta [57-59]
- C-vitamiinilisä alentaa korkeaa verenpainetta [60-65]

- Säännöllistä ja riittävää C-vitamiinin täydentämistä tarvitaan ylläpitämään optimaalinen kollageenin pitoisuus verisuonissa [66-68]
- Valtimoiden eheyden ylläpitäminen kohonneessa (tai jopa normaalissa) verenpaineessa vaatii kollageenin optimaalista laatua ja määrää valtimoissa [66-68]

Korkeaa verenpainetta ei pidä jättää huomiotta; pitkään jatkuessaan se voi olla erittäin vaarallinen. Kuitenkin monet tutkimukset osoittavat, että riittävä C-vitamiinitaso laskee verenpainetta ja suojaa sepelvaltimoita vaurioilta, jotka johtuvat korkeasta verenpaineesta.

Diabetes ja C-vitamiinin puute

Tutkimukset osoittavat, että diabetes on vakiintunut sepelvaltimotaudin riskitekijä.[69-70] Suhde diabeteksen ja ateroskleroosin välillä on niin vahva, että kaksi kolmesta diabeetikosta kuolee sepelvaltimo tautiin tai aivohalvaukseen.[71] Monet muut tutkimukset tuovat esiin läheisen suhteen C-vitamiinin puutoksen ja diabeteksen välillä.

Tässä pieni näyte:
- C-vitamiini on mukana insuliinin tuotannossa [72]
- C-vitamiinilla on tärkeä rooli insuliinin vapautumisen säätelyssä [73]
- Diabeetikoilla plasman C-vitamiinitasot ovat voimakkaasti alentuneet [74-78]
- Korkea verensokeri rajoittaa C-vitamiinin imeytymistä soluihin [79-84]
- Matala seerumin insuliini rajoittaa C-vitamiinin imeytymistä soluihin [79-84]
- Diabeetikoilla on paljon enemmän pitkälle edennyttä ientulehdusta – toinen lisääntyneen sydäntautiriskin tekijä [85] (vakava C-vitamiinin vajaus näkyy aina pitkälle edenneenä ientulehduksena)
- Säännöllinen ja riittävä C-vitamiinin saanti on erittäin tärkeä diabeteksen optimaalisessa hoidossa [85]

Jatkuva ja vakava C-vitamiinin puute diabeteksen johdosta on vastuussa suurimmasta osasta taudin negatiivisia vaikutuksia. Yhdessä diabetekselle tyypillisten lisääntyneiden tulehdusten ja kohonneiden veren rasva-arvojen (kuten kolesteroli) kanssa, C - vitamiinin kriittinen puutos verisuonissa nopeuttaa huomattavasti valtimoiden ahtautumista. Diabeteksen vahingolliset terveysvaikutukset eivät vain liity C-vitamiinin puutokseen, vaan tauti itsessään lisää huomattavasti C-vitamiinin puutetta veressä ja kudoksissa. Diabetes lisää suurten C-vitamiiniannosten tarvetta joka päivä.

Johtopäätökset

Pohdittavaa:

- C-vitamiinin puute sepelvaltimoissa on kaikkien sepelvaltimosairauksien **AINOA SYY**
- Jatkuva C-vitamiinin puute sepelvaltimoissa heikentää kollageenin laatua ja määrää valtimoiden seinämissä, joka vaurioittaa valtimoita ja aiheuttaa plakin kasvun
- C-vitamiinin puute liittyy jokaiseen tunnettuun sydänsairauksien riskitekijään
- C-vitamiinilisä laskee kolesterolia
- C-vitamiinilisä laskee korkeaa verenpainetta
- C-vitamiinilisä on erittäin tärkeä diabeteksen optimaalisen hoidon kannalta
- C-vitamiini, yksinään ja yhdessä muiden lisäravinteiden kanssa, on liuottanut valtimoiden tukoksia
- C-vitamiinilisä vähentää sepelvaltimotaudin riskiä ja kuolleisuutta

- Perinteiset valtimoiden ahtaumien hoidon tulokset ovat väliaikaisia, eivätkä luotettavasti paranna, pysäytä tai edes hidasta näiden ahtaumien kehitystä

Suurten C-vitamiiniannosten merkitystä terveiden valtimoiden ylläpidossa ja ahtaumien estossa ei voi yliarvioida. Jos ihmisillä olisi edelleen kyky tuottaa tarvitsemansa C-vitamiini, tämä tauti voisi hävitä. Koska useimmilla meistä (ehkä meillä kaikilla) ei ole tätä kykyä, ainoa järkevä vaihtoehto on täydentää C-vitamiinin saantia muuttuvan tarpeemme perusteella. Pitää arvioida säännöllisesti terveydentilaa, altistumista myrkyille ja erilaisia sepelvaltimotaudin riskitekijöitä, joiden tiedetään edelleen vähentävän kehon C-vitamiinitasoja. Paraskaan C-vitamiinilisä ei estä sepelvaltimotautia, jos myös suuria päivittäisiä altistuksia myrkyille ei eliminoida tai vakavasti supisteta.

Ei pidä kuitenkaan odottaa, että "perinteinen" lääketiede hyväksyisi ja edistäisi C-vitamiinin käyttöä. Laivalasteittain egoa ja kohtuuttomat määrät rahaa ylläpitävät vakiintuneita sydänsairauksien hoitomenetelmiä. Itse asiassa vastarinta lisääntyy, kunnes koulutettu väestö pakottaa muutokseen. Vieläkin suurempi vastarinta - enemmän rahaa ja suurempi ego - vastustaa C-vitamiinin oikeaa käyttöä syöpään, joka on seuraava keskustelun aihe ...

Luku viisi

-

Myrkylliset kudokset sekoavat!

Sen jälkeen, kun presidentti Nixon julisti sodan syöpää vastaan lähes 40 vuotta sitten, Yhdysvaltojen veronmaksajat ovat käyttäneet miljardeja dollareita syöpätutkimukseen. Mitä sillä on saatu?

Syöpätutkijat kertovat, että eloonjäämisaste on parempi nyt. Se on hyvä uutinen, mutta parannus ei voi olla ylivoimaisten hoitomenetelmien ja lääkkeiden ansiota. Sairauksien torjuntakeskuksen äskeinen raportti toteaa positiivisen kehityksen johtuvan varhaisesta havaitsemisesta ja elämäntapojen muutoksista.[1] Lisäksi on yleisesti väärin ymmärretty tekijä, joka edelleen vääristää kuvaa: "syövästä selviytymisellä "tarkoitetaan potilasta, joka elää yli viisi vuotta diagnoosin jälkeen - vaikka syöpäkuolema tapahtuisi päivää myöhemmin.

Tosiasiassa, syöpäkuolemat ovat kaikkien aikojen korkeimmat. Optimistisimmissakaan arvioissa emme ole voittamassa sotaa! Miksi?

Ehkä taistelemme väärää vihollista...

Vauriot ja kasvaimet ovat näkyvä todiste syövästä. Ne ilmestyvät, kun normaalit solut menevät "sekaisin" ja alkavat toimia väärin sekä lisääntyä haitallisesti. Tavanomaiset hoidot hyökkäävät näihin pahanlaatuisiin kudoksiin leikkauksella, säteilyllä ja/tai kemoterapialla. Jos ja milloin nämä sairaat kudokset katoavat, syövän sanotaan olevan oireeton eli remissiossa. Usein syöpä palaa kaikkien harmiksi. Siksi syöpälääkärit eivät koskaan käytä sanaa "parantuminen". Terveet solut eivät määritelmän mukaan ole sairaita; eivätkä terveet solut aiheuta sairauksia. Sairaudet alkavat, kun terveet solut vaurioituvat ja lakkaavat toimimasta normaalisti. Joten miksi emme odottaisi syövän palaavan, jos tekijöihin jotka saivat normaalit solut pahanlaatuiseksi, ei koskaan puututa?

Todellinen vihollinen on siten se, mikä aiheuttaa ensimmäisen pahanlaatuisen muutoksen. Mielenkiintoisesti USA:n syöpäyhdistyksellä on realistinen ote siitä, mikä aiheuttaa syöpää, vaikka väitetty parannuskeino onkin täysin turha.

Vaikka USA:n syöpäyhdistys väittää, että "Syöpä on monimutkainen sairauksien ryhmä, jolla on monia mahdollisia syitä",[2] se näyttää ymmärtävän, että myrkyt ja taudinaiheuttajat ovat aina syövän perimmäinen syy. Se jakaa riskitekijät viiteen osa-alueeseen: genetiikka, tupakka, ruokavalio ja fyysinen aktiivisuus, auringolle ja UV-valolle altistuminen sekä muut karsinogeenit.[3] Tämä on tuskin tyhjentävä luettelo, mutta tehokkaan hoidon olisi ehdottomasti käsiteltävä kaikkia näitä aloja ja paljon muuta. Mielenkiintoisesti suurin osa näistä syistä liittyy myrkkyihin ja / tai taudinaiheuttajiin. Tietenkin, myrkyt ja taudinaiheuttajat hoituvat molemmat parhaiten suurilla C-vitamiiniannoksilla. Tutkitaan joitakin näistä aiheuttajista hieman tarkemmin:

Genetiikka. Taipumus tiettyjen syöpien kehittymiseen voi siirtyä geneettisesti. Kuitenkaan todellinen sairaus ei ole peritty. Vaikka se ei ole suora syy, peritty taipumus heikentää kehon kykyä puolustautua syöpää aiheuttavia aineita vastaan. Esimerkiksi henkilöltä voi puuttua entsyymi, joka auttaa luonnollisesti neutraloimaan merkittävän myrkyn.

Tupakka. Sisältää, samoin kuin monet muut lailliset ja laittomat huumeet, useita *myrkkyjä* ja liittyy selvästi syövän kehitykseen.

61

Ruokavalio ja liikunta. Amerikan syöpäyhdistys esittää, että huonot elämäntapavalinnat edistävät syöpäriskiä. Kun elämäntapa-asioita tutkitaan, käy selväksi, että *myrkyt* ja *taudinaiheuttajat* ovat lopullinen yhteinen riskin nimittäjä. Jotkut ruokavaliovalinnat tuovat *myrkyt,* kuten torjunta-aineet tai elintarvikkeiden lisäaineet, elimistöön. Väärät ruokavalinnat voivat myös estää kehon kykyä neutraloida ja / tai poistaa *myrkkyjä* ja sen kykyä pitää *taudinaiheuttajat* kurissa, pääasiassa immuunijärjestelmää vahingoittavien ravinnepuutteiden johdosta. Liikunnan puute myös tukahduttaa kehon puolustusjärjestelmän *myrkkyjä* ja *taudinaiheuttajia* vastaan.

Aurinko ja UV-altistus. Kaikki säteily – riippumatta siitä onko lähteenä aurinko, solariumit, diagnostiset laitteet, radioaktiivinen saastuminen tai muut lähteet, tunnetaan syöpää aiheuttavina. Vaikka säteily ei välttämättä näytä siltä, se vahingoittaa silti soluja ja kudoksia aivan kuten *myrkyt,* vieden elektroneja elintärkeiltä biomolekyyleiltä (katso resurssi H: säteily).

Muut syöpää aiheuttavat aineet. USA:n syöpäyhdistys tunnistaa *myrkyt* ja tietyt *taudinaiheuttajat* oikein syöpää aiheuttaviksi tekijöiksi.

Etäpesäke. Yksi syistä, jota USA:n syöpäyhdistys ei mainitse on itse syöpä. Onkologit kutsuvat sitä "etäpesäkkeeksi". Prosessi tapahtuu kun syöpäsolu irtautuu verenkiertoon tai imusuoneen ja siirtyy uuteen paikkaan ja aloittaa syövän siellä. Koska useimmat syövät, elleivät kaikki, alkavat altistumisesta *myrkyille, taudinaiheuttajille* tai *etäpesäkkeille,* täytyy "parannuskeinon" puuttua kaikkiin kolmeen syyhyn. Lisäksi kaikki tunnetut altistukset taudinaiheuttajille ja myrkyille on poistettava mahdollisuuksien mukaan ja hoidon on oltava turvallinen ja tehokas:

1   Laajakirjoinen mikrobilääke *(taudinaiheuttajat)*
2   Paras vastalääke *(myrkyt)*
3   Veri- ja imusuonia vahvistava aine *(etäpesäkkeet)*
4   Valikoivasti syöpäsoluja tappava aine *(etäpesäkkeet)*

5   Valikoivasti terveitä soluja vahvistava aine *(kaikki syyt)*

C-vitamiinin on jo osoitettu olevan laajakirjoinen antibiootti (Luku 1) ja paras vastalääke myrkyille (Luku 2). Se pitää verisuonten seinät vahvoina ja terveinä (Luku 4). Tutkimukset, joista tullaan keskustelemaan tässä luvussa osoittavat myös, että C-vitamiini tappaa valikoivasti syöpäsoluja ja samalla vahvistaa terveitä soluja. Mikään muu aine ei kykene samaan todistaen, että ....

Suuret C-vitamiiniannokset ovat luonnon vahva vastaus syöpään

Syövän ehkäisy

Aiemmin mainitussa Cambridge-tutkimuksessa mitattiin veren C-vitamiinitasoja ja verrattiin tuloksia kuolleisuuteen. Tutkimuksessa todettiin, että korkeimpien C-vitamiinipitoisuuksien ryhmässä kuolleisuus - mukaan lukien syöpäkuolemat - oli 50% pienempi kuin alhaisimpien C-vitamiinitasojen ryhmässä. [4]

Varhaisempi tutkimus löysi samat tulokset. Tutkijat päättelivät, että syöpäkuolemia oli 45% vähemmän ryhmässä, jolla oli korkeimmat veren C-vitamiinitasot. Havainnot osoittavat vahvasti, että veren C-vitamiinipitoisuuden nousu suojaa merkittävästi syövältä. [5]

Lisäksi on syytä uskoa, että terveimpien ryhmien C-vitamiinitasoja korkeammat pitoisuudet olisivat vieläkin parempi suoja.

Syövän hoito C-vitamiinilla

Yhdysvalloissa hallitus sallii vain kirurgian, säteilyn ja FDA:n hyväksymien kemoterapialääkkeiden käytön syövän hoitoon. Vaihtoehtoisia hoitoja tarjoavat uhkaavat sakot, vankeus, jatkuvat tutkinnat ja/tai lääkärin toimiluvan menetys, jos he määräävät tai käyttävät mitään näiden hyväksyttyjen hoitotapojen ulkopuolella. Totalitaarinen rakenne ei vain estä edistymistä sodassa syöpää vastaan, vaan estää tehokkaasti edistyneitä tutkijoita julkaisemasta havaintojaan vertaisarvioiduissa lehdissä.

Kaikesta huolimatta, jotkut ovat riittävän rohkeita astuakseen eteenpäin. Tässä on yhteenveto kolmesta tapauksesta, joissa käytettiin C-vitamiinihoitoa:

Munuaissolukarsinooma. Oikea munuainen poistettiin 70-vuotiaalta mieheltä sen jälkeen, kun siinä todettiin syöpä. Leikkauksen aikana lääkärit havaitsivat, että potilaan syöpä oli levinnyt maksaan ja keuhkoihin. Säteilyä tai kemoterapiaa ei käytetty. Sen sijaan aloitettiin suonensisäinen C-vitamiinihoito 30 grammalla kahdesti viikossa. Kuuden viikon hoidon jälkeen potilas totesi tuntevansa olonsa hyväksi ja tutkimus vahvisti hänen syöpävaurioidensa kutistuvan. Viisitoista kuukautta hoidon aloittamisen jälkeen ei ollut merkkejä etenevästä syövästä. Hän oli syövätön 14 vuotta, kunnes hän lopulta kuoli sydämen vajaatoimintaan.[6]

EI-Hodgkinin lymfooma. Lymfaattista kasvainta 66-vuotiaan naisen selkärangan ympärillä hoidettiin paikallisesti sädehoidolla viitenä päivänä viikossa viiden viikon ajan. Samaan aikaan, hänelle aloitettiin laskimonsisäinen C-vitamiini kahdesti viikossa. Sädehoidon jälkeen suositeltiin kemoterapiaa, josta potilas kieltäytyi. C-vitamiinihoitoa jatkettiin kuitenkin ja hän lisäsi siihen myös useita suun kautta otettavia lisäravinteita laboratoriotestien osoitettua erityisiä puutteita.

Noin viisi kuukautta hoidon aloittamisen jälkeen potilas kertoi imusolmukkeiden kipua ja turvotusta kaulansa alaosassa juuri kaulasluun yläpuolella. Yksi imusolmuke poistettiin kirurgisesti. Patologin raportti osoitti pahanlaatuisten lymfoomasolujen esiintymisen. Hänen onkologinsa suositteli lisää säteily- ja kemoterapiaa, joista hän kieltäytyi. Sen sijaan laskimonsisäistä C-vitamiinia ja suun kautta annettavia lisäravinteita jatkettiin vielä 19 kuukautta. Syöpä lopulta katosi, ja kahdeksan vuotta myöhemmin, kun tutkimus julkaistiin, potilas oli edelleen terve.[7]

Paksusuolen syöpä. 51 vuotiaalle miehelle kehittyi kirkkaanpunainen peräsuolen verenvuoto. Tutkinnassa todettiin pahanlaatuinen kasvain. Kirurgit havaitsivat kasvaimen tunkeutuneen suolen läpi ja ympäröivään rasvakudokseen. He havaitsivat myös, että syöpä oli levinnyt maksaan. Leikkauksen jälkeen aloitettiin kemoterapia. Potilas ja hänen vaimonsa kysyivät onkologilta C-vitamiinihoidosta, joka vakuutti heille, että C-vitamiinista ei olisi mitään hyötyä.

Myöhemmät tutkimukset ja leikkaukset totesivat syövän levinneen vatsaan. Vaikka hänelle kerrottiin, että selviytymismahdollisuudet olivat niukat, määrättiin uusi kemoterapiakierros. Potilas kysyi jälleen C-vitamiinihoidosta. Onkologi vastasi: "En tiedä yhtään tutkimusta, joka osoittaisi C-vitamiinin hävittävän syöpää tai hidastavan sen etenemistä."

Huolimatta kahdesta kielteisestä arviosta, potilas löysi riippumattoman klinikan antamaan suonensisäisesti C-vitamiinia 100 grammaa kahdesti viikossa samalla, kun hän jatkoi määrätty kemoterapia. Hieman myöhemmin suun kautta annettavat vitamiinit ja mineraalit lisättiin hoito-ohjelmaan. Noin viiden kuukauden kuluttua potilas lähti kahden viikon lomalle. Tänä aikana hän jatkoi kemoterapiaa, mutta keskeytti laskimonsisäisen C-vitamiinin ja alkoi lähes välittömästi kokea ensimmäistä kertaa tyypillisiä kemoterapian haittavaikutuksia pahoinvointia, ripulia, vatsakipua ja limakalvojen tulehdusta suussa ja kurkussa.

Palattuaan lomalta C-vitamiinihoitoa jatkettiin. Haittavaikutukset lakkasivat heti. Tietokonetomografia yli vuotta myöhemmin ei osoittanut merkkiäkään syövästä. Myöhemmin haastattelussa hän kuvasi itseään "täysin terveeksi."[8]

Epäilemättä monet väittävät, että kolme edellistä tapauskertomusta ovat vain anekdoottisia, ja että ne eivät todista, että C-vitamiini olisi tehokas syövän hoidossa. Tupakkateollisuus käytti samanlaista itsenäistä "logiikkaa" vuosikymmeniä. "Keuhkosyövän korkeampi esiintyvyys tupakoivilla ei todista, että tupakointi aiheuttaa syöpää. " Filosofisesti voi olla totta, että tapauskertomukset eivät tarjoa samanlaista todisteen laatua kuin laaja, satunnaistettu, kaksoissokko ja lumekontrolloitu tutkimus. Mutta käytännössä nämä ihmiset - ja monet muut[9-14] - olivat hyvin sairaita ja voivat nyt hyvin. Yhteensattuma? En usko. *Lisää todisteita.* Oasis of Hope, syöpäsairaalassa Yhdysvaltojen ulkopuolella, on otettu käyttöön uusi suurten annosten suonensisäinen C-vitamiinihoito ilman kemoterapiaa. He ovat käyttäneet sitä hieman yli kaksi vuotta. Silti heidän julkaisemansa 2 vuoden eloonjäämisprosentit vaiheen IV syöpien osalta ovat uskomattomasti parempia kuin tavanomaisilla hoidoilla:[15]

• Rintasyöpä - 75% enemmän eloonjääneitä
• Keuhkosyöpä - 887% enemmän eloonjääneitä
• Peräsuolen syöpä - 107% enemmän selviytyneitä

Täydellisyyden vuoksi on huomattava, että hoidot Oasis of Hope sairaalassa sisältävät useita näkökohtia, joita ei liitetä tavanomaisiin terapioihin Yhdysvalloissa. Näihin kuuluvat:

• Elämäntavan muutokset, mukaan lukien liikunta ja ruokavalio, joka sisältää runsaasti raakaa, luomuruokaa (vähentää myrkyille altistumista) sekä sokereiden välttäminen (parantaa C-vitamiinin imeytymistä ja poistaa syövän suosikkiruoan)[16]
• Emotionaalinen ja henkinen neuvonta [17]

Oasis of Hope, joka tarjoaa myös perinteiset hoidot, kertoo tämän heidän vaihtoehtoisesta C-vitamiinihoidostaaan (IRT-C):
"Erittäin hyvä uutinen IRT-C hoidosta on, että se ei vahingoita normaaleita terveitä kudoksia, joilla on riittävä antioksidanttipuolustus; siten IRT-C on käytännössä sivuoireeton."[18]

Joka kuukausi tuhannet sairaalapotilaat kuolevat lääkkeiden sivuvaikutuksiin - lääkkeisiin, jotka on määrätty ja annosteltu oikein FDA:n hyväksymän hoidon mukaisesti. Yksikään FDA:n hyväksymä syöpälääke ei ole koskaan ollut lähelläkään vaaratonta ja niillä on vaarallisia sivuvaikutuksia. Erittäin kohtuuton prosenttiosuus ihmisistä, joita hoidetaan FDA:n hyväksymillä syöpälääkkeillä, kuolee edelleen syöpään. Ja silti Yhdysvalloissa lääkäri, joka jää kiinni hyväksymättömien lääkkeiden käytöstä syöpäpotilaiden hoidossa, voi joutua vankilaan. Ja aivan riippumatta siitä, kuinka usein tai kuinka moni syövistä katoaa.

C-vitamiinin kasvaimia vastustavat ominaisuudet

C-vitamiini estää sekä kasvaimen kasvua, että leviämistä

Samalla tavalla, kuin optimaalinen C-vitamiinitaso sepelvaltimoissa pitää soluliiman (pohjakalvon) kiinteänä ja terveenä, se on myös vastuussa vahvan, tukevan, solunulkoisen matriisin muodostamisesta kaikkialla kehossa.[19-25] C-vitamiinin puutos sallii pohjakalvon materiaalin ja soluja ympäröivän matriisin rappeutumisen heikoksi ja vetiseksi. Kun puutostila muuttuu jatkuvaksi, kasvaimen kasvu voi sekä käynnistyä että helpottua, koska ulkoinen tukiristikko, joka normaalisti rajoittaisi solujen lisääntymistä ei enää pysty siihen.

Kun pohjakalvo menettää kiinteän geelimäisen rakenteensa ja siitä tulee vetistä, avautuu pahanlaatuisille soluille mahdollisuus murtautua imusuonten ja verisuonten seinämien läpi ja siirtyä muualle kehoon.

Suuret C-vitamiiniannokset pitävät pohjakalvon vahvana ja tarjoavat optimaalisen syövän vastaisen suojan terveille soluille - mukaan lukien niille, jotka sijaitsevat jo olemassa olevan kasvaimen tai vaurion vieressä.

Suuri C-vitamiiniannos tappaa syöpäsolut

Yksi C-vitamiinin hämmästyttävistä ominaisuuksista on, että se voi suojata terveitä soluja ja samalla valikoivasti tappaa nopeasti syöpäsoluja. Viime aikoihin asti näennäisesti ristiriitaisen toiminnan mekanismi oli arvoitus. Mutta nyt tiedetään. Tässä on salaisuus ...

Syöpäsolut eroavat terveistä soluista monella tavalla jotka tekevät niistä alttiita C-vitamiinin aiheuttamalle kuolemalle. Tässä on kaksi merkittävintä:

1 Syöpäsolut *(ja myös monet taudinaiheuttajat)* keräävät erittäin paljon vapaata rautaa.
2 Syöpäsolut eivät tuota merkittäviä määriä suojaavaa entsyymiä *(katalaasia)*, mikä sallii vetyperoksidin kertymisen solun sisään.

C-vitamiinin läsnä ollessa vapaa rauta tuottaa voimakasta vetyperoksidista peräisin oleva hapettavaa ainetta - jota kutsutaan hydroksyyliradikaaliksi *(biokemiallista reittiä, joka tunnetaan Fentonreaktiona)*.[26] Tämä agressiivinen hapettava aine on **myrkyllisin** ihmisen tuntema aine, koska se tuhoaa minkä tahansa molekyylin, jonka se kohtaa. Onneksi terveissä soluissa Fentonreaktiot ovat harvinaisia, koska normaali katalaasin taso pitää vetyperoksiditason erittäin alhaisena, ja vapaata rautaa on hyvin vähän.

Jos syöpäsolussa on kuitenkin riittävästi C-vitamiinia, syntyy suuria määriä hydroksyyliradikaaleja, koska syöpäsolussa on paljon vapaata rautaa ja vetyperoksidia. Riittävällä Fentonreaktio aktiivisuudella luodut monet hydroksyyliradikaalit tuhoavat syöpäsolun sisällön ja sitten itse syöpäsolun.[27-28] Tällä tavalla ...

C-vitamiini on paras kemoterapia:

Se parantaa ja suojaa normaalien solujen terveyttä tuottaen samalla myrkyllisintä ainetta syöpäsoluihin!

C-vitamiini ei estä, vaan tukee perinteistä kemoterapiaa

Suurin osa, elleivät kaikki onkologit ymmärtävät, että C-vitamiini on a voimakas antioksidantti. He tietävät myös, että säteily ja kemoterapeuttiset lääkkeet ovat voimakkaasti hapettavia eli voimakkaasti myrkyllisiä, johtuen niiden hapettavasta luonteesta. Siksi useimmat syöpälääkärit eivät suosittele samanaikaista C-vitamiinin ja säteilyn tai kemoterapian käyttöä. Heidän väitteensä viittaa siihen, että C-vitamiini neutraloi voimakkaasti heidän erittäin myrkyllisiä hoitojaan, mikä tekee niistä tehottomia. Ja itse asiassa, jos C-vitamiinia ja säteilyä/kemoterapiaa annettaisiin samanaikaisesti, he olisivat oikeassa.

Kun C-vitamiinin antaminen on tarkoituksenmukaisesti porrastettu säteilyn ja/tai kemoterapian kanssa, tavanomaisten hoitomuotojen vahingolliset näkökohdat voidaan minimoida, samalla, kun syöpää tappavat ominaisuudet optimoidaan. Pohdittavia kohtia ovat:

- Säteily ja kemoterapeuttiset lääkkeet heikentävät kaikkia sille altistuvia soluja - silti halutaan aiheuttaa vaurioita pelkästään syöpäsoluille
- C-vitamiini saapuu jo heikentyneeseen syöpäsoluun ja helpottaa solukuolemaa aiemmin mainitulla Fenton reaktiolla
- C-vitamiini auttaa heikentyneitä terveitä soluja, mukaan lukien immuunijärjestelmän solut, korjaamaan perinteisen hoidon aiheuttamia vaurioita, vähentäen

huomattavasti sivuvaikutuksia ja parantaen immuunijärjestelmää

Itse asiassa C-vitamiini vähentää niin tehokkaasti sivuvaikutuksia, että onkologit päättelevät usein määräämänsä säteilyn tai kemoterapian tulleen neutraloiduksi ja tehottomaksi. Tutkimukset ovat kuitenkin osoittaneet, että C-vitamiinilla ei ole vain omaa syöpäsolujen tappamiskykyä, vaan se todella parantaa kemoterapian tehokkuutta.[29-31]

Kielteiset tutkimukset - C-vitamiini ja syöpä

Muutamissa tutkimuksissa ei ole pystytty vahvistamaan aikaisempaa tutkimustulosta C-vitamiinin tehosta syövän hoitoon. Kuitenkin kaikissa näissä tutkimuksissa käytettiin riittämättömiä annoksia C-vitamiinia ja joissakin annostelu on ollut suun kautta eikä suonensisäisesti. Tietenkin on hyvin tiedossa, että jokainen lääkitys on tehokkaampi, kun se annetaan suonen eikä suun kautta.

Lisäksi on osoitettu, että tiputus suoneen tuottaa paljon korkeampia C-vitamiinipitoisuuksia veressä kuin saman annoksen antaminen suun kautta. Tämä on erityisesti totta, kun suun kautta annettava C-vitamiini on vesiliuoksena. Tutkimukset osoittavat, että kun suun kautta annettu annos kasvaa, todellinen verenkiertoon imeytyvä prosenttiosuus C-vitamiinista vähenee dramaattisesti. Useimmat lääkärit, jotka käyttävät C-vitamiinia syövän hoitoon toteavat, että tarvittavat annokset ovat välillä 50-100 grammaa hoitokertaa kohden. Siksi on epätodennäköistä, että hoidot, joissa käytetään vain oraalista täydentävää terapiaa, olisivat tehokkaita syövän hoidossa. Jotkut tutkijat kuitenkin väittävät, että suun kautta täydentäminen todella parantaa suonensisäisen C-vitamiinin tehoa yhdessä käytettyinä.

Tarttuvien tautien hoidossa ja vakavissa myrkytyksissä liian pieni annoskoko takaa epätyydyttävät tulokset. Koska C-vitamiini on edullinen ja täysin turvallinen - jopa suonensisäisinä 300 gramman annoksina (katso luku seitsemän) - ei ole mitään syytä säästellä. Paitsi tietenkin, jos haluaa hoidon epäonnistuvan, kuten aiemmin Allan Smithin tapauksessa keskusteltiin.

Johtopäätökset

Syövän "parantuminen" on vältellyt tutkijoita puoli vuosisataa. Strategiat, jotka tukeutuvat täysin säteilyn ja kemoterapialääkkeiden käyttöön - joiden tiedetään aiheuttavan syöpää ja vahingoittavan tai tappavan normaaleja soluja - eivät tuota, ja uskallan sanoa, *eivät koskaan* tule tuottamaankaan, mitään voittoa muistuttavaa tässä sodassa. Lisäksi, niin kauan, kun leikkaus, säteily ja kemoterapia ovat ainoat hyväksytyt hoidot, niin syövän selviytymistilastot eivät tule olemaan hyviä.

C-vitamiinin on osoitettu estävän ja selektiivisesti tappavan syöpää sekä laboratoriossa että kehossa. Vaikka en ehdota C-vitamiinin yksin estävän tai parantavan kaikkia syöpiä, niin aikaisempi kokemus osoittaa sen olevan huomattavasti perinteisiä hoitoja tehokkaampi. Jos elintarvike- ja lääkevirasto (FDA) luopuisi "hyväksymättömien lääkkeiden" rajoituksista, C-vitamiinista tulisi perusta monille tehokkaille ja poikkeuksellisen menestyksekkäille hoidoille tämän taudin torjunnassa.

C-vitamiini on turvallinen, edullinen, helppokäyttöinen ja se estää, lievittää ja jopa parantaa hengästyttävän pitkän listan tauteja ja sairauksia. Perustuen Cambridge-tutkimukseen ja omaan kliiniseen kokemukseeni, uskon ihmisten, jotka vähentävät altistustaan myrkyille (erityisesti hampaiden myrkyille), syövät terveellisesti ja ottavat säännöllisesti suuria C-vitamiiniannoksia, vähentävän huomattavasti syöpä- ja sydäntautiriskiään. Tähän mennessä kertyneillä tiedoilla pitäisi olla helpompaa arvostaa vertaansa vailla olevan luonnon yleislääkkeen voimaa. Ja silti, on vielä lisää ...

71

Pelastus
pelätyltä
rappeutumiselta

On luonnon ja tieteen lakien mukaista, että kaikki menettää energiaa ja lopulta rappeutuu. Kun se tapahtuu rautapitoisille metalleille, sitä sanotaan ruosteeksi; kun se alkaa näkyä ihmisissä me kutsumme sitä *ikääntymiseksi*. Ensisijainen aiheuttaja ikääntymisessä ja kaikissa rappeuttavissa sairauksissa, jotka liittyvät ikääntymiseen - on prosessi, jota kutsutaan *hapettumiseksi*.

Kaikki C-vitamiinin suorat ja epäsuorat mekanismit ehkäistä ja hallita rappeuttavia sairauksia, samoin kuin tartuntatauteja ja myrkyllisiä altistumisia - on sidottu sen voimakkaaseen kykyyn torjua hapettumista. Jotta voi täysin arvostaa C-vitamiinin merkitystä, tarvitaan perusteet ymmärtää hapetusprosesseja. Seuraavat neljä kappaletta yrittävät tarjota perusteet tekemällä pienen kierroksen tieteeseen *(joka haluaa täydellisemmän ja teknisemmän selityksen, katso Liite A)*.

Aloitetaan kemian pikakatsauksella:

* Fysikaalinen aine koostuu atomeista, joissa on ydin sekä ympärillä yksi tai useampia elektroneja
* Elektronit ovat pieniä negatiivisesti varautuneita hiukkasia positiivisesti varautuneen ytimen ympärillä

- Molekyylit koostuvat kahdesta tai useammasta atomista ja ne pysyvät koossa jakamalla elektronit keskenään

Yksinkertaisesti sanottuna *hapettuminen* tapahtuu, kun molekyyli menettää yhden tai useamman jaetuista elektroneista. Samalla tavalla kuin tiilen vetäminen pois tiiliseinästä heikentää seinää, useimmat molekyylit muuttuvat epävakaiksi menettäessään elektroneja. Elektronivaje on niin sietämätön joillekin molekyyleille että ne aloittavat voimakkaan elektronien varastelun ketjureaktion ympäröivissä molekyyleissä. Näitä erittäin reaktiivisia elektronivarkaita kutsutaan *vapaiksi radikaaleiksi* ja ne aiheuttavat vaurioita ns. *oksidatiivisen stressin eli hapettumisstressin* avulla.

Viime kädessä kaikki patogeenit ja toksiinit aiheuttavat vaurionsa käynnistämällä ja lisäämällä *oksidatiivista stressiä* kehon soluissa. Ja pienimmilläänkin oksidatiivinen stressi on päätekijä jokaisessa rappeumasairaudessa, jonka ihminen tuntee.

Toisaalta molekyylit, jotka voivat luovuttaa elektroneja menettämättä vakauttaan kutsutaan antioksidanteiksi. Antamalla elektroneja epävakaille ja elektroneja tarvitseville vapaille radikaaleille, antioksidantit neutraloivat ne, pysäyttävät hapetusvaurioita aiheuttavan hyökkäyksen ja usein korjaavat jo syntyneet vahingot. Kun antioksidantilla on kaikki elektronit, sen sanotaan olevan *pelkistetyssä* muodossa. Kun antioksidantti on menettänyt vapaat elektroninsa, se on *hapettuneessa* muodossa. Vaikka sitä pidetään "kulutettuna" hapettuneessa tilassa, voidaan antioksidantit ladata uudelleen elektroneilla – joita saadaan tyypillisesti laadukkaasta ravinnosta.

Hapetusstressin rooli rappeumasairauksissa

Sokea oksidatiivinen stressi purkaa kudoksia, rikkoo kalvoja, muuttaa DNA:ta, estää aineenvaihdunnan normaalin toiminnan, aloittaa tuhoisia kemiallisia ketjureaktioita ja tuottaa solujäänteitä, jotka häiritsevät kehon normaalia toimintaa. "PubMed" -haku oksidatiiviselle stressille ja sen synonyymeille tuottaa yli puoli miljoonaa tutkimusta. On tieteellisesti todettu, että oksidatiivinen stressi käynnistää monia, mutta pahentaa **kaikkia** kroonisia rappeuttavia sairauksia.[1]

Tässä vain lyhyt lista joistakin rappeuttavista sairauksista:

- ALS (Lou Gehrigin tauti)
- Alzheimerin tauti ja muut dementiaa aiheuttavat häiriöt
- Niveltulehdus
- Syöpä
- Kaihi
- Keuhkoahtaumatauti
- Sokeritauti
- Glaukooma
- Kihti
- Sydänsairaus
- Lupus
- Silmähermon rappeutuminen
- Multippeliskleroosi
- Osteoporoosi

Kolme päätekijää määrittelee, mikä rappeuttava tauti tulee yksilöön:

1) hapettavan aineen (myrkyn) lähde ja tyyppi
2) hapettumispaikka (myrkyn kertymispaikka)
3) geneettiset taipumukset

Pro-oksidanttilähde. On lukemattomia hapettimien lähteitä. Aine voi olla myrkky, kuten elohopea, patogeeni, kuten streptokokki tai vapaa radikaali aikaisemmasta hapetusprosessista - mukaan lukien välttämätön aineenvaihdunta, kuten hengitys tai glukoosin muuttaminen energiaksi.

Hapetuspaikka. Rappeumasairaudet ovat tyypillisesti keskittyneet tiettyihin elimiin: Alzheimerin ja Parkinsonin taudit aivoihin, reuma niveliin, näköhermon rappeuma ja kaihi silmiin sekä osteoporoosi luihin. Näissäkin sairauksissa hapetus kohdistuu erityisesti tiettyihin solurakenteisiin, kuten DNA, solukalvot tai solun energiantuotanto (mitokondriot). *Geneettinen taipumus.* Taipumus ei ole syy tai takuu sairauden kehittymiselle, vaan ainoastaan geneettisesti välittynyt heikkous tietyissä kudoksissa, elimissä, tai solurakenteissa. Tietyt myrkyt tai pro-oksidantit saattavat aiheuttavat sairauden geneettisesti alttiissa yksilössä, mutta eivät vaikuta geneettisesti normaaleihin yksilöihin.

Keho puolustautuu ja neutraloi hapetusstressiä tuottamalla antioksidantteja, kuten glutationia ja antioksidantti entsyymejä, kuten natriumsuperoksididismutaasia. Suurin osa meistä saa pieniä määriä antioksidantteja ruokavaliosta ja he ovat yleensä suojassa minimaalisilta pro-oksidanteilta, joita kehon normaali toiminta tuottaa - kuten hengitys, ruuansulatus ja energiantuotanto. Jatkuva altistuminen jollekin myrkylle tai taudinaiheuttajalle, voi ylittää luonnollisen kykymme estää hapettuminen ja johtaa lopulta krooniseen rappeumasairauteen. Kehon ikääntyessä antioksidanttien tuotanto vähenee lisäten vaurioriskiä hapetusstressin ja riittämättömän antioksidanttien saannin johdosta.

Looginen strategia rappeumasairauksien torjuntaan

"Pilleri joka sairauteen" ja "lievitetään oireita kunnes potilas kuolee" on tyypillinen lääketieteen tarjoama hoito, joka myöntää häpeämättömästi tappionsa alusta alkaen. Taudin ehkäisemisen tai parantamisen sijaan, meille annetaan kourallinen reseptejä kalliisiin ylläpitolääkkeisiin. Ravitsemattomat, keholle vieraat lääkkeet tuottavat omia myrkyllisiä, sairautta edistäviä vaikutuksiaan.

Lääketieteen on aika siirtyä parempaan lähestymistapaan. Tosiasia, että rappeuttavien sairauksien syyt ja edistäjät liittyvät hapetusstressiin, on vakiintunut. Siitä seuraa, että näitä sairauksia voidaan usein hoitaa ja ehkäistä tehokkaammin pitämällä yllä riittävä antioksidanttitaso koko kehossa.

C-vitamiini ei ole vain universaali mikrobilääke ja paras vastamyrkky, se on myös erityisen tärkeä antioksidantti. Tämä johtuu siitä, että C-vitamiinilla ...

- On kaksinkertainen hapettumisen esto – joka molekyyli voi luovuttaa ei vain yhtä vaan kaksi elektronia
- On turvallisin hapettumisenestoaine - ei myrkyllisiä vaikutuksia edes erittäin korkeilla tasoilla
- Tarjoaa suojan koko keholle - toisin kuin jotkut muut antioksidantit, se suojaa myös aivot, koska se ylittää veri aivo esteen
- Kykenee "lataamaan" (pelkistämään) muita "käytettyjä" (hapettuneita) antioksidantteja - mukaan lukien kehon itse tuottamat

Todiste C-vitamiinin voimasta rappeumasairauksia vastaan

Tieteellinen näyttö hapetusstressin vaikutuksista rappeumasairauksien kehityksessä merkitsee, että C-vitamiinin tulisi olla tehokas ase niiden hoidossa. Itse asiassa lääketieteellinen kirjallisuus tarjoaa merkittävän näytön, että C-vitamiini pystyy estämään, lievittämään ja jopa parantaa näiden sairauksien aiheuttamia vaurioita.

Kuusi yleisintä rappeumasairautta ovat sydänsairaudet, diabetes, syöpä, osteoporoosi, niveltulehdus ja Alzheimerin tauti. Kolme ensimmäistä - sydänsairaus, diabetes ja syöpä - keskusteltiin kahdessa edellisessä luvuissa. Seuraava on erittäin nopea katsaus muihin kolmeen.

Osteoporoosi

C-vitamiinin osallisuus luun mineraalirakenteen ja tiheyden syntyyn ja ylläpitoon on vakiintunut tieteellisessä kirjallisuudessa, vaikka sitä luultavasti ei tunneta hyvin. Arvostuksemme C-vitamiinin merkitykselle luun muodostuksessa kehittyy, kun tutkijat jatkavat tutkimusta tästä asiasta. Vastoin yleistä mielipidettä, osteoporoosi ei juuri koskaan johdu kroonisesti huonosta kalkin saannista. Tila johtuu kyvyttömyydestä muuttaa veressä kiertävät kalsiumsuolat terveeksi kalkkipitoiseksi luumatriisiksi.

C-vitamiini on kriittisen tärkeä kolmessa tärkeimmässä vaiheessa luun muodostuksessa ja ylläpidossa laadukkaasti.[2,3] Vaiheet ovat:

1 Kalsiumin mineralisaatio (assimilaatio) luuhun
2 Liukeneminen - kalsiumia huuhtoutuu luusta ja sitä palaa verenkiertoon
3 Hapettava stressi, joka estää mineralisaation ja lisää liukenemista

Luubiologian mekanismeja hallitsevat kahdenlaiset luusolut: osteoblastit (mineralisoivat solut) vastaavat luun muodostumisesta ja osteoklastit (liuottavat solut), jotka ottavat kalsiumia luusta.

C-vitamiinin läsnäolo aikaansaa luusolujen esiasteiden kehittymistä osteoblasteiksi. Samalla C-vitamiini estää osteoklastien muodostumista. Toisaalta C-vitamiinin puutteessa kalsiumia liuottavat osteoklastit lisääntyvät hallitsemattomasti, mikä johtaa luukudoksen haitallisiin mineraalihäviöihin.[4,5]

Pelkästään nämä biologiset tekijät riittävät perustelemaan runsasta C-vitamiinilisää osteoporoosipotilaille. Ja toinen tärkeä tekijä luukadossa - oksidatiivinen stressi - tarjoaa toisen syyn pitää voimakkaan antioksidantin taso korkeana veressä.[6]

On lähes yhtä tärkeä tarjota C-vitamiinia riittävästi kollageenin ristisidosten muodostamiseen, joka optimoi luiden fyysisen vahvuuden.[7,8] Päinvastaisessa tilanteessa C-vitamiinin puutos johtaa heikompaan luuainekseen.[9]

Useat kliiniset tutkimukset osoittavat C-vitamiinilisän ehkäisevän luukatoa[10–15] - vaikka suurin osa täydennyksessä käytetyistä annoksista oli surkean pieniä. Syvällisesti merkittävässä tutkimuksessa tarkkailtiin 17-vuoden aikana lähes tuhannen 70-80 vuotiaan koehenkilön luunmurtumia suhteessa ruokavaliosta- ja lisäravinteesta saatavaan C-vitamiiniin. Tutkijat havaitsivat, että pelkästään ruokavaliosta saatava C-vitamiinin saanti, ilman ylimääräisiä lisäyksiä, *ei* suojannut murtumisriskiltä. He kuitenkin havaitsivat myös, että henkilöillä, jotka *lisäsivät* C-vitamiinia ravintoonsa, oli *merkittävästi* vähentynyt riski. Mitä suurempi annos, sitä pienempi murtumariski.[16]

Yleisempänä korrelaationa tutkijat havaitsivat, että iäkkäillä potilailla, joiden lonkka murtui, oli "merkittävästi alhaisempi "C-vitamiinitaso veressä, kuin iäkkäillä potilailla joilla ei ollut sellaista murtumaa. [17]

Luukudosten kalsiumpitoisuus vähenee keripukissa – C-vitamiinipuutoksen viimeisessä vaiheessa. Yhä enemmän kalsiumia erittyy ja / tai löytää tiensä erilaisiin kudoksiin, aivan kuten sepelvaltimotaudissa, kun C-vitamiini on perusteellisesti ehtynyt.[18]

Toisaalta postmenopausaalisilla naisilla, jotka ottivat lisäravinteena C-vitamiinia, oli suurempi luun mineraalitiheys.[19] Samankaltaisessa tutkimuksessa 55-64 vuotiailla naisilla, jotka olivat ottaneet C - vitamiinilisää 10 vuotta tai enemmän - ja EIVÄT ottaneet estrogeenejä - oli korkeampi luun mineraalitiheys, kuin C-vitamiinia täydentämättömillä.[20]

Tärkeintä: Riittävä veren C-vitamiinitaso on välttämätön luuston terveydelle. Se on niin tärkeää, että uskon olemassa olevan tutkimuksen avulla helposti pääteltävän, että osteoporoosi on luiden paikallinen keripukki.

Niveltulehdus

Ei ole uskottavaa väitettä, joka kiistäisi hapetusstressin olevan tärkein syy nivelrikon ja nivelreuman kehitykselle.[21,22] Sen lisäksi, että nivelet on rakennettu C-vitamiinista riippuvasta kollageenista ja kollageenia sisältävästä rustosta, joka näyttää jääneen huomiotta useimmissa tutkimuksissa - C-vitamiinin puutteen ja niveltulehduksen suhde on selkeä. Itse asiassa kirjallisuudessa on viisi erilaista keripukkitapausta ensin diagnosoitu niveltulehdukseksi. Se osoittaa selvästi vakavan C-vitamiinin puutteen voivan ilmetä luu- ja nivelkudoksen hajoamisena, samoin kuin antioksidantti puolustuksen pettämisenä näiden kudosten ympärillä.[23-26]

Lisäksi tutkijat mainitsevat usein alhaisen C-vitamiinin saannin riskitekijänä niveltulehduksen kehitykselle ja C-vitamiinivajauksen lähes yleisenä havaintona diagnosoiduissa tautitapauksissa.[27-29] Vaikka suuria C-vitamiiniannoksia käyttäviä niveltulehduksia hoitavia tutkimuksia ei löydy, on useita pieniannoksisia tutkimuksia, jotka tarjoavat merkittävää näyttöä C-vitamiinin hyödyistä sairauden ehkäisyssä ja hoidossa. Yhdessä sellaisessa tutkimuksessa todettiin C-vitamiinilisän vähentävän luuydinvaurioiden kokoa ja lukumäärää. Näiden vaurioiden tiedetään olevan ratkaisevia nivelrikon kehittymiselle.[30]

Lisätodisteita suurten C-vitamiiniannosten potentiaalista niveltulehduksen ehkäisyssä ja hoidossa tulee eläinkokeista. Yhdessä sellaisessa tutkimuksessa suurten C-vitamiiniannosten osoitettiin vähentävän merkittävästi nivelen turvotusta, niveltulehduksia ja tulehduksellisten solujen kulkeutumista nivelkudoksiin nivelen ympärillä.[31]

Alzheimerin tauti

Rappeuttavien aivosairauksien määrä kasvaa hyvin nopeasti. Syitä tähän häiritsevään todellisuuteen on runsaasti, mutta on erittäin selvää, että aivojen oksidatiivisella stressillä on suuri merkitys näiden mielentuhoajien kehittymiseen.

Kun otetaan huomioon PubMedistä löytyvät puoli miljoonaa tutkimusta oksidatiivisessa stressissä, suhteellisen harvat käsittelevät antioksidantteja Alzheimerin ja vastaavien sairauksien ennaltaehkäisyssä ja hoidossa. Tässäkin tapauksessa, jotkut tutkimukset osoittavat C-vitamiinin merkityksen näiden sairauksien hoidossa. Ikävä kyllä, missään tutkimuksessa ei ole tutkittu *suurten* C-vitamiiniannosten käyttöä. Tutkimuksissa on kuitenkin myös muutama, joilla pyritään estämään C-vitamiinin käyttöä ennaltaehkäisyssä tai hoidossa. Nämä ovat huonosti suunniteltuja tutkimuksia, joissa käytetään laaja-alaisia yleistyksiä. Ei ole vaikea päätellä, että tutkijat hyödyntävät C-vitamiinin vastaisia ennakkoluuloja edistääkseen sponsorinsa kalliiden reseptilääkkeiden myyntiä. Yksi tällainen tutkimus väittää, että "E- ja C-vitamiinien täydennys, yksinään tai yhdistelmänä, ei vähentänyt Alzheimerin taudin riskiä tai yleistä dementiaa yli 5,5 vuoden seurannassa."[32]

Varmastikin ammuksia C- tai E-vitamiinien hyödyttömyyden osoittamiseen - kunnes tutkitaan menetelmät, joita tutkijat käyttivät johtopäätöksen saavuttamiseen!

Ensin rekrytoitiin 2 969 henkilöä. Henkilöiden tuli olla 65-vuotiaita tai vanhempia ilman kognitiivisia heikentymisiä (todettiin testaamalla). Sitten joukko jaettiin neljään ryhmään heidän *itse* *ilmoittamansa* lisäravinnetäydennyksen perusteella.[32]

Testin aloituspäivänä - ja vain tuolloin - koehenkilöiltä kysyttiin lisäravinteen käyttöä ja VAIN edellisen kuukauden aikana:

- **Ei lisäravinteita ryhmä** ilmoitti ei käyttäneensä C- tai E-vitamiinilisää *kuukautta* ennen tutkimuksen alkua.
- **E-vitamiini ryhmä** ilmoitti käyttäneensä (mitä tahansa annosta riippumatta siitä miten pientä) E-vitamiinia ilman C-vitamiinia vähintään yhden viikon *edellisen kuukauden* aikana.
- **C-vitamiini ryhmä** ilmoitti käyttäneensä (mitä tahansa annosta riippumatta siitä miten pientä) C-vitamiinia ilman E-vitamiinia vähintään yhden viikon ajan *edellisen kuukauden* aikana.
- **C- ja E-vitamiini ryhmä** raportoi käyttäneensä (mitä tahansa annosta riippumatta siitä miten pientä) C - ja E - vitamiinia vähintään yhden viikon *edellisen kuukauden* aikana.

Tutkimuksessa ei kerätty annosmäärätietoja tai lisäravinteiden käyttöhistoriaa ennen peruskuukautta (kuukausi juuri ennen koehenkilöiden alustavaa testausta), tutkimusajanjakson aikana tai sen jälkeen yhdellekään

80

koehenkilölle. Vaikka koehenkilöiden dementia testattiin kahdesti vuodessa seuraavan 5,5 vuoden ajan, vitamiinilisää ei tarkkailtu.

Tutkimuksen lopussa 405 henkilöllä diagnosoitiin dementia, joilla 289 Alzheimerin tauti. Tilastotieteilijät sitten määrittivät prosenttiosuuden jokaisesta ryhmästä, jolle kehittyi dementia. Koska ei ollut " Merkittävää" eroa ryhmien välillä, tutkijat päättelivät, että käytetyillä C- tai E-vitamiineilla tai niillä yhdessä, ei ollut ehkäisevää vaikutusta dementiaan.

Valintaperusteiden perusteella, henkilöt, jotka olivat täydentäneet ravintoaan yhdellä viikolla vain 100 mg C-vitamiinilla olisivat voineet saada itsensä lisäravinteita käyttävien ryhmiin. Kaikki hallitsemattomat muuttujat, itseraportointi ja mittausten puute, saivat jopa lukiolaiset luonnontieteiden opiskelijat havaitsemaan tutkimuksen virheellisen suunnittelun. Valitettavasti vertaisarvioidut lääketieteelliset lehdet ovat täynnä vastaavaa näennäistieteellistä roskaa, missä C-vitamiini on kohteena. Valitettavasti nämä löysien annosten tutkimukset ovat sääntö pikemminkin kuin poikkeus.

Sitä vastoin toisessa tutkimuksessa todettiin, että yhdistelmä C-vitamiini, E-vitamiini ja ei-steroidinen tulehduskipulääke hidasti kognitiivista rappeutumista Alzheimerin taudissa.[33] Kolmannessa tutkimuksessa, joka oli satunnaistettu, kaksoissokkoutettu ja lumelääkekontrolloitu, todettiin, että Alzheimer potilaat, saadessaan antioksidantteja, mukaan lukien C-vitamiinia, saivat merkittävästi paremmat kognitiiviset pisteet testeissä.[34] Useat eläinkokeet ovat myös validoineet C-vitamiinin ennaltaehkäisevän ja palauttavan roolin oksidatiivisen stressin torjunnassa hermoston rappeumasairauksissa. [35-37]

Valitettavasti tätä kirjoitettaessa ei löydy korkeilla annoksilla toteutettuja C-vitamiinitutkimuksia rappeuttaviin aivosairauksiin liittyen! On kuitenkin hyvin suunniteltuja tutkimuksia osoittamassa meille, että Alzheimerin tautiin ja muihin dementiasairauksiin liittyy korkea oksidatiivinen stressi.[38] On myös kolme muuta tärkeää vakiintunutta tosiasiaa:

1   C-vitamiini on keskittynyt voimakkaasti aivoihin[34]
2   C-vitamiini on turvallinen ja tehokas antioksidantti
3   Antioksidantit *tekevät* suuren eron estämällä ja
    hidastamalla Alzheimerin taudin kehitystä

Tässä vaiheessa on myös hyödyllistä muistaa kaksi suurta aiemmin mainittua väestötutkimusta, joissa seurattiin veren C-vitamiinitasoa suhteessa kuolleisuuteen. Nämä tutkimukset sitoivat kuolleisuuden 50% laskun - kaikista syistä, mukaan lukien aivojen rappeuttavat sairaudet - korkeisiin veren C-vitamiinipitoisuuksiin. Siinä on lisätodiste C-vitamiinin teholle neurologisten sairauksien ennaltaehkäisyssä ja torjunnassa.

Johtopäätökset

Liiallinen hapettava stressi vaikuttaa patologisesti kaikkialla kehossa. Hoitamattomana se johtaa rappeumasairauteen. Luonto on tarjonnut yleisesti tehokkaan keinon torjua ikääntymisen lisäämää hapetusstressiä: C-vitamiini on ensisijainen ikääntymistä hidastava antioksidantti!

Epäilemättä C-vitamiinin voimakas antioksidantti kapasiteetti on tärkein syy, että se estää ja usein parantaa KAIKKIEN rappeuttavien sairauksien hapetusvauriot. Mutta kuten olemme nähneet, C-vitamiinilla on useita tapoja torjua degeneratiivisia sairauksia, jotka ulottuvat sen antioksidantti kykyjen ulkopuolelle (kuten kollageenin muodostuminen, osteoblastien muodostuminen, pohjakalvon ylläpito, ja muut ylläpitotehtävät). Tämä pätee myös kaikkiin muihin rappeuttaviin sairauksiin, joita ei ole käsitelty tässä. C-vitamiinilla on ratkaiseva rooli normaalin biokemian ylläpidossa kaikkialla kehossa.

Yhteenvetona: C-vitamiini on aina ollut laajakirjoinen antibiootti, paras vastalääke myrkyille, valtimoiden suoja, syövän luonnollinen estäjä ja ensisijainen ikääntymistä estävä antioksidantti. Toisin sanoen: C-vitamiini on luonnon yleislääke. Millaista olisi, jos ihmiset syntetisoisivat edelleen

C-vitamiinia vasteena hapettumisstressiin, altistuessaan myrkyille ja patogeeneille, kuten monet eläimet luonnossa?

Innostava uutinen: Älykkäällä, suuriannoksisella C-vitamiinilisällä voi lähestyä C-vitamiininsa tuottavien villieläinten terveystasoa.

Valitettavasti jotkut hyötyessään suuresta sairauksien "hoitamisen" liiketoiminnasta, pyrkivät pitämään totuuden korkeista C-vitamiiniannoksista vähäarvoisena ja vähän käytettynä. Se tehdään useilla tavoilla. Ensimmäinen tapa on levittää valheita, jotka pitävät ihmiset sairaina ja tuomitsevat heidät ennenaikaiseen kuolemaan. Itse asiassa on seitsemän laajalti levitettyä, kuolemaa edistävää valhetta, jotka on paljastettava naurettaviksi juuri nyt ...

Luku seitsemän

-

Suuri C-vitamiiniannos: lääkärit valehtelevat

7 tappavaa lääketieteellistä valhetta!

On yllättävää, mitä yksinkertainen Google™ -haku
"urbaanilegenda" antaa tulokseksi. Epäilemättä, C-
vitamiinivalheisiin - kuten urbaanilegendoihinkin - uskoo
vilpittömästi suurin osa niitä kertovista. Mutta toisin kuin
suhteellisen vaarattomat kaupunkien legendat, C-
vitamiinivalheet ovat vastuussa monista sairauksista ja
kuolemista, koska lääkärit kieltäytyvät jatkuvasti antamasta C-
vitamiinia oikein tai ollenkaan. Tuloksena potilailta evätään
aivan liian usein optimaalinen terveys ja jopa elämä, koska
heidän lääkärinsä uskoo yhteen tai useampaan seuraavista C-
vitamiinivalheista ...

Valhe #1: C-vitamiinitutkimuksia ei ole

Lääketieteen ammattilaiset perustelevat puuttuvan
mielenkiintonsa suuriin C-vitamiiniannoksiin tällä tarulla.
Tämä lausunto, tai mikä tahansa sen kaltainen, on niin
käsittämättömän väärä ja niin helppo kumota, että hämmentää
mieltä, miksi koulutettu lääkäri toistaisi sen! Jos mekaanikko
tai sähköinsinööri sanoisi, että C-vitamiinia koskevia
tutkimuksia ei ole, se olisi anteeksiannettavaa. Se ei ole heidän
osaamisaluettaan. Mutta henkilö, joka on koulutettu

84

parantamisen tieteeseen - tämä tietämättömyys - tai epärehellisyys - lähentelee rikollisuutta! Se on epäilemättä kaikkein räikein näyttö lääketieteellisestä väärinkäytöksestä. Tässä on tieteellinen tutkimus, jonka voit suorittaa kotona:

1 Kirjaudu sisään Internetiin.
2 Kirjoita "pubmed" selaimesi hakulaatikkoon.
3 Napsauta "PubMed" -linkkiä (PubMed on Yhdysvaltojen hallituksen verkkosivusto, jota ylläpitää kansallinen terveysinstituutti NIH. Tämä sivusto luetteloi kaikki tutkimukset tuhansista vertaisarvioiduista lääketieteellisistä julkaisuita ympäri maailmaa – eli lääkäreille ja tutkijoille suunnatut tieteelliset lehdet.)
4 Kirjoita lause *"vitamin c or ascorbic acid or ascorbate"* PubMed
5 hakukenttään ja napsauta "Search" -painiketta (Hakee kaikki tutkimukset, joissa keskustellaan C-vitamiinista - askorbaatti ja askorbiinihappo ovat tieteellisiä nimiä C-vitamiinille).
6 Huomaa haettujen tutkimusten lukumäärä suoraan "PubMed" -logon alla.

Kirjoittamisen aikaan numero oli: 74,641! Numero kasvaa jatkuvasti. Suhteutettuna: jos lääkäri lukisi yhden C-vitamiinitutkimuksen päivässä seuraavien 40 vuoden ajan, hän olisi silti tarkistanut alle 20% tähän mennessä julkaistuista tutkimuksista. Kirjaimellinen tutkimusten tulva todellakin mahdollistaa monien uskomattomien C-vitamiinin vaikutusten "piiloutumisen massaan."

Epäilemättä otetaan esiin kysymys: "Kuinka lääketieteellinen yhteisö voi mahdollisesti perustella väitettään ei tutkimuksia?" Tässä on miten. He määrittelevät sanan "tutkimus" hyvin suppeasti. Nokkelan määritelmän mukaan julkaistu, vertaisarvioitu löytö lasketaan tutkimukseksi vain, kun se on suuri, satunnaistettu, plasebokontrolloitu ja kaksoissokkoutettu kliininen koe. Tämä tarkoittaa:

Tutkimuksessa merkittävän kokoinen ryhmä sopivia koehenkilöitä on jaettava kahteen ryhmään tilastollisesti pätevällä satunnaisella valintamenetelmällä. Sitten yhdelle ryhmälle annetaan lumelääkettä (kuten suolaliuosta) ja toiselle testattavaa ainesosaa (kuten C-vitamiinia). Koehenkilöt tai testin suorittajat eivät saa tietää, mitä annetaan. Lopussa tuloksia verrataan sen määrittämiseksi, onko merkittävää eroa plaseboa saaneiden ja testattava ainetta saaneiden välillä.

Esimerkiksi, jos 500 henkilöllä on vahvistettu herpes, kaikille annetaan suuri suonensisäinen C-vitamiiniannos sairaalassa, kaikkia seurataan tarkasti ja kaikki paranevat 72 tunnin kuluessa, monet lääkärit eivät pidä tietoa tutkimuksena. Tosiasia, että missään ei ole lääkettä, joka olisi koskaan parantunut kaikki herpestapaukset tietyssä ajassa, ei näytä olevan merkityksellinen lääketieteelliselle yhteisölle. Lääkäri 60 minuutin dokumenttielokuvassa "Living Proof?" ehdotti, että ei ole todisteita siitä, että C-vitamiini toimisi, taudin on voinut aivan yhtä helposti parantaa ohi kulkeva linja-auto. Hämmästyttävän tyhmä kommentti on luultavasti paras esimerkki, kuinka voimakkaasti lääketiede vastustaa ja estää muutosta, joka ei tule sen perinteisistä kanavista.

Tiukka "tutkimuksen" määritelmä eliminoi kaiken, paitsi pienen osan tieteellisesti pätevää tutkimusta. Ei pidä välittää siitä, että suuri, satunnaistettu, lumelääkekontrolloitu, kaksoissokkoutettu kliininen tutkimus on hyvin harvoin perusteena reseptilääkkeidenkään käytölle. Tosiasia on edelleenkin: C-vitamiinin huomattavista ominaisuuksista on yli 70 000 tutkimusta lääketieteellisessä kirjallisuudessa, jotka Yhdysvallat on indeksoinut hallituksen lääketieteelliseen "PubMed" kirjastoon. Vaikka kaikki tutkimukset olisivat vähäisiä - ja ne eivät ole sitä edes hassuimmassa totuuden venyttelyssä - on edelleen törkeä valhe sanoa, että C-vitamiinia koskevia tutkimuksia ei ole tehty. Tämän kirjan väitteet nojaavat reilusti yli tuhanteen julkaistuun, vertaisarvioituun tutkimukseen.

C-vitamiinia arvioidaan paljon ankarammalla standardilla, kuin reseptilääkkeitä. Ja jopa silloin, kun tämä standardi täyttyy, tulokset jätetään suurelta osin huomioimatta toistamalla lausahdusta "tarvitaan lisätutkimuksia", monien dramaattisten tutkimusten lopussa.

Sydänkohtausten ja aivohalvausten määrä, joka olisi voitu välttää - syöpätapaukset, jotka eivät koskaan olisi toteutuneet - amputaatiot - sairauksien ja infektioiden parantumiset - myrkytysten neutralointi antamalla riittävästi C-vitamiinia on valtava ja masentava.

Kolmannessa luvussa lainattiin tutkimusta, joka on julkaistu yhdessä maailman arvostetuimmassa lääketieteellisessä lehdessä, The Lancet. Laaja väestötutkimus, joka toteutettiin Cambridgen yliopistossa seurasi veren C-vitamiinitasoja lähes 20 000 ihmisellä ja siinä havaittiin, että korkeimpien pitoisuuksien henkilöiden kuolleisuus oli puolet alhaisimman tason henkilöihin verrattuna. Tämä viittaa siihen, että miljoonia ja miljoonia ihmishenkiä olisi voitu säästää ja satoja miljardeja dollareita, jos väestö täydentäisi riittävästi C-vitamiinia, ja lääkärit käyttäisivät sitä hoidoissa. Mutta valitettavasti uskon tämän olevan juuri se syy, miksi C-vitamiinia ei ole vielä hyväksytty kunnolla, eikä välttämättä koskaan tulla hyväksymäänkään. Lyhyesti sanottuna, se pilaa lääketieteellisen suuren liiketoiminnan.

Valhe # 2: Ei todisteita, että C-vitamiini toimii

Ovatko he täysin sokeita? Ovat! Jopa lääkäreiden nähdessä uskomattoman paranemisen, kuten Allan Smithin tapauksessa Uudessa-Seelannissa - 60 minuuttia dokumenttiohjelmassa - he kieltäytyvät näkemästä sitä, mitä he ovat tosiasiallisesti nähneet.

Kuinka kuka tahansa terveydenhuollon ammattilainen voi sanoa: "Ei todisteita" kun lääketieteellisissä lehdissä julkaistut tutkimukset osoittavat C-vitamiinin parantaneen 60 tapausta 60 poliotapauksesta ilman komplikaatioita viiden päivän kuluessa - parantaneen 327 tapausta 327 vyöruusutapauksesta kolmen päivän kuluessa - parantaneen 7 tapausta 7 reumakuumetapauksesta yhtä nopeasti - jne.

Tässä oli vain kolme monista sataprosenttisen menestyksen tapauksista. Eikö näiden tutkimusten pitäisi ansaita - vähintäänkin – toinenkin vilkaisu? Sikäli kuin voin kertoa, mitään näistä tuloksista ei ole testattu uudelleen tai asetettu kyseenalaisiksi julkaistussa tutkimuksessa. Lääkkeiden hyväksynnässä erittäin pienenkin parannuksen osoittaminen riittää hyviin arvosteluihin.

Mutta 100 % parantumisaste ei saa huomiota ... ei kysymyksiä ... ei seurantatutkimuksia. Yksi asia, joka annetaan johdonmukaisesti, näyttää olevan pakollinen lausahdus artikkelin lopussa: "mutta tarvitaan lisää tutkimusta." Tämä sen sijaan, että suositeltaisiin täysin myrkyttömän aineen käyttöä, joka on parantanut rujouttavia sairauksia, joita edelleen pidetään parantumattomina ja parhaimmillaan sairauksia, jotka reagoivat minimaalisesti mihinkään perinteisen lääketieteen hoitoihin.

Miksi tutkijat jatkavat tuhansien tutkimusten jälkeen C-vitamiinin tutkimusta niin voimakkaasti, jos ei ole todisteita - ja jos se on huijaus? Jos todisteita ei ole, miksi kliiniset klinikat, jotka tarjoavat laskimonsisäisiä C - vitamiinihoitoja (usein lääkäreiden ylläpitämiä, joilla on koulutus ja valtakirjat hallita myös "perinteisiä" lääkkeitä) ovat jatkuvasti kiireisiä? Ja miksi yhä useampia näitä klinikoita avataan ympäri Yhdysvaltoja, Meksikossa, Euroopassa, Uudessa-Seelannissa, Australiassa ja Aasiassa? Ehkä jotkut sanovat "ei todisteita", koska on helpompaa elää laumassa - hyväksyä ja toistaa valhe - kuin etsiä totuus. Myyteistä ja valheista tulee lopulta hyväksytty totuus, kun niitä toistetaan riittävän usein.

Olen henkilökohtaisesti nähnyt satoja "lääketieteellisiä ihmeitä" vasteena suuriin C-vitamiiniannoksiin. Lääkärit kaikkialla maapallolla kertovat minulle samanlaisista kokemuksista. Tämä kirja viittaa satoihin tutkimuksiin, jotka osoittavat, että C-vitamiini toimii. Totuus on, että on olemassa paljon todisteita jokaiselle, joka haluaa vain nähdä ne!

Valhe # 3: C-vitamiini ei ole turvallista

Todisteiden mukaan "C-vitamiini on turvallisempaa kuin veden juominen." Tutkijat ovat dokumentoineet tappavan yliannoksen vettä,[1] mutta C-vitamiinille ei ole löydetty tappavaa annosta.[2] Ei ole yhtään lääkettä - reseptillä tai käsikaupassa - joka pääsee samaan turvallisuustasoon. Samoin on vain muutama ravintolisä, joka edes lähestyy C-vitamiinin turvallisuutta.

Yhdysvaltain lääketieteellisen yhdistyksen lehdessä (JAMA) julkaistun artikkelin mukaan vuonna 1994 USA:n sairaaloissa kuoli 106 000 potilasta lääkereaktioihin. Tekijät totesivat, että vuosittaisten sairaalakuolemien lukumäärä oli pysynyt muuttumattomana 30 vuotta.[3] Se on järkyttävää: yli 3 miljoonaa ihmistä tapettiin sairaalassa tiukasti valvotuilla reseptilääkkeillä vuosina 1965-1994! Mitä uskomatonta tekopyhyyttä niiltä, jotka ovat ensimmäisinä julistamassa "C-vitamiini ei ole turvallista" valhetta – ihmisiltä, jotka valmistavat tai määräävät vaarallisia lääkkeitä.

Sitä vastoin suuriannoksista C-vitamiinia on käytetty laajalti 1940-luvun lopusta lähtien, ilman vahvistettua raporttia *mistään* annoksesta, joka johtaa vakaviin haittavaikutuksiin.

Heikkokuntoisille syöpäpotilaille, väestön osalle joka on väitetysti sairain ja herkin myrkkyjen suhteen, on annettu päivittäin suonensisäisesti 50 000 mg annoksia enintään kahdeksan viikkoa ilman todisteita myrkyllisyydestä tai sivuvaikutuksista.[4] Australiassa tehdyn tutkimuksen mukaan noin 100 lääkäriä on antanut potilailleen jopa 300 000 mg C-vitamiinia päivässä. Tutkijoiden mukaan "useimmissa tapauksissa tulokset ovat olleet näyttäviä, ainoa sivuvaikutus on ' krooninen hyvä terveys."[5] LT, Robert Cathcart, vakuutti hoitaneensa yli 20 000 potilasta 21 vuoden aikana jopa 200 000 mg annoksilla päivässä ilman merkittäviä sivuvaikutuksia. Mielenkiintoisesti suurin osa sivuvaikutuksista – niistä harvoista, jotka ilmestyivät - olivat vähäisiä ja hävisivät *lisäämällä* C-vitamiiniannosta.[6-9]

Kliinisessä kaksoissokkotutkimuksessa, jossa oli 123 terminaalia syöpäpotilasta, joiden katsottiin olevan "soveltumattomia" kemoterapiaan, päivittäinen 10 000 mg C-vitamiiniannos testattiin plaseboa vastaan. Nämä potilaat olivat erittäin sairaita, keskimääräinen selviytymisaika vain seitsemän viikkoa. Siitä huolimatta C-vitamiini oli erittäin siedetty, aiheuttaen vain lievää pahoinvointia ja oksentelua samalla taajuudella kuin lumelääke.[10] Useita vuosia myöhemmin tehtiin samanlainen tutkimus 100 paksunsuolen syöpää sairastavalla. Tutkimuksessa todettiin, että hieman enemmän niistä, jotka saivat 10 000 mg vuorokausiannoksen C-vitamiinia, ilmoitti närästyksestä. He totesivat myös, että ero närästysten esiintymisessä ei ollut tilastollisesti merkittävä."[11]

Yhdessätoista muussa tutkimuksessa, joissa käytettiin suuria C-vitamiiniannoksia - näistä viisi oli lumelääkkeellä kontrolloituja - mitään sivuvaikutuksia ei raportoitu.[12-22] Myös kaksoissokkoutettu, lumelääkekontrolloitu tutkimus keskosten kanssa totesi, että C-vitamiinin antaminen on erittäin turvallista.[23]

Huolimatta päinvastaisista väitteistä, kukaan kriittisesti tieteellistä kirjallisuutta arvioinut ei sano mitään muuta kuin "C-vitamiini on yksi turvallisimmista aineista maan päällä."

Valhe # 4: C-vitamiini aiheuttaa munuaiskiviä

C-vitamiini aiheuttaa munuaiskiviä -myytti on paljon tarkempi versio "C-vitamiini ei ole turvallista" tarinasta. Kuten useimpien legendojen kanssa, tässäkin on totuuden siemen. Useimmiten munuaiskiviä syntyy, kun virtsan oksalaatti väkevöityy, kiinnittyy kalsiumiin ja alkaa kiteytyä. On totta, että C-vitamiini, tietyissä muodoissa ja olosuhteissa voi edistää oksalaatin tuotantoa. Mutta myytin kannattajat eivät paljasta:

Korkea oksalaatin pitoisuus
EI riitä YKSIN
munuaiskivien syntymiseen.

Lisäksi he eivät mainitse, että on reilusti yli 50 dokumentoitua riskitekijää, jotka myös lisäävät oksalaatin muodostumista (katso Liite E lista).

Mutta pelkkä oksalaatin määrä jonkin aineen tai terveydentilan johdosta *ei* ole ongelma. Todellinen kysymys on: onko olemassa todellinen *munuaiskivien muodostumisriski* C-vitamiinin saannista? Useiden pienten tutkimusten mukaan riski on todellinen. Päätelmä perustuu kuitenkin tyypillisesti virtsassa erittyvän oksalaatin määrään C-vitamiinilisän kanssa ja ilman.

Vaikka ensi silmäyksellä lähestymistapa saattaa vaikuttaa loogiselta, se on suuresti virheellinen! Koska oksalaatin erittymisen ja munuaiskivien muodostumisen välillä ei ole yhteyttä. Esimerkiksi, raskaana olevat naiset kolmannella kolmanneksella pitävät yllä kylläisiä oksalaattitasoja virtsassa ja munuaiskivien esiintyvyys on sama, kuin väestöllä yleensä.[24]

Tarvitaan tosiasiallisesti laajamittainen tutkimus, jossa mitataan munuaiskivien esiintyvyyttä - ei erittynyttä oksalaattia - suhteessa nautittuun C-vitamiiniin. Tutkimuksen on suorittanut Harvard Medical School, mikä estää sen automaattisen vähättelyn ja mitätöinnin. Suurta naisryhmää (tarkalleen ottaen 85 557) joilla ei ollut munuaiskiviongelmia tarkkailtiin 14 vuoden ajan. Tutkijat päättelivät, että *"C-vitamiinin saanti ei liity riskiin"* munuaiskivien muodostumisesta ja suositteli *"rutiininomainen C-vitamiinin rajoittaminen kivien muodostumisen estämiseksi vaikuttaa perusteettomalta."* [25]

Aikaisemmin toisessa laajassa tutkimuksessa todettiin, että "suurten C-vitamiiniannosten saanti ei lisää kalsiumoksalaatti munuaiskivien riskiä." Itse asiassa ryhmällä, jolla on korkein C-vitamiinin saanti, *"oli pienempi munuaiskiviriski"* kuin niillä, joiden saanti on pienin.[26]

Lopuksi, C-vitamiinia on tuotettu ja annettu kaikille ympäri maailmaa vuosikymmenien ajan ilman, että munuaiskivien esiintyvyys olisi noussut.[27]

Valhe # 5: C-vitamiinitarve täyttyy normaalilla ruokavaliolla

Koska lääketieteellinen yhteisö määrittelee C-vitamiinin hivenravinteeksi, joka estää keripukki nimisen puutostaudin, heidän on helppo hyväksyä ja jatkaa tätä myyttiä. Itse asiassa 75-90 mg C-vitamiinia päivässä estää näkyvän keripukin kehittymisen useimmissa ihmisissä. Koska keripukki on erittäin harvinainen, oletetaan, että väestö - joista suurin osa ei täydennä C-vitamiinin saantiaan - on saanut tarpeeksi tätä ainetta päivittäisestä ravinnostaan.

Henkilölle, joka on hieman yli 20-vuotias ja

- Ruokavalio ei sisällä paistettua, sokeria, jalostettuja- tai valmisruokia, tai torjunta-aineilla, rikkakasvien torjunta-aineilla, hormoneilla, antibiooteilla, keinotekoisilla makeutusaineilla, keinotekoisilla väriaineilla jne. käsiteltyjä ruokia.
- Terveet hampaat ilman paikkoja tai juurihoidettuja hampaita ja terveet ikenet
- Ei altistumista lyijylle, kadmiumille, elohopealle tai muille myrkyllisille metalleille
- Ei altistumista myrkyllisille kemikaaleille tai höyryille maaleista, liuottimista, maaöljystä, polttoaineista tai ajoneuvojen päästöistä
- Ei lääkkeiden eikä huumeiden käyttöä (resepti, käsikauppa, laillinen tai laiton)
- Ei tupakointia tai alkoholin käyttöä
- Ei infektiota, akuuttia tai kroonista (mukaan lukien vilustuminen, flunssa, akne ja hiiva)
- Ei haavoja tai arpia

voidaan todeta, että 75-90 mg riittää.

Mutta kukin näistä ja muut tekijät kuluttavat veren ja kudosten C-vitamiinitasot erittäin nopeasti. Lisäksi keho tarvitsee C-vitamiinia myös moniin aineenvaihdunta prosesseihin, immuunijärjestelmän ylläpitoon, asianmukaiseen kollageenituotantoon ja pitämään "liima" (pohjakalvo) ehjänä, joka sitoo kehon solut yhteen.

Ei ole todisteita siitä, että joku myrkyttömässä utopiassa asuva, ilman infektioita, olisi suojassa kroonisen, rappeuttavan sairauden kehittymiseltä 75 - 90 mg päivittäisellä C-vitamiinin saannilla. Sitä vastoin, on paljon todisteita osoittamassa että usean gramman päivittäiset C-vitamiiniannokset voivat tehdä juuri tämän, jopa nykypäivän erittäin myrkyllisessä maailmassa.

C-vitamiini estää, lieventää ja/tai parantaa lukemattomia tartuntatauteja, myrkytyksiä, sepelvaltimotaudit, syövät ja joukon kroonisia rappeuttavia sairauksia - kuten kirjan viiteluettelon sadat tutkimukset osoittavat. Jos todisteilla on arvoa, niin todellinen todiste ravinnosta saatavan C-vitamiinin riittävyydestä olisi kaikkien näiden ilmeisten puutostautien ja - sairauksien korostettu harvinaisuus. Väitän, että *pandemiat sydänsairauksissa, syövissä, diabeteksessa, Alzheimerin taudissa, kaihissa, ientulehduksessa, keuhkokuumeessa, stafylokokki-infektioissa, streptokokki-infektioissa jne. ... ovat todiste, että ihmiskunta elää vaarallisessa C-vitamiinin puutteessa.* Koska kaikki näyttävät saavan kroonisen sairauden, sen täytyy olla normaalia, eikö niin?

Valhe # 6: C-vitamiini tuottaa vain kallista virtsaa

Tämä totuus on samanlainen kuin edellinen myytti. Se on yritys saada ihmiset tuntemaan itsensä typeriksi täydentäessään C-vitamiinia. Toisin sanoen "juuri wc:hen erittämäsi C-vitamiini on todiste siitä, että kehosi ei tarvinnut sitä! "

Tämä on jälleen virheellistä logiikkaa. Väite olettaa virheellisesti useita asioita:

- Munuaiset erittävät aineita vain, kun niiden pitoisuus ylittää kehon tarpeen
- Ruokavalion tai lisäravinteen aineet jakautuvat kehoon tarpeen mukaan

- Ravinnevajeita esiintyy tasaisesti koko kehossa eivätkä ne ole koskaan paikallisia tietyllä alueella
- C-vitamiini on kallista

Jokainen näistä oletuksista käsitellään erikseen...

Oletus: *Munuaiset erittävät aineita vain silloin, kun niiden pitoisuus ylittää kehon tarpeen.*

Kumoaminen: Tämä olisi kätevää kliinikoille, jos se olisi totta. Mutta se ei ole. Jopa terveet munuaiset jatkavat joidenkin välttämättömien elektrolyyttien poistamista (natrium, kalsium, magnesium), vaikka kudosten ja veren mineraalipitoisuudet ovat vaarallisen alhaiset. Diabeetikot tietävät, että glukoosi usein vuotaa virtsaan – vaikka solut näkevät siitä nälkää. Tämä ei todellakaan tarkoita, että soluilla olisi kaikki niiden tarvitsema glukoosi.

Oletus: *Ruokavalion tai lisäravinteen aineet jakautuvat kehoon tarpeen mukaisesti.*

Kumoaminen: Kaikki aineet, antotavasta riippumatta (kielen alle, suun kautta, lihaksensisäisesti, laskimonsisäisesti, jne.), tulevat kehoon tietyissä kohdissa ja leviävät sieltä muille alueille. Riippuen kuljettavasta matkasta, pääsystä reseptorikohtiin ja solujen kyvystä ottaa ainetta (tarpeesta riippumatta), jotkin alueet voivat saada tarpeeksi ja muualla voi olla puutetta. Esimerkiksi kroonisessa ientulehduksessa, paikallinen C-vitamiinin puute ikenissä on olemassa jopa silloin, kun muilla kehon alueilla ei ole puutetta.

Oletus: *Ravinnevajeita esiintyy tasaisesti koko kehossa eivätkä ne ole koskaan paikallisia tietyllä alueella.*

Kumoaminen: On melkein liian ilmeistä mainita, mutta aivot ja maksa tarvitsevat paljon välttämättömiä rasvahappoja; luut eivät. Lihaksilla on aivan erilaiset ravintotarpeet, kuin hermoilla. Silmät tarvitsevat enemmän A-vitamiinia kuin korvat. Lisäksi sisäänkasvanut tulehtunut varpaankynsi tarvitsee enemmän C-vitamiinia, kuin mikä tahansa tulehtumaton kudos. Koska kunkin aineen tarpeet vaihtelevat kehossa yleisesti ja koska erityistarpeet muuttuvat dynaamisesti sairauksien ja myrkkyjen aiheuttamien haasteiden vuoksi, ravintoainevaje voi usein olla hyvin paikallinen.

Oletus: *C-vitamiini on kallista.*

Kumoaminen: Lasketko leikkiä? Mihin verrattuna? Kemoterapiaan - avosydänleikkaukseen - jalan amputointiin - verenpainelääkkeisiin - Onko kymmenen senttiä C-vitamiiniin virtsassa kallista?

Valhe # 7: Jos C-vitamiini toimisi, kaikki käyttäisivät sitä

Vielä annos virheellistä kehäpäättelyä! Toisin sanoen he, jotka toistavat tämän tyhmyyden, sanovat: "Tämä todistaa, että se ei toimi – lääkäriyhdistykseni lääkärit eivät käytä sitä."

Kysyttäessä "kuinka monta C-vitamiini infuusiota olet antanut?" vastaus on "en yhtään!"

"Miksi?" kysymme.

"Se ei toimi!" he tokaisevat.

"Mistä tiedät, että se ei toimi, jos et ole yrittänyt sitä?" kysymme.

"Jos se toimisi, kaikki käyttäisivät sitä!" he huudahtavat.

"Näitkö C-vitamiinin toimivan erittäin tehokkaasti Allan Smithin tapauksessa? "

"Se ei ollut C-vitamiini!" he sanovat.

"Kuinka tiedät?"

"Koska C-vitamiini ei toimi, jos se toimisi, kaikki käyttäisivät sitä! "

Ei, eivät he käyttäisi! Jopa silloinkin, kun he näkevät tulokset omin silmin, he eivät hyväksy näkemäänsä! Todisteet ovat ylitsevuotavat kaikille, jotka katsovat niitä avoimesti. Lääketieteellinen yhteisö on vältellyt C-vitamiinin käytön yleistymistä vuosikymmenten ajan, koska se ei sovi heidän "hoida mutta älä paranna" toimintatapaansa. Se muuttuu vasta, kun potilaat alkavat vaatia C-vitamiinin hyötyjen ja sen vertaansa vailla olevan arvon rehellistä arviointia. Tietojen saatavuuden uusi aikakausi Internetissä estää ketään, mukaan lukien lääkärit, rajoittamasta mitä kukin lukee. Totuus paljastuu lopulta.

Jos lukijalla on epäilyksiä kirjan oikeellisuudesta, suositellaan ennen vuoropuhelua katsomaan *60 minuuttia ohjelman jakso* "Living Proof!"

Entä negatiiviset tutkimustulokset?

Yli 70 000 julkaistua tutkimusta C-vitamiinista ja määrä kasvaa. Ei ole yllättävää, että jotkut tutkijat päätyvät muihin johtopäätöksiin, kuin mitä on esitetty tähän mennessä.

Suurin osa "negatiivisista" tutkimuksista on kuitenkin vain negatiivisia siinä mielessä, että C-vitamiini todettiin tehottomaksi. Usein päätelmät ovat niin laajoja, että niistä jätetään pois tärkeitä faktoja. Annoskoon huomioivan totuuden välittämisen sijaan kuten "Päivittäisen 50 mg C-vitamiiniannoksen todettiin olevan tehoton keuhkosyövän hoidossa", tutkijat ja media välittävät valheen kertomalla, " C-vitamiini on tehoton keuhkosyövän hoidossa."

Koska onnistunut hoito on AINA annosriippuvainen, on annoksen jättäminen pois johtopäätöksestä parhaimmillaankin harhaanjohtavaa ja käytännössä harkitun epärehellistä. Oletetaan, että tutkimus osoittaa 500 mg aspiriini on onnistunut vähentämään päänsärkyä 100 aikuisella naisella. Entä jos asetaminofeenin valmistaja päättäisi kyseenalaistaa tutkimuksen testaamalla 15 mg annoksen aspiriinia 20 000:lla naisella? Suurempi tutkimus olisi vaikuttavampi ja saisi enemmän mediahuomiota. Otsikko lukisi "20 000 naisella tehty tutkimus osoitti, että aspiriini on tehoton päänsärkyyn." Strategian epäeettinen luonne on ilmeinen. Tapahtuuko tätä? Kyllä! Ja usein.

Tutkimus voi olla viallinen toisellakin tavalla. Yhdessä tutkimuksessa pyrittiin "todistamaan" C-vitamiinin vähentävän kemoterapeuttisten lääkkeiden tehokkuutta[28] syövän hoidossa, tutkijat eivät edes käyttäneet oikeaa C-vitamiinin muotoa! Tutkimuksen arvioija huomautti, että dehydroaskorbiinihappoa käytettiin C-vitamiinin sijasta.[29] Dehydroaskorbiinihappo on C-vitamiinin hapettunut (käytetty) muoto, kuten ruoste on raudan hapettunut muoto. Kenen tahansa C-vitamiinin kemiallisen

96

rakenteen tuntevan olisi pitänyt tietää tämä. Voi vain miettiä ovatko tutkijat älyllisen vai eettisen haasteen edessä vaiko molempien.

Vaikka en syytä suoraan haitanteosta, antaa Allan Smithin tapaus paljon ihmettelyn aihetta. Hoitavat lääkärit suosittelivat, että Allan "saa kuolla". Nämä lääkärit olivat myös "yksimielisiä, että C-vitamiinista ei olisi hyötyä." Tästä huolimatta he suostuivat antamaan perheelle 2 päivän kokeilun. Allan sai 100 grammaa päivässä ja "ihmeellisesti" toipui siihen pisteeseen, että hänet poistettiin ECMO:sta, ulkoisesta keuhkokoneesta.

Sitten ilman selitystä C-vitamiini lopetettiin. Perheen vastalauseen johdosta hoito aloitettiin uudelleen, mutta vain *kaksi grammaa päivässä*. Miksi jatkaa C-vitamiinia niin pienellä annoksella? Onko todella mahdollista, että lääkärit halusivat herra Smithin huononevan, jotta voitaisiin sanoa hänen kuolleen siitä huolimatta, että sai C-vitamiinia, ilman viittausta annoksen pienentämiseen?

Oman kokemukseni mukaan, tyhjentävän lääketieteellisen kirjallisuuden tutkimuksen perusteella ja kuullen lääkäreitä tässä maassa ja kaikkialla maailmassa, olen ehdottoman vakuuttunut yhdestä asiasta - kun annetaan riittävästi C-vitamiinia oikeassa muodossa ja riittävän pitkään C-vitamiini auttaa käytännössä jokaiseen ongelmaan, ratkaisee monet niistä ja estää vielä muita. Vaikka en ole henkilökohtaisesti analysoinut kaikkia negatiivisia tutkimuksia, ne, jotka olen tarkistanut käyttävät hyvin riittämätöntä C-vitamiiniannosta, tai ne ovat selvästi virheellisiä jollain muulla tavalla. Lisäksi en ole koskaan löytänyt yhtään artikkelia, jossa oikein annosteltu ja annettu C-vitamiini epäonnistuisi parantamaan myrkytyksen tai tartunnan saaneen potilaan tilaa.

Johtopäätökset

Kaikki väitteet C-vitamiinin käyttöä vastaan ovat selvästi uskomuksia, jotka on helppo purkaa ja osoittaa perusteettomiksi. Vastustus "perinteisen" lääketieteellisen yhteisön taholta C-vitamiinia vastaan ei kuitenkaan tule poistumaan niin helposti. Miljardien dollareiden tulot vuodessa riippuvat tilanteen säilymisestä. Vuosikymmenten propaganda on sokaissut lääkärit ja potilaat totuudelta. Onnettomasti miljoonat elämät - ja jopa kansallinen taloudellinen vakavaraisuus - ovat punnittavina. Ihmisten on aika vaatia tiedepohjaista lääketiedettä, joka parantaa potilaiden terveyttä, eikä "perinteisen"lääketieteen tapaan vain vahvista valtavien, monikansalliset lääkeyhtiöiden taloutta. Jos vielä uskot, että "perinteinen" lääketiede on potilaskeskeistä, lue eteenpäin...

Luku kahdeksan

-

Suuri C-vitamiiniannos: tarvitaan vallankumous

Ovatko tuotot tärkeämpiä kuin ihmiset?

On vaarallinen fantasia uskoa, että USA:n ruoka ja lääkehallinto (FDA) suojelee valppaasti ja tehokkaasti vaarallisten ruokien sekä lääkkeiden uhilta. Varsinainen historia näyttää aivan erilaisen todellisuuden. Joko FDA on erittäin epäpätevä, tai sillä on toinenkin asialista, tai ehkä hieman kumpaakin?

Tosiasia on: FDA:n hyväksymät lääkkeet tappavat! Jopa käytettynä ohjeiden mukaan FDA:n hyväksymien lääkkeiden haittavaikutukset olivat **4. yleisin kuolinsyy** USA:ssa vuonna 1998.[1] Samana vuonna 2,2 miljoonaa amerikkalaista hoidettiin sairaalassa lääkkeiden haittavaikutusten johdosta.[2]

Lain mukaan kaikista haittavaikutuksista on ilmoitettava FDA:lle, mutta jostakin syystä tiivistelmätilastot puuttuvat silmiinpistävästi julkisesta materiaalista – Tyhjentävä haku ei tuottanut mitään tietoja vuoden 1998 jälkeen. Voit olla varma, että näkyvyyden puute ei johdu kuolemien vähenemisestä.

Vuodesta 1994 vuoteen 2005 lääkemääräysten käyttö USA:ssa nousi lähes 71 %.[3] Haittavaikutuksista johtuvat kuolemat ovat lisääntyneet myös. Useat varoitukset ovat saaneet kansallisen median kiinnittämään huomiota lääkkeisiin, kuten Vioxx, Darvon, Darvocet ja Avandia - samoin kuin monet ilmoitukset uhrien saamiseksi mukaan lääketeollisuutta vastaan nostettuihin ryhmäkanteisiin. Joten mistä avoimuuden puute johtuu? Suojeleeko FDA kansalaisia vai lääketeollisuutta kieltäytymällä kertomasta myrkyllisten reseptilääkkeiden monista haittavaikutuksista kaikille? Vertaa tätä virallisiin tilastoihin, jotka koskevat ravintolisien turvallisuutta. Viisi viimeistä vuosittaista sairauksien torjuntakeskuksen raporttia ilmoittaa *EI KUOLEMIA*, vitamiineista johtuen.[4-8] Erityisesti C-vitamiinin turvallisuustiedot ovat niin moitteettomat että on mahdotonta löytää tilastotietoja, jotka oikeuttaisivat mihinkään ehdotukseen terveysriskeistä. Ja silti, taivaallisesta turvallisuudesta huolimatta, FDA rajoittaa aggressiivisesti ja / tai estää C-vitamiinin käytön sairauksien hoitoon. Esimerkiksi on vastoin lakia, että C-vitamiinin myyjä tekee edes vähäisen terveysväitteen, kuten "C-vitamiini, voi auttaa vähentämään flunssan oireita."

Herää kysymys: Miksi FDA hyväksyy lukuisia myrkyllisiä lääkkeitä, jotka tappavat potilaita, samalla kun se kieltää täysin myrkyttömien ravintoaineiden lääketieteellisen käytön, jotka parantavat potilaita?

Massiiviset eturistiriidat

Teoriassa FDA perustettiin suojelemaan yleisöä vaarallisilta ruokatarvikkeilta ja vaarallisilta lääkkeiltä. Alkuvaiheessa FDA:n ainoa työnantaja - kansalainen - maksoi palveluista veroilla. Vaikka eturistiriitoja on ollut alusta lähtien, kongressi avasi valtavan korruption kanavan, kun se hyväksyi **reseptilääkkeiden käyttäjämaksulain** vuonna 1992.

Siihen saakka FDA todennäköisesti suojasi meitä liian aggressiivisilta, voittoa tavoittelevilta lääkeyrityksiltä. Mutta uusi laki (vaaroja aiheuttavien yritysten aloitteesta ja tuella hyväksytty) teki lääkeyhtiöistä FDA:n parhaita asiakkaita.

Lain perusteella syvätaskuiset lääkeyritykset pystyivät nopeuttamaan uuden lääkehakemuksensa hyväksyntää pienellä "käyttäjämaksulla". Tilikaudella 2010, vakiintunut "käyttäjämaksu" kliinisiä tietoja vaativille lääkkeille oli 1.405.500 dollaria sovellusta kohden. FDA:n keräämä käyttömaksujen kokonaismäärä lääkeyhtiöiltä 2010 oli 569.207.000 dollaria![9]

Jos yritys toteaa, että FDA ei tarjoa suotuisaa palvelua, se voi välttää "käyttäjämaksun" maksamisen kokonaan yksinkertaisesti välttämällä "nopeutetun käsittelyn" hakemista. Rakenne pakottaa FDA:n antamaan suotuisia päätöksiä "käyttäjämaksuja" maksaville tai se vaarantaa suuren osan rahoituksestaan. Lääketeollisuuden rahoituksen suuri määrä on aiheuttanut FDA:lle riippuvuuden "käyttäjämaksuista".

Jokainen, joka sanoo, että lääkehyväksynnän "nopeutetun käsittelyn" hakemus - johon on liitetty 1,4 miljoonan dollarin maksu – ei saa suotuisampaa päätöstä, ei vain kiinnitä huomiota. Kuitenkin niin törkeää kuin tämä onkin, korruptoituneet suhteet FDA:n ja lääkeyritysten välillä menevät paljon "käyttömaksuja" pidemmälle.

Elintarvikkeiden ja lääkkeiden myynnin osuus on noin 25% koko Yhdysvaltain taloudesta, korostaen uskomatonta taloudellista valtaa, joka FDA:lla on käytännössä rajoittamattomana lakisääteisenä valvojana. Mitä strategioita saattaisi tuottoja himoavan yrityksen toimitusjohtaja käyttää saadakseen yksinoikeuden miljardin dollarin lääkkeelle? Varkaat varastavat ja tappavat mitättömistä summista päivittäin. Ei ole vaikea nähdä miten miljardien tuottopotentiaali voisi minimoida huomion kiinnittämisen vakaviin lääkkeiden sivuvaikutuksiin. Yksi asia on varma, miljardit dollarit jatkavat lääkeyritysten kirstujen täyttämistä samalla, kun sadat tuhannet amerikkalaiset kärsivät tarpeettomasti ja kuolevat maksaakseen tuon rahan.

Koska on miehiä, jotka saattaisivat unohtaa haittavaikutukset valtavan voiton houkuttelemina, miten onnetonta onkaan, että FDA:n lääkehyväksyntä tarjoaa täydellisen suojan sellaiselle rikolliselle toiminnalle? Ensi silmäyksellä on järkevää, että FDA työllistää "Asiantuntijoita" auttamaan politiikan laatimisessa ja lääkkeiden hyväksynnässä. Kenties, on jopa ymmärrettävää, että neuvonantajiksi rekrytoidaan lääkealan tutkijoita, konsultteja ja jopa entisiä lääkeyritysten johtajia.

Todellinen ongelma on, että FDA:n virallinen politiikka sallii näille neuvonantajille jatkuvat taloudelliset edut (konsultointi palkkiot, osakeomistus jne.) yrityksissä, jotka toimittavat uusia lääkkeitä hyväksyttäviksi. Mistä tahansa suunnasta katsottuna, tätä järjestelyä ei voi pitää muuna kuin klassisena eturistiriitana, riippumatta mukana olevien ihmisten motiiveista.

Kuinka yleisiä "eturistiriidat" ovat?

USA Today analysoi FDA:n taloudellisia konflikteja neuvoa-antavan komitean kokouksissa 18 kuukauden ajan antaen järkyttävän kuvan. Tarkastetuissa 159 kokouksessa havaittiin seuraavat taloudelliset eturistiriidat:

- 146 kokouksessa (92%) - ainakin yhdellä neuvonantajalla oli eturistiriita[10]
- 57 kokouksessa (36%) - yli 90% kokouksen neuvonantajilla oli eturistiriita[10]
- 102 kokouksessa (64%) - 33% kokouksen neuvonantajilla oli eturistiriita ja he määrittelivät tietyn lääkkeen kohtalon[10]

Kuvittele, että lääkeyhtiö esittelee uuden kemoterapia lääkkeen asiantuntijapaneelille ja kolmasosa heistä on joko yrityksen tai kilpailijan palkkaamia konsultteja tai osakkeenomistajia. Onko edes mahdollista, että asiantuntijapaneeli, jolla on huomattavat taloudelliset edut päätöksenteossa, tekee täysin puolueettoman lausunnon?

Epäpyhällä FDA:n ja lääketeollisuuden liitolla ei ole absoluuttisesti mitään tekemistä yleisön suojelemisen kanssa, minkä pitäisi olla ensisijainen syy FDA:n olemassaoloon. Sallimalla tietoisesti puolueellisten sijoittajien hallita ylintä päätöksentekoa, kun päätökset koskevat miljardeja dollareita ja vaikuttavat miljoonien terveyteen ja elämään, ylitetään kaikki moraaliset rajat. Välinpitämätöntä asennetta lääkkeiden haitoista johtuviin korkeisiin kuolleisuuslukuihin ei ole loppujen lopuksi vaikea ymmärtää!

Miksi FDA ja lääketehtaat vihaavat lisäravinteita

Lääkeyritykset keräävät voittoja, jotka saisivat kenet tahansa, öljy-yhtiöt mukaan lukien, kateellisiksi, koska ne nauttivat lääkealan ainutlaatuisesta monopolista. Näin se toimii:

1 Etsitään luonnollinen aine, joka tarjoaa terveyshyötyjä
2 Muutetaan ainetta kemiallisesti siten, että sille voi saada patentin (Tämä johtuu siitä, että luonnollisia aineita ei voida patentoida - mutta usein muutos tekee lääkeaineista myrkyllisiä)
3 Patentoidaan uusi lääke ja hankitaan sille FDA:n hyväksyntä
4 Luodaan kysyntää mainostamalla uutta lääkettä lääkäreille ja potilaille
5 Hinnoitellaan sen mukaan, mitä arvellaan saatavan, koska kukaan muu ei voi myydä äskettäin patentoitua lääkettä 20 vuoteen.

On totta, että lääkekehitys ja hyväksyntä vie vuosia ja miljoonia dollareita. Mutta palkinto, 20-vuoden satojen miljoonien vuositulot, tekee työstä kannattavan.

Toisaalta luonnolliset aineet, kuten C-vitamiini, jotka voivat antaa paremmat tulokset - ilman sivuvaikutuksia – murto-osalla kustannuksista, vaarantavat koko lääke- ja rahastusmonopolin. Edellisissä luvuissa mainitut tutkimukset osoittavat selvästi että sydänsairaudet, aivohalvaukset, syövät ja krooniset rappeuttavat sairaudet vähenisivät vähintään 50%, jos koko väestö käyttäisi suuria C-vitamiiniannoksia. On erittäin epävarmaa, miten nykyinen lääketeollisuus selviytyisi niin karvaasta pilleristä.

Kun ravinteilla, kuten suurilla C-vitamiiniannoksilla, on selvästi mahdollisuus eliminoida suuri osa valtavista tuloista kokonaiselta joukolta lääkkeitä, eikö olisi valtavaa kiusaus

103

vähätellä, vääristää ja jopa tuhota sellainen uhka? Varmasti "tappavien valheiden" (katso luku seitsemän) levittäminen olisi yksi tehokas strategia.

Koska lääketeollisuudella on valtava määrä rahaa sormenpäissään, he taistelevat sotaa monilla rintamilla, myös yleiseen mielipiteeseen vaikuttamalla. Lääkeyhtiöt käyttävät miljardeja lääketieteellisten koulujen stipendeihin ja tutkimusapurahoihin. Miljardeja käytetään myös mainontaan (TV, sanoma- ja aikakauslehdet, kuten myös vertaisarvioitujen lehtien mainokset). Ei väliä kuinka hyväntahtoiselta mainonta näyttää, raha vaikuttaa suoraan ja epäsuorasti lääketieteellisten koulujen opetussuunnitelmiin, terveysuutisten sisältöön, tutkijoihin ja tutkimussuuntiin, yleiseen mielipiteeseen, lääkäreiden tapaan harjoittaa lääketiedettä ja FDA:n tapaan käsitellä uusia lääkehakemuksia.

Voisiko lääketeollisuuden suuri vaikutusvalta selittää, miksi lääketieteellisten koulujen opiskelijat eivät juuri saa koulutusta ravitsemuksesta? Voisiko se myös selittää miksi tuhannet tutkimukset C-vitamiinin tehokkuudesta jätetään täysin huomiotta lääkäreiden "kultastandardeissa" oppikirjoissa, kuten, *Cecil Medicine* ja *Harrison's Principles of Internal Medicine?*

Maailmassa, jossa raha puhuu, lääkepropaganda on ymmärrettävää, mutta ei koskaan anteeksiannettavaa. Todellinen vallan väärinkäyttö rikollisessa tarkoituksessa on selvä, kun otetaan huomioon, että FDA:n virkamiehiä on syytetty ja joutunut vankilaan taloudellista hyötyä tuottaneista rikoksista sekä lääkkeiden että lääketieteellisten laitteiden hyväksynnässä. Englanninkielinen Yahoo! ® tai Google ® - haku "FDA conflicts of interest" eturistiriidoista tarjoaa esimerkkejä FDA:n lupien myynneistä.

Eturistiriitojen mahdollistamat väärinkäytökset eivät kuitenkaan lopu tai edes rajoitu yksinkertaiseen lahjontaan. Lääketeollisuuden ohjaamalla FDA:lla on ollut räikeä gestapo tyylinen asenne "valvontaan", kun se suojelee lääketeollisuuden etuja. Jotkut näistä lääketeollisuutta suojaavista ja edistävistä hallinnon toimista ovat olleet yleisöä kohtaan niin kauhistuttavia, että on vaikea uskovat niitä edelleen esiintyvän vapautta rakastavassa USA:ssa.

Vaikka seuraava ei liity C - vitamiiniin millään tavalla, niin hyvin dokumentoitu kertomus paljastaa yhden salaisista toimintatavoista, jota lääketeollisuuden ja FDA:n yhteenliittymä on käyttänyt. FDA:n, National Cancer Institute:n, USA:n valtavien lääkeyhtiöiden ja Texas Medical Board of Examiners:in yhdessä nostamat oikeustoimet loistavaa lääkäriä ja USA:n kansaa vastaan ovat suorastaan jumalattomia. Seuraava kertomus on täysin dokumentoitu valtion virallisissa rekistereissä - se on kauhistuttava, mutta täysin tosi!

Sota myrkytöntä syövän parannuskeinoa vastaan

Tohtori Stanislaw Burzynski, on lääkäri ja biokemisti, joka pystyi tekemään sen, mitä yli 5 miljardia dollaria vuodessa verovaroja - heitettynä huolimattomasti kansalliseen syöpäinstituuttiin - ei pystynyt tekemään: löytämään parannuskeinon syöpään.

Tehdessään väitöskirjaansa biokemian tohtorin tutkintoon, tohtori Burzynski huomasi, että syöpää sairastavilta puuttui virtsasta ja verestä proteiineja ja aminohappoja, joita oli terveillä ihmisillä. Hän arveli, että syöpäpotilaita voitaisiin auttaa antamalla yhdisteitä, jota hän kutsuu antineoplastoneiksi. Aikaa myöden, hän pystyi testaamaan teoriaansa.

Seurasi todella hyviä tuloksia. Niin hyviä, että vuonna 1977 hän pyysi ohjetta lakivaliokunnalta kotivaltiossaan Texasissa, voisiko hän perustaa yksityisen syövän tutkimuslaitoksen. Lakimiehet päättivät ja valtion tuomioistuimet vahvistivat, että niin kauan kuin hän suoritti tutkimuksensa Texasin osavaltiossa, liittohallituksella mukaan lukien FDA, ei ollut lainkäyttövaltaa. On hyvin paljastavaa, että tohtori Burzynski pyrki välttämään tulevia laillisia ongelmia klinikkansa kanssa jo ennen, kuin niitä tapahtui. Saamallaan varmistuksella ja ymmärryksellä, Burzynski perusti klinikan ja aloitti potilaiden hoidon antineoplastoneilla.

Ihmiset, joilla oli parantumaton syöpä, menivät remissioon nopeasti, perusteellisesti ja ilman sivuvaikutuksia. Maineen kasvaessa ihmiset alkoivat tulla ympäri maapalloa saadakseen hoitoa. Syöpäpotilaita, joita pidettiin terminaalisina ja parantumattomina parannettiin usein. Sitten alkoi uskomattomin painajainen tohtori Burzynskille.

Vuonna 1983 FDA aloitti siviilioikeudenkäynnin tohtori Burzynskia vastaan vaatien hänen toimintansa rajoittamista. Ennen oikeudenkäynnin loppua FDA lähetti tuomarille uhkaavan kirjeen, jossa todettiin että FDA:n olisi pakko käyttää "vakavampia ja tehokkaampia suojakeinoja" estääkseen Burzynskin toiminnan, jos tuomioistuin ei onnistuisi tekemään niin. Vaikka tuomioistuin antoi ratkaisun Burzynskin puolesta, FDA:n asianajajat kehui: "Meillä on muitakin keinoja saada hänet."

FDA:n selvän painostuksen johdosta, Texasin osavaltion lääkärihallinto alkoi lähettää tutkijoita Burzynskin entisten potilaiden koteihin - jopa niin pitkälle kuin Kaliforniaan - yrittäen saada heidät nostamaan syytteen häntä vastaan. Huolimatta valtavasta määrästä potilasvierailuja, heidän pyrkimyksensä epäonnistuivat.

Vuonna 1985 kaikille, jotka kysyivät FDA:lta Dr. Burzynskistä, kerrottiin hänen olevan rikostutkinnassa. Lopulta tuomari antoi lopettamismääräyksen FDA:lle ja voimakkaan huomautuksen tästä ilmeisestä yrityksestä tuhota tohtori Burzynskin maine. Myöhemmin samana vuonna FDA teki etsinnän tohtori Burzynskin klinikalle ja takavarikoi 200 000 sivua tutkimusasiakirjoja, yhdessä hänen potilastietojensa kanssa. Muutamaa kuukautta myöhemmin FDA kutsui koolle suuren tuomariston yrittäen nostaa syytteen tohtori Burzynskia vastaan. Suuri tuomaristo ei löytänyt virheitä ja kieltäytyi sallimasta, että häntä vastaan esitetään muodollisia syytteitä.

Vuotta myöhemmin FDA suoritti uuden ratsian klinikalle ja takavarikoi 100 000 sivua lisää tutkimusdokumentteja ja potilastietoja. Pian sen jälkeen FDA kutsui kokoon toisen suuren tuomariston. Tuomaristo ei löytänyt nytkään väärinkäytöksiä ja kieltäytyi syyttämästä Burzynskia.

Toukokuussa 1986 ulkopuolisista paineista johtuen (useimmat uskovat niiden tulleen FDA:lta), Texasin osavaltion lääketieteellisten tarkastajien hallitus ilmoitti tohtori Burzynskille, että vaikka *ei ollut valituksia*, he aloittivat tutkinnan ja hän ehkä haluaa hankkia itselleen asianajajan. Myöhemmin lääketieteellisten tarkastajien hallitus soitti hänelle ja yritti saada hänet lopettamaan toimintansa. Marraskuussa lääketieteellisten tarkastajien hallitus pyysi potilastietoja osoittamaan hänen hoitojensa tehokkuutta. He lupasivat jättää hänet rauhaan, jos onkologien neuvosto toteaisi, että hänen hoitonsa auttoivat ihmisiä. Vilpittömässä mielessä tohtori Burzynski suostui ja antoi yli kaksinkertaisen määrän dokumentteja pyydettyyn verrattuna.

Melkein kaksi vuotta myöhemmin, vuonna 1988, Texasin osavaltion lääketieteellisten tarkastajien hallitus takavarikoi kaikki LT Burzynskin asiakirjat ja nosti syytteen, että hän loukkasi luvun 3.08 kappaletta (4)(A), jonka mukaan oli "peruste peruuttaa, peruuttaa tai keskeyttää" hänen lääkärinoikeutensa. Kaksi vuotta myöhemmin, vuonna 1990, lääketieteellisten tarkastajien hallitus jätti täydennetyn valituksen käytännöllisesti katsoen jo aikaisemmin esitetyillä syytteillä. Tälläkään kertaa tuomioistuin ei löytänyt väärinkäytöksiä hänen lääkärinoikeuksiensa perumiseksi.

Samana vuonna FDA kutsui koolle kolmannen suuren tuomariston. Samanaikaisesti FDA aloitti yhteydenpidon tavarantoimittajiin ja muihin klinikan yhteistyökumppaneihin väittäen, että tohtori Burzynski oli suuren tuomariston tutkinnassa. Mitään väärinkäytöksiä ei oltu löydetty, ja virallisia syytöksiä ei vieläkään esitetty. Tästä huolimatta, FDA jatkoi Burzynskin tutkintaa ja häirintää seuraavat kaksi vuotta.

Texasin osavaltion lääketieteellisten tarkastajien hallitus jätti toisen muutetun valituksen tohtori Burzynskia vastaan elokuussa 14, 1992. Jälleen tuomioistuin katsoi, ettei hän ollut syyllinen. Seuraavan vuoden tammikuussa 60 tohtori Burzynskin potilasta kehotti Texasin osavaltion lääketieteellisten tarkastajien hallitusta lopettamaan hänen häiritsemisensä. Hallitus pyysi melkein heti että potilaiden vetoomukset poistetaan pöytäkirjasta.

Muutamaa kuukautta myöhemmin tapaus siirrettiin oikeudenkäyntiin. Oikeudenkäynnin aikana Nicholas J. Patronas, LT, hallituksen hyväksymä radiologi, radiologian professori Georgetownin yliopistossa, kansallisen syöpä neuroradiologian instituutin perustaja ja päällikkö, lensi vapaaehtoisesti Texasiin todistamaan lääkärin puolesta. Valan velvoittamana hän totesi, että tohtori Burzynskin antineoplaston hoito oli turvallista ja tehokasta aivosyöpää vastaan. Oikeudenkäynnin päätteeksi tuomari päätti asian tohtori Burzynski:n eduksi todeten, että tarkastajien hallitus ei ollut toimittanut mitään pätevää tai olennaista näyttöä siitä, että hänen terapiansa ei ollut turvallista tai tehokasta.

FDA kutsui koolle neljännen suurimman tuomariston vuonna 1994! Jälleen kerran, muodollisille syytöksille ei löytynyt luotettavaa perustaa.

Koska tohtori Burzynski oli nyt kansallisen huomion kohteena, "CBS This Morning" kutsui lääkärin ja kolme hänen potilastaan ohjelmaan kertomaan tarinansa. Samana iltapäivänä FDA teki jälleen etsinnän tohtori Burzynskin toimistolle, otti lisää asiakirjoja ja antoi lisää haasteita. Muutamaa päivää myöhemmin FDA otti kaikkien niiden potilaiden lääketieteelliset potilastiedot, jotka olivat olleet televisiossa tohtori Burzynskin kanssa.

Samoihin aikoihin Texasin osavaltion lääketieteellisten tarkastajien hallitus valitti aikaisemmasta päätöksestä. Tuomari teki päätöksen jälleen tohtori Burzynskin hyväksi.

Lopuksi, johtuen tohtori Burzynskin saamasta suuresta huomiosta, kongressin alakomitean istunto kutsuttiin koolle tarkistamaan hänen tapauksensa. Kuulemistilaisuudessa kymmenet tohtori Burzynskin potilaat todistivat parantuneensa ja vetosivat FDA:n jatkuvaa häirintää vastaan. Komitea jäsenet eivät voineet ymmärtää miksi FDA oli kutsunut niin monia suuria tuomaristoja ja jopa ehdottivat, että FDA:lla oli vendetta tohtori Burzynskia vastaan.

Itsepintaisesti FDA kutsui koolle *viidennen* suuren tuomariston maaliskuussa 1995. FDA ei missään vaiheessa väittänyt, etteivätkö Dr. Burzynskin syöpähoidot olleet turvallisia tai tehokkaita. Ainoa valitus oli, että hoidot olivat hyväksymättä. Tässä vaiheessa he pystyivät saamaan tuomarin sopimaan, että tuomaristo ei saa kuulla mitään todistusta antineoplastonien turvallisuudesta ja niiden kyvystä parantaa syöpää.

Näillä rajoituksilla suuri tuomaristo nosti lopulta syytteet 75:n liittovaltion lain rikkomuksesta ja petoksesta. Jos hänet tuomittaisiin syylliseksi, tohtori Burzynski saisi enintään 290 vuotta vankeutta liittovaltion vankilassa ja 18 500 000 dollaria sakkoja.

Samanaikaisesti Texasin osavaltion lääketieteellisten tarkastajien hallitus valitti Texasin korkeimpaan oikeuteen. Vaikka väärinkäytöksiä ei ollut, tuomarit panivat tohtori Burzynskin 10-vuoden koeajalle.

Myöhemmin vuonna 1996 kongressi kutsui koolle toisen alakomitean kuulemisen ja pyysi FDA:ta hyväksymään kaikki Burzynskin potilaat sarjaan FDA:n ohjaamia vaiheen II kliinisiä tutkimuksia. FDA myöntyi tähän. Silti FDA jatkoi sen syytteiden ajamista tohtori Burzynskiä vastaan edellisen tuomariston syytösten perusteella. Ja jälleen kerran, FDA:n asianajaja totesi, että "toimivatko antineoplastonit vai eivät ei ole kysymys ... ja valamiehistöä ei pitäisi pyytää päättämään asiaa." Tuomari antoi periksi.

Huolimatta oikeudenkäynnin epäoikeudenmukaisista vaatimuksista, tohtori Dr. Burzynski vapautettiin 42:sta 75:stä syytteestä. Jäljelle jäävien syytteiden oikeudenkäynti raukesi. Pian sen jälkeen kongressin ja kansalaisten painostus pakotti FDA:n luopumaan kaikista jäljelle jääneistä syytteistä yhtä lukuun ottamatta. Myöhemmin samana vuonna, tohtori Burzynski vapautettiin viimeisetäkin syytteestä.

Valitettavasti tämä Gestapon kaltainen kampanja maksoi amerikkalaisille veronmaksajille (ainakin FDA: n ilmoituksen mukaan) 60 miljoonaa dollaria ja aiheutti 2,2 miljoonan dollarin oikeudenkäyntikulut Burzynskille. Onneksi järkyttynyt kansalainen auttoi kattamaan hänen oikeudenkäyntikulunsa. Kaikki tämä raha olisi käytetty paljon paremmin myöntämällä se Burzynskin tutkimukselle. Ja vielä, tarina ei lopu tähän. Itse asiassa se muuttuu *vielä* kauhistuttavammaksi ...

Koettelemuksen aikana National Cancer Institute (NCI), *(kuten FDA, myös National Cancer Institute on Yhdysvaltain terveysministeriön osa)* oli solminut sopimuksen testata tohtori Burzynskin kanssa hänen antineoplaston hoitonsa. NCI muutti käytettyjä hoitoja ilmeisenä tarkoituksena pilata niiden maine, käyttämällä annoksia, jotka olivat aivan liian pieniä ja ottamalla mukaan potilaita, joiden syövät olivat paljon pahempia kuin testaussuunnitelmassa määriteltiin. Logiikka sanoo, että tämä tehtiin *tarkoituksella* jotta voidaan tuhota tohtori Burzynskin uskottavuus, koska liian pienillä annoksilla ei selvästikään kyetty estämään yhdenkään potilaan kuolemaa tutkimuksessa.

Valitettavasti vääristynyttä juonittelua ja korruptiota on vieläkin enemmän, jota ei paljasteta tässä. Koko tarinasta on tehty *Burzynski niminen* dokumenttielokuva. Kiinnostuneita lukijoita kannustetaan tutustumaan täydellisiin asiakirjoihin siitä, mitä tässä on kerrottu ja lopputarinaan osoitteessa www.burzynskimovie.com.

Totuus on, että Burzynskin antineoplastonit paransivat monia syöpiä, jopa sellaisia, joita potilaiden omat onkologit pitivät parantumattomina. Edes liittohallitus ei kiistä tätä tosiseikkaa. On myös totta, että kemoterapialääkkeet ovat yhteensä keränneet miljardeja dollareita tuloja niiden kehittämisestä lähtien. Yleensä, ne eivät paranna syöpää, ja niillä on kauheat sivuvaikutukset. Pitääkseen tuottoisat monopolinsa lääketeollisuuden, FDA:n ja kansallisen syöpäinstituutin on yksinkertaisesti pakko suojella syöpälääkeliiketoimintaa. Kuten edellisessä tarinassa esitetään ne menevät erittäin pitkälle pitääkseen toimivat syövän parannuskeinot poissa yleisön saatavilta.

Miljoonia ja miljoonia on kuollut, jotka olisivat voineet parantua 28 vuoden aikana, kun FDA yritti suojella lääketeollisuuden villisti kannattavaa syöpäkartellia lukitsemalla tohtori Burzynski vankilaan ikuisiksi ajoiksi. Tämä on paljon rikollisuutta pahempaa. Missä tahansa muussa yhteydessä miljoonien ihmisten kuoleman aiheuttamista kutsutaan *KANSANMURHAKSI*!

Kaikesta tästä huolimatta ja kaikista vastuksista huolimatta antineoplastonit läpäisivät FDA:n vaiheen II kliiniset tutkimukset onnistuneesti ja ovat nyt viimeisessä koesarjassa ennen pääsyä hyväksyntään. Jos FDA, National Cancer Institute ja lääketeollisuus saadaan pidettyä kurissa, suurin osa säteily- ja kemoterapiahoidoista myrkyllisine sivuvaikutuksineen korvataan oikeasti parantavilla aineilla, kuten antineoplastoneilla ja C-vitamiinilla.

Valitettavasti taistelu ei ole vielä läheskään ohi. Kansainvälinen, jo ratifioitu sopimus on kieltämässä luonnollisen lääkinnän ja saa liittohallituksen antamaan FDA:lle vieläkin enemmän rahaa ja paljon enemmän voimaa.

Suuret C-vitamiiniannokset kielletään

Joulukuussa 2009 Yhdysvalloista tuli Codex Alimentarius (latinaa "ruokalaki") jäsen. Perussopimuksen ovat suunnitelleet, laatineet ja ajaneet läpi kansainväliset lääkeyhtiöt ja maatalouskemikaalien tuottajat maailman kauppajärjestön (WTO) kautta, joka on osa YK:ta. Ilmoitettu lain tarkoitus on standardoida "maatilalta-haarukkaan" tuotanto - kasvatus, torjunta-ainejäämät, eläinlääkkeet, saastuminen, elintarvikkeiden korjuu, ruokahygienia ja ruoan valmistus sekä pakkaamista, merkintöjä, esille panoa ja markkinointia koskevat säännöt - *kaikille* ruoka-aineille, lisäaineille, lääkkeille, yrteille ja ravintolisille maailmanlaajuisesti.

Yhdysvaltojen perustuslain mukaan sopimukset ovat ensisijaisia kaikkiin kansallisiin, osavaltioiden, läänien tai kuntien lakeihin nähden. Sopimuksen jäsenenä Yhdysvaltojen on "harmonisoitava" lakinsa noudattamaan vahvistettuja Codex Alimentarius (Codex) normeja tai maksettava sakkoja WTO:lle.

Monien muiden pelottavien standardien joukossa Codexin kautta määrätyllä sopimuksella valvotaan lisäravinteiden annoskokoja. Esimerkiksi C-vitamiinin annoskoko ei saa ylittää 200 mg. C-vitamiinilisää joka antaa enemmän kuin ilmoitetun annoksen pidetään lääkkeenä ja olettaen, että se voi lopultakin saada FDA:n lääkehyväksynnän, lääkärin on määrättävä se ja sitä voi ostaa vain apteekista. Kaikki säätely laeilla vähentää saatavuutta ja nostaa C-vitamiinin tai muun säännellyn ravinteen hintaa.

Tammikuun 4. 2011 siirryttiin kohti USA:n Codexin noudattamista presidentti Obaman allekirjoittaessa yhden kymmenistä tulevista laeista: FDA:n elintarviketurvallisuuden nykyaikaistamislain. Laki antaa FDA:lle enemmän valtaa. Ja vastauksena FDA on jo vaatinut 100 000 000 dollaria "käyttömaksuja" (*lahjuksia?*) sen täytäntöönpanon rahoittamiseksi.

Pitää muistaa, että tämä on vain ensimmäinen monista laeista, joista jokainen antaa korruptoituneelle ja laajemmalle levittäytyvälle FDA:lle enemmän sääntely- ja täytäntöönpanovaltaa, joka Yhdysvaltojen on toteutettava yhdenmukaistaakseen toimensa Codexin kanssa.

Vaikka FDA:n elintarviketurvallisuuden nykyaikaistamislaki ei käsittele ravintolisiä erityisesti, lähitulevaisuudessa lait on pantava täytäntöön, jotka vastaavat Codex standardia. *Tämä tarkoittaa, että yli 200 mg:n C-vitamiini tableteista tulee laittomia.* Näin on jo nyt useissa Euroopan maissa.

Niille, jotka ajattelevat, että se ei voi tapahtua USA:ssa, tulisi muistaa...

Elävä todiste, C-vitamiini, McGuff ja FDA

Kuten luvussa 1 viitataan, *60 minuuttia* ohjelma Uudessa-Seelannissa tuotti dokumentin hämmästyttävästä Allan Smithin toipumisesta sikainfluenssasta, keuhkokuumeesta ja karvasolu leukemiasta. "Elävä todiste?" esitettiin ensimmäisen kerran kesällä 2010.

112

Uutisohjelma paljasti sairaalan henkilökunnan päätöksen, poistaa Allan Smith elintoimintoja ylläpitävästä hengityskoneesta ja antaa hänen kuolla. Antaen periksi perheen voimakkaalle paineelle, sairaala suostui vastahakoisesti antamaan suuria annoksia suonensisäistä C-vitamiinia. Osana dokumenttielokuvaa kohtaukseen leikattiin kuva C-vitamiinipullosta – jossa oli sama tuotemerkki, kuin sairaalan hoidossa käytetyssä. Valmistajan nimi, McGuff Pharmaceuticals Inc näkyi selvästi pullossa. Monien taistelujen jälkeen lääkärien ja sairaaloiden kanssa C-vitamiinihoidon jatkamisesta, ihminen, jonka piti kuolla, toipui täysin kaikista sairauksistaan ja jatkoi normaalia elämää.

Tämä paljastava ja liikuttava dokumentti oli niin suosittu että siitä puhuttiin pian useilla Internet-sivustoilla. Monien sivustojen linkit ohjasivat miljoonia ihmisiä katsomaan "Living Proof?" dokumentin.

Sitten McGuffille 28. joulukuuta 2010 päivätyssä kirjeessä, FDA kielsi C-vitamiinin kaikenlaisen massatuotannon. Miksi? Suojasiko se kaikkia potilaita, jotka saattoivat olla vaarassa parantua vai suojasiko se lääketeollisuutta mahdolliselta tulonmenetykseltä? Vai "suojeliko" se monia potilaita suurten C-vitamiiniannosten eduilta?

Ensimmäinen voitto C-vitamiinille

Huolimatta osallisuudesta suonensisäisen C-vitamiinihoidon lopettamiseen Allan Smithin dramaattisten toipumisen jälkeen, hoitava sairaala Uudessa-Seelannissa ansaitsee jonkin verran tunnustusta. Se kuitenkin salli ensiksi annetun C-vitamiinin! Tietojeni mukaan suurta suonensisäistä C-vitamiiniannosta ei ole annettu yhdessäkään sairaalassa USA:ssa. Monissa yksityisissä klinikoissa kyllä; yhdessäkään sairaalassa ei.

Koska *60 minuuttia* dokumenttielokuva, "Living Proof?" on tehty, voivat Uuden-Seelannin potilaat nyt pyytää

113

suonensisäisen C-vitamiinin käyttöä hoidossaan. Siitä huolimatta paljon taisteluita käydään lääkäreiden ja sairaaloiden kanssa ennen jokaista C-vitamiini infuusioita. Syyskuussa 2010 Uuden-Seelannin kansalaisryhmä, "C-vitamiini voi parantaa", kutsui minut puhumaan heille C-vitamiinista, sen tehokkuudesta saaduista lukuisista todisteista, ja heidän laillisista oikeuksistaan sen käyttöön.

Paine kasvaa ja samanlainen liike leviää nyt Australiassa. Tärkeät asiat tapahtuvat kuitenkin vasta, kun riittävän moni vaatii sitä. Poliitikkoihin on kohdistettava asiantuntevien kansalaisten massiivinen painostus. Muuten C-vitamiini jää vain yhdeksi hivenaineeksi aamumuroissa ja muussa prosessoidussa ruoassa. Et saa keripukkia, mutta olet silti vaarassa saada muita sairauksia.

USA:n kongressin on kuultava äänestäjiltä, että nykyistä terveyslainsäädäntöä ei siedetä. Tässä joitain ehdotuksia:

- Asiantuntijat, joilla on YKSIKIN eturistiriita eivät saisi osallistua FDA:n lupien valmisteluun tai päätöksentekoon
- FDA ei saisi mielivaltaisesti ja etsiä ja takavarikoida lisäravinteita ja arkistoja ilman hyvin määriteltyä asianmukaista menettelyä ja etsintälupaa oikeudelta
- Häirintä oikeudenkäynneillä tulisi estää (esimerkiksi yhden suuren tuomariston tuomion tulisi olla FDA:n tutkinnan loppu)
- Varoja olisi siirrettävä Kansalliselta syöpäinstituutilta ja FDA:lta perustettavalle Luonnollisen Terveyden Instituutille tiedepohjaisten lääkäreiden ohjaukseen, joka voi vahvistaa todisteet luonnollisten ruokien ja lisäravinteiden kyvyistä parantaa
- Luonnollisten lääkkeiden ja lisäravinteiden turvallisuus ja käyttö olisi sääneltävä Luonnollisen Terveyden Instituutissa
- Luonnollisen Terveyden Instituutti jakaisi tutkimusavustuksia ja määrittelisi järkevät menetelmät luonnollisten aineiden ja hoitojen turvallisuuden ja

114

tehokkuuden osoittamiseen ja hyväksyisi ne lääketieteelliseen käyttöön

Toivottavasti tämä kirja ja erityisesti tämä luku avaa silmät, antaa toivoa ja vihastuttaa tarpeeksi keskustelujen avaamiseksi. Allan Smithin ja tohtori Burzynskin tapaukset voivat auttaa tässä kampanjassa.

Vain yhdessä voimme saada aikaan muutoksen ja suojata oikeutemme edullisiin ja myrkyttömiin terapioihin, kuten C-vitamiiniin.

Seuraavaksi keskustellaan, miten C-vitamiinin saantia voi täydentää tehokkaimmin...

Miten
tästä eteenpäin?

C-vitamiini sopii ainutlaatuisen hyvin taudinaiheuttajien tappamiseen, myrkkyjen neutralointiin ja lataamaan immuuni puolustus. Se palvelee hyvin ei ainoastaan syövän ja sydänsairauksien estämisessä, vaan myös niiden hoidossa, pysäyttämisessä ja jopa olemassa olevan sydäntaudin ja syövän parantamisessa. Silloinkin, kun sairaudet eivät ole pysäytettävissä ja parannettavissa, C-vitamiini vähentää aina oireita ja parantaa elämän laatua. Se yleensä lisää myös elämän pituutta. Antioksidanttina se taistelee oksidatiivista stressiä ja sen aiheuttamia rappeuttavia sairauksia vastaan tavoilla, jotka asettavat sen omaan luokkaansa. Tiedämme, että korkeimmat C-vitamiinipitoisuudet vähentävät kuolleisuutta merkittävästi, koska ihmiset eivät sairastu.

Miksi juuri tämä aine on niin tehokas ja tärkeä?

Koska C-vitamiinin tehtävä on ollut aina toimia *luonnon yleislääkkeenä*! Ihmisen keho suunniteltiin toimimaan parhaiten korkealla veren ja solujen C-vitamiinipitoisuudella, jota maksa tuottaa tarpeen mukaan. Synnynnäisen aineenvaihdunnan geenivirheen vuoksi, valtaosalla meistä ei enää ole kykyä valmistaa sitä, mutta se ei vähennä C-vitamiinin tarvetta tai siitä saatavia hyötyjä.

116

Valitettavasti suurten C-vitamiiniannosten käyttö on ristiriidassa teollisuuden etujen kanssa. Teollisuuden, jota EI OLE ilman kroonisesti sairasta väestöä. Älä mene lankaan! Hallitus ja perinteinen lääketeollisuus etsivät parannuksia sairauksiin suunnilleen yhtä ahkerasti, kuin crack-myyjät etsivät riippuvuutta aiheuttamatonta kokaiinia. Vaikka perinteisen lääketieteen maailma puhuu "terveydestä ja hyvinvoinnista", niin todellisuudessa vain sairaus ja taudit maksavat laskut.

Ajattele... mitä tapahtuisi, jos kohtalon oikusta koko väestöstä tuli yhtäkkiä hyvin tervettä joksikin aikaa? Työntekijöiden ja opiskelijoiden tuottavuus olisi hyvä, koska ihmiset olisivat terveitä ja tuntisivat vointinsa paremmaksi kuin vuosiin. Mutta odota... kaikkien sairaaloiden sängyt olisivat tyhjinä, leikkaussalit pimeinä, apteekkeihin ei tule reseptejä, lääkärit istumassa toimettomina vastaanotoillaan, eikä vakuutusvirkailijoilla olisi mitään tekemistä.

Kyllä, se on kaukaa haettua ja epärealistista. Mutta mitä jos vain 25% väestöstä olisi merkittävästi terveempää? Miten se vaikuttaisi lääketieteelliseen järjestelmään? Voisi toivoa sen iloitsevan - mutta se ei voi! Ottaako mikään lääkeyritys ilolla vastaan parannuskeinoa sydäntauteihin tai syöpään, kun niiden taloudellinen olemassaolo riippuu sydän- ja syöpälääkkeiden myynnistä?

Kuinka nykyinen terveydenhuoltojärjestelmä voisi olla näkemättä *luonnon yleislääkettä* uhkana?

Heidän onnekseen monet ihmiset eivät koskaan saa tietää suurten C-vitamiiniannosten voimasta, eivätkä he koskaan hyödynnä sen etuja. Myytit jatkavat kiertämistään ja ihmiset uskovat niihin edelleen. Mutta entä me, jotka tiedämme? Meidän on suojeltava vapauttamme vastustamalla yrityksiä tehdä suurista C-vitamiiniannoksista laittomia ja opittava parhaat tavat nauttia upeasta elämää antavasta lähteestä.

Pidät arvokasta tietoa käsissäsi. Kirja on täynnä tosiasioita, todisteita, tutkimuksia ja lääketeollisuuden todellisuutta. Minkään ei ollut tarkoitus pelottaa, ainoastaan kertoa koko totuus. Yhdessä voimme voittaa taistelun! Mutta tarvitset terveytesi ja voimasi siihen. Voit aloittaa optimoimalla oman C-vitamiinitasosi ... näin:

Veren C-vitamiinitason optimointi

C-vitamiini on **luonnon yleislääke** - ensisijainen puolustus ihmisen jatkuvassa taistelussa myrkkyjä, patogeenejä ja oksidatiivista stressiä vastaan. Koska ihmisen on korvattava aikaisemmin runsaasti tuottamansa C-vitamiini, sillä on erityisen tärkeä asema kehon tarvitsemien ravinteiden luettelossa.

Ihmisillä on monia muitakin ravitsemustarpeita, mutta kehon saantivaatimukset useimmille muille mikroravinteille (vitamiinit, mineraalit, entsyymit ja aminohapot) ja makroravinteet (proteiinit, hiilihydraatit, rasvat) pysyvät rajoitetummilla alueilla.

Luvussa 3 keskusteltiin C-vitamiinituotannon valtavasta vaihtelusta sitä tuottavissa eläimissä, vasteena myrkkyihin ja patogeenisiin haasteisiin. Ihmisen tarvitsema C-vitamiinin määrä vaihtelee myös suuresti ja alueella, joka on paljon yli suositellun 75-90 mg päiväannoksen. C-vitamiinitarpeen alaraja terveille aikuisille on noin 6 000 mg ja kasvaa suhteessa myrkkyaltistuksen tasoon ja immuunijärjestelmän haasteiden voimakkuuteen. Aikaisemmin on todettu, että tarpeen täyttäminen pelkän ruoan avulla ei ole mahdollista.

Lisäksi ihmisen ruuansulatusjärjestelmä on äärimmäisen tehoton siirtämään C-vitamiinia verenkiertoon. Tämä on lisätodiste menetetyn kykymme tärkeydestä tuottaa C-vitamiinia. Tutkimukset osoittavat, että annoskoon kasvaessa vereen pääsevän C-vitamiinin määrää vähenee dramaattisesti. Tutkimuksessa havaittiin, että noin 19 mg osuus 20 mg:n annoksesta vesiliukoista C:tä pääsi verenkiertoon. Annoskokojen noustessa kuitenkin määrä putosi.[1] Arviot tutkimuksen havainnoista viittaavat siihen, että vain 2000 mg osuus 12 000 mg:n annoksesta pääsee verenkiertoon[2] ja 3000 mg:n saaminen verenkiertoon yhdestä nautitusta C-vitamiiniannoksesta olisi teoreettisesti mahdotonta.

118

Vastus C - vitamiinin imeytymiselle suolistosta johtuu siitä, että C-vitamiini (kaikissa perinteisissä tableteissa, kapseleissa, nesteissä ja pureskeltavissa valmisteissa) imeytyy kehoon suolen seinämän läpi rajallisen portaalien määrän kautta. Vain yksi askorbaatti molekyyli pääsee kerrallaan läpi portaalista. Joten, kun kaikki portaalit ovat kiireisiä, jäljellä oleva imeytymätön C-vitamiini siirtyy edelleen paksuun suoleen ja kerääntyy sinne. Siksi normaalin C-vitamiinin määrä, jonka elimistö ottaa kerralla vastaan, on niin ankarasti rajoitettu.

Lisäksi tämä rajoitus selittää suonensisäisen C-vitamiini-infuusion paremmuuden perinteiseen oraaliseen täydentämiseen verrattuna akuuttien tulehdustautien ja vakavien myrkytysten hoidossa. Ja käytännön huomautuksena, imeytymistutkimukset vahvistavat paremman saannin, kun päivittäinen C-vitamiinilisä jaetaan useisiin pienempiin annoksiin.

Läpimurto C-vitamiiniannosten antamisessa

Tohtori Frederick Klenner osoitti suurten C-vitamiiniannosten valtavan terapeuttisen arvon hoidettaessa sairauksia ja myrkytyksiä. Kun potilaan tila oli kriittinen, hän käytti usein suuria annoksia antamalla suonensisäisen infuusion. Hän oli niin menestyksekäs, että menetelmästä tuli nopeasti C-vitamiinin "kultastandardi" paras täydennystapa.

Klennerin päivistä lähtien lukuisia variaatioita suun kautta annettavista C-vitamiini valmisteista (muoto, koko, lisäaineet, pienet parannukset tabletoinnissa, pureskeltavat jne.) on tullut markkinoille. Mutta mikään näistä ei parantanut merkittävästi imeytymistä – kunnes C-vitamiini avioitui liposomi kapseloinnin kanssa.

Liposomit löydettiin ensimmäisen kerran 1960-luvulla.[3] Liposomeilla parannetun imeytymisen tiede on nauttinut jatkuvista parannuksista viimeisen 50 vuoden ajan.[4] Kävi nopeasti ilmeiseksi, että liposomit voivat peittää aineita ja parantaa niiden pääsyä kehon soluihin. Koska se lisää dramaattisesti C-vitamiinin imeytymistä kehoon suun kautta annettuna, se on löytänyt ainutlaatuisen paikan C-vitamiinin lisäravinnevaltakunnassa. Liposomeihin kapseloidulla C-vitamiinilla on oraalisen annostelun mukavuus samalla, kun hyötysuhde on teknisesti jopa suonensisäisesti annettua C:tä parempi. Toisin sanoen laskimonsisäinen tulos suun kautta annettuna on nyt mahdollinen.

Mitä liposomit ovat?

Fosfolipidit (koostuvat pääasiassa rasvahapoista) muodostavat tietyissä olosuhteissa vedessä mikroskooppisia kuplia ainutlaatuisen molekyylirakenteensa johdosta. Näillä pienillä palloilla, joita kutsutaan liposomeiksi, on kaksikerroksiset kalvot, jotka ovat lähes identtisiä useimpien kehon solukalvojen kanssa. Liposomien muodostuessa, ne vangitsevat ja sulkevat sisälleen kaiken mitä oli liuennut lähtöliuokseen.

Rasvahappokoostumuksensa vuoksi liposomit ovat eivät liukene veteen, eivätkä ole alttiita hajoamiselle vatsassa. Rakenteensa – ja äärettömän pienen kokonsa ansiosta - liposomit voivat helpottaa kapseloidun hyötykuorman imeytymistä ennen lipidien merkittävää entsymaattista hajoamista suolistossa.

Heti kun fosfolipidit tulevat ohutsuoleen, ne liukuvat suolen seinämän läpi ilman erityisiä molekyyliportaaleja (reseptorikohtia). Liposomit läpäisevät soluseinät samalla tehokkaalla tavalla. Nämä ja muut ominaisuudet tekevät niistä ihanteellisia kantamaan C - vitamiinia (ja monia muita vesiliukoisia ravinteita) vereen ja soluihin.

Lopputulos:

Liposomeihin kapseloitu C-vitamiini
antaa suonensisäisen vaikutuksen suun kautta

Vertaisarvioitu tutkimus osoitti, että liposomi kapseloitu C-vitamiini pystyi toimittamaan suunnilleen kaksinkertaisen C-vitamiinimäärän vereen, mitä aiemmin pidettiin mahdollisena muilla "perinteisillä" suun kautta otettavilla C-vitamiinin muodoilla – edes jaettuina annoksina.[5] Kliininen kokemukseni liposomi kapseloidun C-vitamiinin kanssa viittaa siihen, että sen kliininen vaikutus voi jopa ylittää suonensisäisen C-vitamiinin kliiniset vaikutukset joissakin äkillisissä infektioissa.

Nämä havainnot eivät mitätöi suonensisäisen C-vitamiinin terapeuttista merkitystä. Selvästi, kun on kliininen tarve toimittaa suuri annos C-vitamiinia nopeasti, kuten käärmeen purema tai barbituraattien yliannos, suonensisäinen reitti on paras. Kuitenkin, jopa näissäkin tilanteissa, molemmat antotavat toimivat yhdessä optimoiden C-vitamiinin terapeuttiset hyödyt.

Todellisen C-vitamiinitarpeen määritys

Ihmiskehon mekanismit auttavat määrittämään nykyisen yksilöllisen C-vitamiinin tarpeen. Vaikka kaukana täydellisestä, yksi näistä mekanismeista - suoliston sietokyky - on hyvä lähtökohta.

Usein ihmiset, jotka ovat käyttäneet perinteisiä "mega-annoksia" C-vitamiinia torjuakseen kylmettymistä tai flunssaa, ovat kokeneet vetisen ripulin, jota kutsutaan C-huuhteluksi. Tämä ilmiö tapahtuu aina, kun suuri määrä C-vitamiinia ei imeydy ohutsuolesta. Imeytymätön C saavuttaa paksun suolen, johon se vetää vettä. Vetinen ripuli syntyy luonnollisesti, haitattomana sivuvaikutuksena yksinkertaisesti siksi, että suolisto ei kykene käsittelemään sitä vesimäärää, jonka C-vitamiini imee paksuun suoleen.

Myrkytys tai taudinaiheuttajat lisäävät usein suoliston C-vitamiinin sietokykyä, useimmiten suhteessa haasteen vakavuuteen. Itse asiassa Robert Cathcart, LT, totesi hoitaessaan HIV / AIDS-potilaita, että suoliston sietokyky nousi usein 75 - 100 grammaan päivässä, mikä on 20-50 kertaa enemmän kuin terveillä yksilöillä.[6]

Toinen tapa määrittää optimaalinen annos on yksinkertaisesti arvioimalla kehon signaalit. Kun olo ei tunnu "aivan oikealta", annoksen korotus on yleensä tarpeen. Jos hyvä vointi on saavutettu eikä suurempi C-vitamiiniannos tuota mitään parannuksia, kehon tarve on todennäköisesti täytetty.

Niille, joilla on C-vitamiinin puutostauti (kuten sepelvaltimotauti, ientulehdus, kaihi tai osteoporoosi) tai jatkuvaa altistusta myrkyille (kuten elohopea-amalgaami täytteet, juurihoidetut hampaat tai myrkylliset ympäristökemikaalit) päivittäisen annoksen lisäys on suositeltava.

Käytännön ehdotuksia

Päivittäinen suolen sietokyvyn mukainen annostus voi olla hankala ja epämiellyttävä, mutta hyvä strategia sisältää säännöllisen tämän tyyppisten C-vitamiinilisän perustarpeen määrittelyn. C-huuhtelu puhdistaa suolen ja minimoi sen osuuden kehon toksiinialtistukseen. Kerran kuukaudessa tai jopa kerran viikossa, ota säännöllisiä annoksia C-vitamiinijauhetta liuotettuna veteen ripulin puhkeamiseen asti. Tässä vaiheessa perustaso voidaan määrittää, ja suolisto hyötyy terveellisestä puhdistuksesta. Huomaa: Koska liposomaaliset valmisteet imeytyvät lähes täydellisesti, ne eivät aiheuta C-huuhtelua.

Kun perustaso on tiedossa, seuraavien päivien lisäannos voisi sisältää yhdistelmän liposomaalista valmistetta ja natriumaskorbaatti jauhetta tai vain toista tyyppiä. Koska liposomeihin kapseloitu C-vitamiini on huomattavasti paremmin imeytyvää, kuin muut suun kautta otettavat muodot, etenkin annoskokojen kasvaessa, niin seuraava korvaustaulukko tarjoaa likimääräiset arvot:

- 1 000 mg liposomaalista = 3 000 - 4 000 mg jauhetta
- 2 000 mg liposomaalista = 8 000 - 10 000 mg jauhetta

• 3 000 mg liposomaalista = 12 000 - 18 000 mg jauhetta

Päivittäisen kokonaisannostuksen tulisi olla vähintään yhtä suuri, kuin määritettiin viimeisen suoliston toleranssituloksen perusteella. Suuremmat liposomaalisen C-vitamiinin määrät tarjoavat usein lisää hyötyä. Ei-liposomaalisia C-vitamiinivalmisteita on runsaasti. Ilman pitkää keskustelua kustakin tyypistä todetaan tärkeimmät näkökohdat. Nämä muodot ovat kaikki vesiliukoisia:

• Askorbiinihappojauhe on halvin C-vitamiinin muoto - koska se on happo, se aiheuttaa todennäköisemmin stressiä ruoansulatukselle
• Natriumaskorbaatti jauhe on edullinen ja helppo käyttää – suositeltavampi, kuin muut ei-liposomaaliset muodot
• Askorbyylipalmitaatti on rasvaliukoinen muoto C-vitamiinia, joka antaa erilaiset imeytymisominaisuudet
• Bioflavonoidit ovat hyviä antioksidanttiravinteita - vaikka ne voivat auttaa C-vitamiinia parantamaan kehon hapettumisenestokykyä, niitä ei tarvita tähän. "Luonnollinen C-vitamiinikompleksi" on vain markkinointia, joka lisää tarpeettomasti C-vitamiinivalmisteen hintaa
• Ester C ® koostuu pääasiassa kalsiumaskorbaatista (jota en suosittele muista syistä) ja voi hieman parantaa imeytymistä. Ester C ® :n muut komponentit tekevät siitä tarpeettoman kallista
• Mineraalimuodot: kromiaskorbaatti, magnesiumaskorbaatti, mangaaniaskorbaatti, molybdeeniaskorbaatti, kaliumaskorbaatti ja sinkkiaskorbaatti aiheuttavat ongelman, koska niihin liittyvät mineraalit tuovat omat myrkyllisyytensä mukaan, kun niitä käytetään suurina annoksina, joita tavoitellaan C-vitamiinin täydennyksellä. Vältä niitä, paitsi pienempinä annoksina.

Pillerit ja kapselit sisältävät usein täyteaineita ja ainesosia, jotka voivat lisätä kustannuksia ja vaikuttaa haitallisesti imeytymiseen. Nestemäiset ja pureskeltavat valmisteet voivat sisältää sokeria - vältä niitä, jos mahdollista. C-vitamiinitäydennysten tehokkuutta voi parantaa huomattavasti rajoittamalla myrkkyjen negatiivisia vaikutuksia (*katso Liite F*). Muut ravintolisät voivat myös olla merkittävä apu (*katso Liite G*).

Johtopäätökset

C-vitamiinin lisäys on välttämätöntä. Se suojaa pelätyiltä taudinaiheuttajilta, tarjoaa edullisen ja kuitenkin tehokkaan hoidon moniin sairauksiin ja neutraloi kaikki myrkyt. Se voi myös antaa toimivia vastauksia vaikeisiin haasteisiin, jotka tällä hetkellä uhkaavat kansaamme. Hyvän terveyden ja tehokkaan lääkityksen ei tarvitse aiheuttaa vararikkoa yhteiskunnalle. Ihmisten ei tarvitse viettää viimeisiä vuosikymmeniä jonottaen apteekista kalliita reseptilääkkeitä. Hoitokodin ei tarvitse olla viimeinen pysäkki ennen hautaa. Suuri C-vitamiiniannos, *luonnon yleislääke*, voi muuttaa näitä asioita suurelle enemmistölle ihmisiä. Todista se itsellesi - jaa sitten löytö muiden kanssa.

LIITTEET

Enemmän tietoja haluaville

LIITE A

Miten C-vitamiini toimii?

Arvostin suuresti C-vitamiinin kykyä parantaa useimmat tartunnat, neutraloida myrkyt ja vaikuttaa moniin syöpiin, jo kauan ennen kuin ymmärsin, miten se toimii. Tiesin, että se oli oikein annosteltuna todennäköisesti paras tapa estää ikääntymistä ja hidastaa kroonisia rappeuttavia sairauksia.

C-vitamiinihoidon kliiniset vasteet olivat täysiä ihmeitä perinteisen koulutuksen saaneelle lääkärille, kuten itselleni. Vaikka minulla ei ole ongelma käyttää mitä tahansa hoitoa, joka selvästi hyödyttää potilasta aiheuttamatta haittaa, tiesin että C-vitamiinin monipuolisille kyvyille oli oltava tieteellinen selitys ja minun olisi löydettävä se.

Näytti loogiselta päätellä, että on oltava ominaisuus, joka antoi C-vitamiinille kyvyn parantaa ja voittaa tartuntojen ja myrkkyjen vaikutukset. Päättely johti ilmeiseen kysymyksen:

- **Mitä kaikissa myrkyissä ja infektioissa on yhteistä?**
Vastaus on yhtä yksinkertainen kuin tyylikäs:
- **Kaikki infektiot ja myrkyt aiheuttavat vaurionsa lisäämällä oksidatiivista stressiä**

Ei poikkeuksia! Ei ole ainuttakaan tulehdusta (viruksen, bakteerin tai muun aiheuttamaa) tai myrkkyä, joka ei synnytä "reaktiivisia happiradikaaleja".

Monet reaktiiviset happiradikaalit ovat erittäin epävakaita, koska niissä on yksi tai useampia parittomia elektroneja, saaden ne etsimään lisäelektroneja. Elektronien lisääminen "sammuttaa" vapaan radikaalin, jolloin siitä tulee paljon vakaampi ja passiivinen. Biokemialliset reaktiot pyrkivät parantamaan reagoivien molekyylien kemiallista vakautta melkein aina.

Reaktiiviset happiradikaalit osaavat tehdä vain yhden asian (ja ne tekevät sen hyvin), eli vahingoittaa biologisia molekyylejä *hapettamalla*. Sama perusprosessi, joka ruostuttaa metallin kehon ulkopuolella rikkoo biomolekyylit kehossa. Kun biomolekyyli on hapettunut, sen kyky suorittaa työnsä on heikentynyt tai menetetty kokonaan, kunnes se kemiallisesti *pelkistetään* (hapettumisen käänteisreaktio) ja se palautuu normaaliin toimintakykyiseen muotoonsa. Mitä enemmän hapettumista (tai "hapetusstressiä") on kudoksissa, sitä toimimattomampi kudoksesta tulee ajan myötä.

Mikä on oksidatiivinen stressi? Aloitetaan muutamista perustermeistä.

Hapetus: Aine *menettää* elektroneja
Pelkistys: Aine *saa* elektroneja

Kaikki myrkyt ovat pro oksidantteja, mikä tarkoittaa, että ne hapettavat suoraan (tai reaktiivisten happiyhdisteiden välityksellä) ottamalla elektroneja biomolekyyleiltä, joiden normaali toiminta heikkenee tai estyy kokonaan.

Antioksidantit pelkistävät aiemmin hapettuneita biomolekyylejä, palauttamalla niille elektronit tai estävät normaaleja biomolekyylejä hapettumasta. Kun tarpeeksi moni hapettunut biomolekyyli pelkistyy takaisin normaaliin tilaan, kudos (tai solu) voi jatkaa jälleen normaalia toimintaa.

On myös tärkeää ymmärtää ero hapettuneen antioksidantin ja myrkyn välillä. Loppujen lopuksi, kun C-vitamiini tai mikä tahansa muu antioksidantti on lahjoittanut elektroneja, se haluaa ottaa elektroneja uudelleen palatakseen pelkistyneeseen eli aktiiviseen tilaansa. Joten mikä ero on myrkyn ja hapettuneen antioksidantin välillä, jotka kumpikin haluavat ottaa elektroneja (hapettaa)? Mukana on useita tekijöitä:

127

1 Myrkky tarttuu voimakkaasti elektroniin, kun se on hapettanut jotain. Toisin sanoen, kun myrkky on ottanut elektronit pois biomolekyylistä (hapettuminen), se *ei koskaan* anna elektroneja millekään muulle elektroneja etsivälle molekyylille. Toisin sanoen, myrkky ei koskaan toimi antioksidanttina, vaikka sillä olisi tarpeeksi elektroneja.

2 Antioksidantti, kuten C-vitamiini, on klassinen redox (pelkistys - hapetus) molekyyli. Tämä tarkoittaa, että C-vitamiini on suunniteltu ottamaan ja antamaan elektroneja toistuvasti. Miljoonia kertoja suurennettuna, C-vitamiinimolekyylien on havaittu edistävän elektronien virtausta solun läpi ottamalla ja antamalla elektroneja yhä uudelleen. Myrkky toisaalta, vain ottaa ja pitää elektronit, jotka se poimii hapettamistaan molekyyleistä. Tällä mekanismilla myrkyt estävät elektronien virtauksen.

3 Myrkyt, jotka ovat tyydyttäneet elektroninälkänsä, ovat "suhteellisen" passiivisia, mikä voi aiheuttaa lisää "myrkyllisiä" vaikutuksia häiritsemällä fyysisesti solun normaalien biomolekyylien ja antioksidanttien vuorovaikutuksia toistensa kanssa. Useimmiten häiriö on yksinkertaisesti seurausta kertymisestä. Jos myrkky ei liiku eikä eritty, se lopulta kerääntyy ja heikentää normaalien biomolekyylien toimintaa.

C-vitamiini on erityisen hyödyllinen antioksidantti, koska sen yksinkertainen kemiallinen rakenne antaa sille pääsyn lähes kaikkiin kehon osiin, solujen sisään ja myös solujen sisärakenteiden sisään.

Monet myrkyt ovat *suoria* pro oksidantteja, joten ne hapettavat biomolekyylejä ilman välitysmekanismeja. C-vitamiini ja muut antioksidantit voivat neutraloida myrkyt antamalla niille suoraan elektroneja - molekyyliltä toiselle. Myrkyt "passivoituvat" ja menettävät kemiallisen kykynsä riistää elektroneja muilta molekyyleiltä.

Jotkut myrkyt ovat epäsuoria pro oksidantteja, tarkoittaen sitä, että ne vaikuttavat kemiallisesti joihinkin antioksidantteihin estäen niitä tekemästä työtään ja johtavat lisääntyneeseen hapettumisstressiin. Esimerkiksi raskasmetallit, kuten elohopea ja kadmium sitoutuvat sulfhydryyli ryhmiin, joita löytyy monista entsyymeistä, aminohapoista ja antioksidanteista, kuten glutationi ja N-asetyylikysteiini.

Riippumatta siitä, onko vaikutus suora tai epäsuora, kaikista myrkyistä aiheutuu ylimääräistä hapettumisstressiä normaaliin aineenvaihduntaan verrattuna. Tämä voidaan muotoilla muutamaksi fysiologian peruslaiksi:

- **Elektronit ovat elämän polttoainetta. Polttoaineen "palaminen" on elektronien virtausta (vaihtoa) biomolekyylien välillä**
- **Ylimääräiset oksidatiiviset stressit aiheuttavat elektronien ehtymistä ja estävät optimaalista elektronien virtausta**
- **Kaikki myrkylliset vaikutukset johtuvat ylimääräisestä oksidatiivisesta stressistä**

Se siitä. Myrkyllä ei ole muuta tapaa olla myrkyllinen, kuin heikentää elektronien saantia ja virtausta kudosten biomolekyyleissä. Siksi oikein annosteltu C-vitamiini, ennen peruuttamatonta kudosvauriota, neutraloi *minkä tahansa* myrkyn vaikutuksen. Sillä ei ole merkitystä, mikä kemiallinen rakenne tai molekyylityyppi myrkyllä on. Iso, pieni, vesiliukoinen, rasvaliukoinen, ioninen, neutraali – sillä ei ole merkitystä.

Vaikka kaikilla myrkyillä on sama yhteinen vaikutus lopulta - lisääntynyt oksidatiivinen stressi, määrittelee myrkyn molekyylirakenne sen muut tunnetut ominaisuudet.

1 Vesi- tai rasvaliukoisuus määrää mihin myrkky kertyy.
2 Molekyylin koko määrää pääsyn ja kulkeutumisen helppouden eri soluihin ja kudoksiin.

3   Ainutlaatuinen molekyylin muoto yhdessä
    ionivarauksen tai sähköisen neutraalisuuden kanssa
    määrittelee mihin myrkky voi mennä. Nämä
    ominaisuudet määrittävät suurelta osin onko sillä
    taipumus kerääntyä vai poistua erittymällä ja/tai onko
    sillä pääsy endogeenisiin kelaattoreihin, kuten
    glutationi transferaaseihin, vai eksogeenisiin
    ulkopuolelta täydennettäviin kelaattoreihin.
4   Voimakkaammat myrkyt voivat tuottaa suurempia
    määriä hapettavaa stressiä tuottamalla vapaita
    radikaaleja, jotka aloittavat hapettumisen
    ketjureaktioita, eikä ainoastaan yksittäistä vapaata
    radikaalimolekyyliä.

Mikä tahansa kliininen myrkytys tai altistus voidaan
korjata nopeasti antamalla riittävästi C-vitamiinia (ja muita
antioksidantteja) myrkytysalueille mahdollisimman nopeasti.
Kun tämä saavutetaan, terveys, ainakin lyhytaikaisesti, voidaan
aina palauttaa.

Myrkkyjä, joiden lähelle on vaikea päästä ja/tai jotka
ovat jo aiheuttaneet paljon vaurioita ennen kuin C-vitamiini
annetaan, on vaikea hoitaa tehokkaasti. Lisäksi, kun myrkyllä
on välitön ja syvällinen vaikutus biokemiallisilla reiteillä, jotka
ovat kriittisiä elämälle (kuten syanidimyrkytyksessä), potilas
voi kuolla ennen kuin kyetään antamaan riittävästi C-
vitamiinia. Kuitenkin, tutkimukset osoittavat, että jopa
äärimmäisen myrkyllisessä syanidimyrkytyksessä, elämä
voidaan todennäköisesti pelastaa, jos kehossa on valmiiksi
riittävästi C-vitamiinia ja muita antioksidantteja, kun myrkky
kohdataan.

Pitkällä aikavälillä sen jälkeen, kun terveys on
lyhytaikaisesti palautettu, voidaan joutua ryhtymään muihin
toimenpiteisiin terveyden optimoimiseksi. Saatetaan tarvita
joukko kelaattoreita tai muita toimenpiteitä, joiden tiedetään
tukevan elintoimintoja ja lisäävän myrkkyjen poistumista
kehosta. Lisäksi voidaan joutua toteuttamaan toimenpiteitä
uusien ja / tai meneillään olevien myrkkyaltistusten

vähentämiseksi, koska myrkkyjen kumulatiivinen vaikutus vähentää kehon pelkistävää kapasiteettia.

Entä infektiot?

Infektioiden parantamiseksi pitää neutraloida käynnissä oleva hapetusstressi, korjata hapettuneet molekyylit ja tappaa patogeenit tai ainakin herkistää ne terveen immuunijärjestelmän tuhoisalle vaikutukselle. C-vitamiini tekee tämän kaiken.

C-vitamiinin vaikutukset hapettumiseen on mainittu edellä. Sen immuunijärjestelmää vahvistava vaikutus on hyvin dokumentoitu tieteellisessä kirjallisuudessa (katso Liite B), mukaan lukien tehostettu interferonin tuotanto, parantunut luonnollisten tappajasolujen aktiivisuus ja sekä T- ja B-lymfosyyttien tuotannon kiihdytys. Patogeenien lisääntymistapa altistaa sen kuitenkin tuholle.

Lähes kaikki taudinaiheuttajat tarvitsevat suuria määriä rautaa menestyäkseen ja lisääntyäkseen. Monet tehokkaat antibiootit ovat raudan kelaattoreja, poistamalla helposti saatavilla oleva rauta taudinaiheuttajien ympäristöstä, kasvu hidastuu tai pysähtyy ja antaa immuunijärjestelmälle mahdollisuuden tulla mukaan ja viedä taudinaiheuttajien poisto loppuun.

Välttämättömän raudan tarpeen vuoksi tarttuvilla mikrobeilla on tyypillisesti suhteellisen paljon rautaa sisällään. Lisäksi suuri osa raudasta on sitoutumattomassa tai reaktiivisessa tilassa. Suuri määrä reaktiivista rautaa merkitsee mikrobit maalitauluiksi ja C-vitamiini auttaa lataamaan nuolet, kuten alla kuvataan.

Miksi rauta helpottaa patogeenien kuolemaa?

Vastaus on, että rauta on kaksiteräinen miekka. Sitä tarvitaan ehdottomasti elämää varten ja kuten käy ilmi, se on usein myös ehdoton edellytys (solujen) kuolemalle. Aivan kuten rauta on välttämätön solujen normaalille kasvulle, se on myös ohjelmoidun solukuoleman kriittinen komponentti.

Terveimmässäkin elimessä tai organismissa täytyy monien solujen kuolla oikealla hetkellä normaalin kasvun aikana ja terveyden ylläpitämiseksi. Muussa tapauksessa keholla ei olisi tarkkaa fyysistä muotoa. Saman mekanismin muunnos, joka aiheuttaa fysiologisesti tarpeellisen solukuoleman, voi aiheuttaa myös taudinaiheuttajan kuoleman. Kaikki riippuu muutaman tärkeän tekijän keskinäisistä suhteista.

Hyvin dokumentoitu kemiallinen reaktio tapahtuu aina, kun riittävä määrä reaktiivista rautaa ja vetyperoksidia kohtaavat solun (tai taudinaiheuttajan) sisällä. Tätä kutsutaan *Fentonreaktioksi*. Tämä reaktio sisältää elektronin siirron rautaionista (Fe2 +) vetyperoksidille, jolloin syntyy vapaa hydroksyyliradikaali.

Hydroksyyliradikaali reagoi (hapettaa) nopeasti ja palautumattomasti käytännössä *minkä tahansa* kehossa olevan molekyylin kanssa. Hydroksyyliradikaalin läsnäolo myös vapauttaa lisää reaktiivista rautaa solun sisällä, joka reagoi jälleen vetyperoksidin kanssa – kiihdyttäen itseään ylläpitävää oksidatiivista ketjureaktiota. Siksi se on *myrkyllisin* tieteen tuntema aine. On osoitettu, että vetyperoksidin kyky tappaa bakteereita riippuu tuotettujen hydroksyyliradikaalien määrästä. Hiilihydraatit, RNA, DNA, lipidit ja aminohapot hapettuvat kaikki hydroksyyliradikaalilla.

Lopuksi, ei ole olemassa sellaista entsyymiä tai entsymaattisia reaktiota, joka neutraloisi hydroksyyliradikaalin, eli elintärkeiden biomolekyylien oksidatiivinen vaurioituminen on ainoa tapa tyydyttää sen tarve saada elektroneja.

Tämä merkitsee, että kun Fentonreaktio on aktivoitu vetyperoksidilla ja rautaioneilla, solujen (tai patogeenien) kuolema seuraa väistämättä. Fentonreaktion suhteen, ohjelmoitu solukuolema ja nopeasti jakautuva taudinaiheuttaja ovat hyvin samankaltaisia.

Kuinka C-vitamiini sopii kaikkeen tähän?

C-vitamiinin rooli on erittäin hyvin dokumentoitu Fentonreaktion käynnistäjänä. C-vitamiinia tarvitaan, koska sitoutumaton tai vapaa rauta solun tai mikrobin sisällä on ferri-ioni ($Fe3+$).

Ferri-ionilla ei ole elektronia luovutettavaksi vetyperoksidille, eikä hydroksyyliradikaalia muodostu, jos vain sitä ja vetyperoksidia on läsnä. Kun C-vitamiini reagoi ferri-ionien kanssa, se pelkistää $Fe3+$:n helposti $Fe2+$:ksi antamalla elektronin. Sitten elektroni siirtyy vetyperoksidille - tuottaen superhapettavan hydroksyyliradikaalin. Huomaa: C-vitamiinin antioksidanttirooli (elektronin luovutus), johtaa viime kädessä erittäin hapettavaan vaikutukseen. Tarvitaan vain riittävästi C-vitamiinia samaan paikkaan yhdessä rautaionien ja vetyperoksidin kanssa.

On myös syytä mainita, että C-vitamiinin kyky aikaansaada Fentonreaktio, on *ainoa* syy, miksi kirjallisuudessa on niin paljon tutkimuksia, joissa väitetään C-vitamiinin voivan tietyissä kokeellisissa tilanteissa "vaurioittaa" biomolekyylejä, aiheuttaa geneettisiä vaurioita tai jopa edistää syövän kasvua.

Pienet annokset C-vitamiinia yhdessä riittävän ferri-ioni ja vetyperoksidi määrän kanssa, johtavat *aina* hydroksyyliradikaalien tuottamiseen ja suureen oksidatiiviseen stressiin. Toisaalta suuret C-vitamiiniannokset, Äiti Luonnon mestarilliseen suunnitteluun ansiosta, johtavat *aina* antioksidanttiin reaktioon kudoksissa, ei koskaan hapettumiseen. Vaikka pieni osa C-vitamiinia (milligrammoja) aktivoisi Fentonreaktiota, loput C-vitamiinista (grammoja) "poistaa" hapetusstressin helposti.

Vaikka liiallinen oksidatiivinen stressi on aina haitallista ja erittäin myrkyllistä, niin pienet määrät ovat ehdottoman välttämättömiä solujen normaalille toiminnalle. Ei-tappavat määrät solunsisäistä hapettavaa stressiä ovat usein signalointitoimintoja: ne kääntävät erilaisia entsyymejä ja biokemiallisia reittejä päälle tai pois päältä, samoin kuin geenien lukemisen niiden koodaamien molekyylien tuottamiseksi. Kuten paljon muuallakin luonnossa, asiat ovat harvoin vain päällä tai pois päältä, mustia tai valkoisia. Harmaan sävyt tekevät biologiasta mitä se on.

Koska C-vitamiinin rooli Fentonreaktiossa on vain elektronin luovuttaminen ferri-ionille, ei pitäisi olla yllätys, että kaikki muukin, joka voi lahjoittaa elektronin ferri-ionille vetyperoksidin läsnä ollessa, aikaansaa saman reaktion.

Toinen ylimääräisen elektronin sisältävä vapaa happiradikaali, jota kutsutaan superoksidiksi, voi myös muuttaa ferri-ionit ferroioneiksi luovuttamalla elektronin ja aiheuttaa Fentonreaktioita. Elektronin luovutus superoksidilta ferri-ionille Fentonreaktion etenemiseksi, tunnetaan nimellä Haber-Weiss reaktio.

Edellä kuvattu kemia helpottaa ymmärtämään, kuinka monet *antioksidantti entsyymit* vaikuttavat soluihin. Kolme tärkeintä antioksidantti entsyymiä kehossa ovat superoksidi dismutaasi (SOD), katalaasi ja glutationi peroksidaasi.

SOD muuttaa superoksidin hapeksi ja vetyperoksidiksi. Tämä tarkoittaa, että kun SOD:ia on riittävästi, Fentonreaktio ei pysty etenemään suoraan superoksidin elektronin luovutuksella, mikä auttaa stabiloimaan solun.

Lisäksi veri ja melkein kaikki solut sisältävät tärkeää antioksidanttientsyymiä, katalaasia. Katalaasin tehtävä on muuttaa vetyperoksidi vedeksi ja hapeksi. Katalaasi on tässä poikkeuksellisen tehokas, sillä yksi entsyymimolekyyli pystyy muuttamaan miljoonia vetyperoksidimolekyylejä minuutissa oikeassa ympäristössä.

Glutationi peroksidaasi toimii muuttamalla vetyperoksidia vedeksi, pelkistyneen glutationin läsnä ollessa. Pelkistynyt glutationi on monien toimintojensa ja erittäin korkean solunsisäisen pitoisuutensa johdosta tärkein antioksidantti solun sisällä.

Siten näiden kolmen antioksidanttientsyymin normaalin tason ylläpitämisellä on merkittävä rooli Fentonreaktion tukahduttamisessa solun sisällä ja hapettumisstressin pitämisessä minimaalisella tasolla.

SOD auttaa hajottamalla superoksidia ja estää sitä syöttämästä elektroneja suoraan Fentonreaktioon. Sekä katalaasi että glutationi peroksidaasi pitävät vetyperoksiditasot alhaalla, mikä on luultavasti tärkein tekijä minimoitaessa Fentonreaktion tuottama oksidatiivinen stressi. Runsaskaan vapaa superoksidi radikaali ja reaktiivinen rauta, jopa C-vitamiinin läsnä ollessa, ei aiheuta hapettumisstressiä, jos vetyperoksidia on läsnä vain vähän.

Yhteenvetona voidaan todeta, että lähes kaikki taudinaiheuttajat sisältävät suuria määriä rautaa, josta huomattava määrä on sitoutumattomana, reaktiivisessa tilassa. Kun C-vitamiinia annetaan tulehdukseen, siirtyy C-vitamiini taudinaiheuttajiin ja aktivoi rautaionin hajottamaan solussa olevan vetyperoksidin. Sitten, tuloksena olevat hydroksyyliradikaalit hapettavat kirjaimellisesti patogeenin hengiltä.

Entä syöpä?

Syöpäsolut, kuten patogeenitkin, ovat erityisen herkkiä hydroksyyliradikaalien muodostumiselle ja hapettavalle stressille solukuolemaan saakka, juuri C-vitamiinin aiheuttaman Fentonreaktion johdosta. Syyt syövän huomattavaan herkkyyteen C-vitamiinihoidolle ovat:

1 Taudinaiheuttajien tapaan, lisääntyvät syöpäsolut
   tarvitsevat rautaa voidakseen monistua ja niiden
   solunsisäinen ratapitoisuus on yleensä lisääntynyt.
2 Toisin kuin normaaleissa soluissa, joissa suurin osa
   raudasta on sitoutuneessa, reagoimattomassa tilassa,
   syöpäsolujen sisällä on huomattava määrä reaktiivista
   rautaa solunesteessä, sytoplasmassa.
3 Syöpäsoluissa on usein alhainen tai olematon
   katalaasin taso, mikä sallii vetyperoksiditason nousun
   sytoplasmassa.
4 Syöpäsolujen pelkistävien (antioksidantti)
   entsyymien taso on usein alentunut, mukaan lukien

135

superoksidi dismutaasi ja glutationi peroksidaasi. Se lisää solujen sisäistä hapetusstressiä suhteessa normaaleihin soluihin ja herkistää ne solukuolemalle hapetusstressin lisääntyessä entisestään.

5   Syöpäsoluja ympäröivä solunulkoinen matriisi tarvitsee C-vitamiinia eheyden ylläpitämiseksi.

6   C-vitamiini vahvistaa ja aktivoi immuunijärjestelmän hyökkäämään syöpäsolujen kimppuun.

7   Samalla, kun syöpäsoluja vastaan hyökätään, normaalit solut (ilman korkeita reaktiivisen raudan ja vetyperoksidin tasoja) vahvistuvat C-vitamiinin parantaessa hapettumisen estoa.

Tyypillisellä syöpäsolulla on korkea reaktiivisen raudan pitoisuus sytoplasmassa. Sillä on myös kohonnut oksidatiivinen stressi jo ennen C-vitamiinihoidon aloittamista. Useimmissa syöpäsoluissa on alhaisen katalaasitason vuoksi korkeat vetyperoksiditasot sytoplasmassa. Kaiken kaikkiaan tyypillisessä syöpäsolussa on kaikki tarvittava merkittäviin Fentonreaktioihin odottamassa laukaisua, kun C-vitamiini pelkistää ferri-ionin ferroioniksi. Seurauksena vetyperoksidin hajoaminen tuottaa syöpäsoluja tappavia hydroksyyliradikaaleja.

Näitä piirteitä ei ole normaaleissa soluissa, joita C-vitamiini vahvistaa samaan aikaan, kun syöpäsolut tapetaan. C-vitamiinilla on lisäksi monia erilaisia mekanismeja aktivoida immuunijärjestelmää, kun syöpäsoluja vastaan hyökätään ja normaalit solut parantavat antioksidantti kapasiteettiaan.

Erillinen mutta tärkeä tapa, jolla C-vitamiini vaikuttaa syövän hoitoon, liittyy solunulkoiseen matriisiin, joka rajaa ja ympäröi solut sidekudoksella.

Normaaliolosuhteissa tällä matriisilla on luja, geelimäinen rakenne. Yksi tärkeä tekijä normaalin solun muuttuessa pahanlaatuiseksi liittyy matriisin geelimäisen rakenteen muuttumiseen löysäksi ja vetiseksi.

Muutos matriisin fyysisessä rakenteessa tapahtuu aina, kun C-vitamiinitasot alueen kudoksissa laskevat merkittävästi.

Kollageeni ja sidekudosproteiinit ovat normaalisti erittäin pitkänomaisia ja ristisidoksilla olennaisesti toisiinsa kiinnittyneitä terveessä tilassa, kun C-vitamiinitasot ovat normaaleja. Kun C-vitamiini on ehtynyt, pitkänomaiset molekyylit katkeilevat lyhyemmiksi ja monet ristisidokset menetetään. Nämä muutokset aiheuttavat matriisin geelimäinen rakenteen heikkenemisen vetiseksi.

Kun normaali solu menettää ympäröivän normaalin matriisin geelimäiseltä rakenteelta saamansa fyysisen rajan ja tuen, solu alkaa usein lisääntyä ja voi lopulta tulla pahanlaatuiseksi. Kun C-vitamiinia annetaan ja normaalit tasot palautuvat, matriisin rakenne palaa geelimäiseksi suhteellisen nopeasti, tarjoten jälleen soluille normaalin fyysisen tuen.

Normaalin solunulkoisen matriisin korjaaminen C-vitamiinilla on tärkeää pahanlaatuisten solujen palauttamiseksi normaaliin tilaan sen lisäksi, että C-vitamiinivälitteisesti tapetaan syöpäsolut edellä käsiteltyjen mekanismien avulla.

Käytännössä myrkyttömyys yhdistettynä C-vitamiinin tukeen immuunijärjestelmälle ja normaalien solujen antioksidanttikapasiteetin lisääminen, tulisi olla riittävä syy sisällyttää suuret C-vitamiiniannokset kaikkiin syöpähoitoihin. Vaikka perinteinen onkologi yksinkertaisesti ei hyväksy C-vitamiinin kykyä tappaa syöpäsoluja, sen hyödyt ovat silti monet.

Lisääntyvä "huolestuminen" C-vitamiinin vaikutuksista syöpäpotilaiden tavanomaiseen kemoterapiaan on aiheuttanut, että sitä *ei suositella*! Koska melkein kaikki tavanomaiset kemoterapialääkkeet ovat erittäin myrkyllisiä, on aivan totta, että C-vitamiini neutraloi niitä, kuten mitä tahansa myrkkyä, jos kaikki ovat läsnä samassa paikassa samaan aikaan. Kuitenkin, on uskomattoman *helppo* välttää tämä mahdollinen ongelma kokonaan porrastamalla kemoterapia ja C-vitamiini. Anna kemoterapia (jos se on tehtävä) ja seuraa sitä C-vitamiinilla muutamaa tuntia myöhemmin. Syöpäsolut ottavat kemoterapian ja sen vauriot, kun taas myöhemmin annettu C-vitamiini auttaa korjaamaan tahattomasti vaurioituneet normaalit solut, jota tapahtuu aina myös. Lisäksi C-vitamiini, joka päätyy syöpäsoluihin lisää luotettavasti kemoterapian toivottuja vaikutuksia käynnistämällä Fentonreaktioita ja lisää syöpäsolujen kuolemia.

Sellaisenaan, C-vitamiini voi sinänsä toimia täydellisenä "kemoterapiana" hyvin monissa syöpätapauksissa. Käytetystä terapeuttisesta lähestymistavasta riippumatta C-vitamiinin voi aina odottaa parantavan pitkän aikavälin tulosta. Samoin potilas kärsii myös paljon vähemmän perinteisen kemoterapian sivuvaikutuksista, jos C-vitamiini sisältyy hoitoon.

LIITE B

C-vitamiinin 20 tapaa
vahvistaa immuunijärjestelmää

Sekä luvussa 6 että liitteessä A on C-vitamiinin tehon lähteenä kuvattu sen uskomaton kyky luovuttaa elektroneja antioksidanttina. Itse asiassa tämä antaa C-vitamiinille voiman neutraloida mikrobit ja myrkyt.

Mikään muu antioksidantti ei kuitenkaan pysty suorittamaan monia C-vitamiinin fysiologisia ja biologisia rooleja. C-vitamiinin pitäminen "ainoastaan" antioksidanttina aliarvioi huomattavasti C-vitamiinin positiivisten vaikutusten kirjoa kehossa. C-vitamiini on immuuni puolustuksen vahva aktivoija ja hyvä tuki. Seuraavassa tapoja, joilla C-vitamiini edistää ja vahvistaa immuuni puolustusta:

1   C-vitamiini tehostaa interferonien tuotantoa.[1-6] Interferonit ovat tärkeä osa kehon immuunijärjestelmää. Keho tuottaa niitä havaitessaan taudinaiheuttajien - virusten, bakteerien tai loisten – läsnäolon. Interferonit helpottavat solujen kykyä laukaista suojaava puolustus havaittua hyökkäystä vastaan.

2   C-vitamiini tehostaa fagosyyttien toimintaa.[7-24] Fagosyytit ovat valkosoluja, joka ympäröivät taudinaiheuttajat ja infektioon liittyvät hiukkaset. Kun hyökkääjät on vangittu, ne sulatetaan entsymaattisesti.

3   C-vitamiini kertyy valikoivasti valkosoluihin.[25-29] Jotkut ensisijaiset immuunijärjestelmän solut keräävät C-vitamiinia jopa 80 kertaa veriplasmaa korkeamman tason. Tällä varmistetaan C-vitamiinin lisätoimitus

tulehduskohtaan näiden C-vitamiinipitoisten valkosolujen siirtyessä paikalle.

4 C-vitamiini tehostaa soluvälitteistä immuunivastetta.[30] Keholla on 2 tapaa vastata patogeeneihin: vasta-ainevälitteinen immuniteetti ja soluvälitteinen immuniteetti. Soluvälitteinen immuniteetti viittaa makrofageihin, luonnollisiin tappajasoluihin, ja vasta-aine herkkiin T-lymfosyytteihin, jotka hyökkäävät kaikkia vieraana pidettyjä tulehdusten aiheuttajia vastaan.

5 C-vitamiini parantaa sytokiinien tuotantoa valkosoluissa.[31] Sytokiinit ovat viestintäproteiineja, joita tietyt valkoiset verisolut vapauttavat kertoakseen muille soluille tarpeesta edistää immuunivastetta.

6 C-vitamiini estää eri muotoisten T-lymfosyyttien kuolemia.[32] T-lymfosyytit ovat eräänlaisia valkosoluja. Ne ovat kiinteä osa soluvälitteistä immuuni puolustusta. C-vitamiini auttaa pitämään nämä tärkeät solut elossa ja elinkykyisinä.

7 C-vitamiini parantaa fagosyyttien typpioksidin tuotantoa.[33,34] Fagosyytit, joita on käsitelty yllä kohdassa #2, ovat valkosoluja, jotka nielevät hyökkääviä mikro-organismeja. Typpioksidia tuotetaan suurina määrinä näissä soluissa. Se on yksi tekijöistä, joka tappaa vangitut taudinaiheuttajat.

8 C-vitamiini parantaa T-lymfosyyttien tuotantoa.[35-37] Kuten kohdassa #6 mainittiin, nämä ovat välttämättömiä soluvälitteiselle immuunivasteelle ja C-vitamiini auttaa niitä lisääntymään.

9 C-vitamiini tehostaa B-lymfosyyttien tuotantoa.[38] Nämä tekevät vasta-aineita osana vasta-ainevälitteistä immuunivastetta. Vasta-aineita muodostetaan reaktiona alkuperäiseen tunkeutuvaan taudinaiheuttajaan tai -antigeeniin. Jos ja kun kehossa havaitaan uudelleen sama patogeeni keho vastaa kyseisellä vasta-aineella.

10 C-vitamiini estää neuraminidaasin tuotannon.[39] Jotkin patogeeniset virukset ja bakteerit tuottavat neuraminidaasia, entsyymiä, joka estää niitä juuttumasta

liman sisään, yhteen kehon luonnollisista puolustuksista. Estämällä neuraminidaasin tuoton C-vitamiini auttaa kehoa optimoimaan tämän puolustustavan.

11 C-vitamiini parantaa vasta-aineiden tuotantoa ja täydentää niiden toimintaa.[40-50] Hyvä vasta-ainetoiminta on tärkeä sekä infektioiden että myrkkyjen torjunnalle.

12 C-vitamiini parantaa luonnollisten tappajasolujen toimintaa.[51] Luonnolliset tappajasolut ovat pieniä lymfosyyttejä, jotka voivat hyökätä suoraan esimerkiksi kasvainsoluihin ja tappaa ne.

13 C-vitamiini lisää prostaglandiinia muodostusta.[52-54] Prostaglandiinit ovat hormonin kaltaisia yhdisteitä, jotka kontrolloivat erilaisia fysiologisia prosesseja, muun muassa T-lymfosyyttien säätelyä.

14 C-vitamiini parantaa syklisen GMP:n tasoja lymfosyyteissä.[55,56] Syklinen GMP on keskeisessä roolissa eri fysiologisten vasteiden säätelyssä, mukaan luettuna immuunivasteiden modulointi. Syklinen GMP on tärkeä normaalille solujen lisääntymiselle ja erikoistumiselle tiettyihin tarkoituksiin. Syklinen GMP hallitsee myös monien hormonien toiminta, ja näyttää välittävän sileiden lihasten rentoutumista.

15 C-vitamiini tehostaa paikallista vetyperoksidin syntymistä ja / tai vuorovaikutusta.[57-60] C-vitamiini ja vetyperoksidi voivat tappaa mikro-organismeja ja voivat liuottaa joidenkin bakteereiden, kuten pneumokokkien suojakapseleita.[61]

16 C-vitamiini neutraloi histamiiniin myrkyllisyyden.[62,63] C-vitamiinin antihistamiinivaikutus on tärkeä paikallisen immuuni puolustuksen tukemisessa.

17 C-vitamiini neutraloi oksidatiivisen stressin.[64] Infektiot tuottavat paikallisia vapaita radikaaleja, jotka edistävät edelleen tartuntaprosesseja.

18 C-vitamiini parantaa ja tehostaa rokotteiden immuunivastetta.[65-67]

19 C-vitamiini tehostaa mukolyyttistä vaikutusta.[68] Ominaisuus auttaa nesteyttämään paksut eritteet, parantaen immuunijärjestelmän pääsyä infektioihin.

20 C-vitamiini voi muuttaa bakteerikalvoja helpommin läpäistäviksi joillekin antibiooteille.[69]

LIITE C

C-vitamiinin tärkeät roolit aineenvaihdunnassa

Monet olettavat virheellisesti, että C-vitamiini on hivenravinne (vitamiini) ja sitä tarvitaan ainoastaan pieniä määriä estämään keripukki. On totta, että C-vitamiinin puutostauti synnytti kemiallisen nimen [askorbaatti] C-vitamiinille Askorbaatti tarkoittaa kirjaimellisesti "keripukkia torjuvaa". Ja mikäli tämä olisi sen ainoa tehtävä, 90 mg:n suositus C-vitamiinia riittäisi useimmille planeetan ihmisille. Mutta se tekee paljon muutakin.

Sen lisäksi, että se kykenee estämään ja parantamaan keripukin, se estää ja parantaa suuren määrän tarttuvia sairauksia ja se kykenee neutraloimaan melkein kaikki ihmisen tuntemat myrkyt (ks. Liite H), C-vitamiinia tarvitaan myös monissa välttämättömissä aineenvaihduntaprosesseissa. Muutamia enemmän tutkittuja fysiologisia toimintoja käsitellään alla.

Kollageeni synteesi

C-vitamiini on välttämätön kollageenin, ihmiskehon runsaimman proteiinin, tuotannolle ja ylläpidolle. Kollageeni muodostaa noin 25 - 35% kehon proteiineista. Sen vahvat, yhdistävät, pitkänomaiset fibrillit ovat osa ihoa, nivelsiteitä, jänteitä, rustoja, luuta, verisuonia, suolia ja selkärangan välilevyjä. Sitä on myös sarveiskalvossa ja lihaskudoksessa. Ainakin 19 molekyyliä on luokiteltu eri kollageenityypeiksi, mutta yleisin, tyyppi 1, edustaa noin 90% kehon kollageenista. Tärkeitä asioita C–vitamiinista ja kollageenista ovat:

- C-vitamiinin puutos on alidiagnosoitu syy välilevyjen rappeutumiseen vanhuksilla[1]
- C-vitamiini auttaa suojaamaan ja korjaamaan ihoa edistämällä fibroplastien lisääntymistä, siirtymistä ja monistumista[2]
- C-vitamiinia sisältävät voiteet suojaavat ennenaikaisilta ihorypyiltä ikääntyessä[3]
- Lisääntynyt C-vitamiinin imeytyminen verisuonten sileisiin lihassoluihin lisää tyypin I kollageenin tuotantoa ja kypsymistä[4]
- C-vitamiini lisää tyypin I kollageenia normaaleissa ihmisen fibroblasteissa annoksesta riippuvalla tavalla - riittävä saanti edistää optimaalista kollageenitiheyttä iholla[5]
- Korkeat C-vitamiinipitoisuudet lisäävät tyypin IV kollageenituotantoa, jolla on tärkeät suodatustehtävä munuaisissa, veriaivoesteessä ja valtimoiden sisäpinnoilla[6]

Pohjakalvon valmistus

Pohjakalvo on ohut, tahmea kerros, joka tukee epiteelisolukerrosta – pintoja ja onteloita peittävää pintasolukkoa koko kehossa (esim. vatsan ja verisuonten sisäpinnat). Se kiinnittää munuaisten glomerulaari kapillaarit Bowmanin kapseleihin veren suodattamiseksi. Se kiinnittää myös keuhkojen kapillaarit keuhkorakkuloihin. Lisäksi pohjakalvo estää syöpäsoluja pääsemästä syvemmälle kudoksiin. C-vitamiini liittyy pohjakalvoon seuraavilla tavoilla:

- C-vitamiini säilyttää pohjakalvon geelimäisen rakenteen, joka estää kasvaimia tunkeutumasta pohjakalvon läpi[7]

144

- C-vitamiinin puute vähentää pohjakalvon lujuutta lisääviä komponentteja (tyypin IV kollageeni, laminiini, elastiini) verisuonissa[8]
- C-vitamiini nopeuttaa muiden tärkeiden pohjakalvon proteiinien sijoittumista dermiksen ja epidermiksen väliin [9]

Haavan paraneminen

Kun ihohaavat paranevat, ihon ja epidermin solujen on monistuttava haavan sulkemiseksi. Prosessi kuluttaa paljon C-vitamiinia. C-vitamiini on tärkeä seuraavilla tavoilla:

- C-vitamiinihoito johtaa parempaan perus keratinosyyttien organisoitumiseen, fibroblastien lukumäärän kasvuun ja nopeampaan dermis-epidermis liitoksen muodostumiseen [9]
- C-vitamiini säätelee keratinosyyttien elinkykyä, epidermin estettä ja pohjakalvoa laboratorion kasvatusmaljalla ja se vähentää haavan arpikudoksen supistumista kasvatetun keinoihon siirron jälkeen [10]
- Voiteet, joissa on C-vitamiinia vähentävät merkittävästi pitkäaikaispotilaiden makuuhaavoja hoitokotien asukkailla [11]

Karnitiinin valmistus

Karnitiini on aminohappo, joka on välttämätön rasvahappojen kuljettamiseksi mitokondrioihin ATP:n tuottamiseksi sitruunahapposyklillä (Krebsin sykli). Prosessi on tärkein soluenergian lähde. C-vitamiini on välttämätön karnitiinin valmistuksessa ja suuret C-vitamiiniannokset optimoivat tuotannon. [12,13]

Hermoston välittäjäaineiden valmistus

Neurotransmitterit, hermoston välittäjäaineet ovat biomolekyylejä, jotka helpottavat sähkövirtojen kulkua neuronien ja hermosolujen välillä kehossa ja aivoissa. Kehon kyky vastata ympäristöön sekä aivojen kyky ajatella ja muistaa riippuu näistä välttämättömistä välittäjäaineista. C-vitamiini osallistuu suoraan hermoston välittäjäaineiden tuotantoon.[14]

Edistää kalkin siirtymistä luukudokseen

Laadukkaan, tiheän luumateriaalin tuotanto ja ylläpito vaatii C-vitamiinia edistämään kalkin siirtymistä luuhun (assimilaatio), suojaamaan kalkin liukenemiselta luista (resorptio) ja taistelemaan hapetusstressiä vastaan, joka vähentää assimilaatiota ja edistää resorptiota.[15,16] C-vitamiinin ja luun aineenvaihduntaan sisältyvät lisäksi seuraavat asiat:

- C-vitamiini stimuloi soluja (osteoplastit), jotka sitovat kalsiumia luukudokseen [17,18]
- C-vitamiini estää solujen (osteoklastit) kehitystä, jotka liuottavat kalsiumia luukudoksista[17,18]
- Voimakkaana antioksidanttina C-vitamiini taistelee hapettumisstressiä vastaan luukudoksissa [19]
- Kollageenin silloittaminen, joka muodostaa tiheän matriisin luun lujuuden optimoimiseksi, vaatii C-vitamiinia [20,21]
- C-vitamiinin puutos voi johtaa luuston haurastumiseen [22]
- C-vitamiinilisä auttaa estämään luukatoa [23-28]
- C-vitamiinin täydennys tarjoaa annosriippuvan suojan luunmurtumia vastaan vanhuksille - mitä korkeampi annos, sitä vähemmän murtumia [29]
- Iäkkäillä lonkkamurtumapotilailla veren C-vitamiinitasot ovat tyypillisesti alhaiset [30]

Luonnollinen antihistamiini

Histamiinit ovat biomolekyylejä, jotka laukaisevat allergiset vasteet kehossa. Vaikka osa vasteista on välttämättömiä ja hyödyllisiä tulehdusten välittäjinä antigeenejä vastaan, monilla yksilöillä vaste voi pitkittyä. Tämä johtaa kroonisempaan tulehdusvasteeseen, joka voi aiheuttaa epämiellyttäviä oireita (kuten silmien kutiaminen ja tukkoinen nenä), samoin kuin merkittävien kroonisten sairauksien, kuten verisuonten ahtautumisen edistämistä. C-vitamiini ei poista tai neutraloi ainoastaan ärsyttäviä allergeeneja ja myrkkyjä, vaan neutraloi myös histamiinin myrkylliset vaikutukset – ja toimii luonnollisena antihistamiinina. [31-34]

Immuunijärjestelmän ylläpito

Nämä C-vitamiinin toiminnot ovat niin tärkeitä, että niistä on erillinen liite. Tässä on vain luettelo. Liitteessä B on yksityiskohtaisempi selitys.

C-vitamiini tehostaa:
- Interferonien tuotanto
- Fagosyyttien toiminta
- Valkosolujen sytokiinin tuotanto
- Soluvälitteinen immuunivaste
- Fagosyyttien typpioksidin tuotanto
- T-lymfosyyttien lisääntyminen
- B-lymfosyyttien lisääntyminen
- Vasta-aineiden tuotanto ja komplementti aktiivisuus
- Luonnollisten tappajasolujen aktiivisuus
- Prostaglandiinien muodostuminen
- Syklisen GMP:n taso lymfosyyteissä
- Lokalisoitu vuorovaikutus vetyperoksidin kanssa
- Mukolyyttinen vaikutus
- Epäspesifinen rokotusvaikutus

C-vitamiini estää:

- T-lymfosyyttien kuoleman eri muodot
- Neuraminidaasin tuotannon

C-vitamiini myös:

- Kertyy valikoivasti veren valkosoluihin
- Neutraloi histamiinin myrkyllisyyden
- Neutraloi oksidatiivista stressiä
- Voi tehdä bakteerien kalvot läpäisevämmiksi joillekin antibiooteille

LIITE D

C-vitamiinin suhde
sydänsairauksien riskitekijöihin

Tässä liitteessä annetaan perusta sydämen terveyden ja C-vitamiinin välisen suhteen ymmärtämiselle. Liite ei missään nimessä ole tyhjentävä. Kourallinen tärkeimpiä sepelvaltimotaudin riskitekijöitä on valittu yksinkertaisesti tarjoamaan esimerkki laajoista saatavilla olevista perusteluista. Paljon kattavampi aiheen käsittely on kirjassani, Stop America's #1 Killer! (saatavana suoraan kustantajalta www.MedFoxPub.com tai Amazon.com). Se käsittelee lähes 30 riskitekijää ja tarjoaa käytännön ehdotuksia valtimoahtaumien hoitoon ja ehkäisyyn.

Tässä liitteessä esitetään lyhyesti seitsemän pääasiallista riskitekijää ja luettelo julkaistuista tutkimuksista, jotka osoittavat C-vitamiinin roolin kussakin. Nämä tekijät ovat: Korkea verenpaine, kolesteroli- ja triglyseriditasot, valtimoiden tulehdus, lipoproteiini(a) -tasot, diabetes, tupakointi ja fibrinogeenitasot.

Korkea verenpaine

Korkea verenpaine ei yksinään aiheuta valtimoiden ahtautumia ja tukoksia. Tutkimukset osoittavat, että korkea verenpaine vaatii lisäksi valtimoiden C-vitamiinin puutteen vahingollisten vaikutusten käynnistämiseksi. Riittävästi C-vitamiinia on saatava säännöllisesti kollageenin laadun ja määrän pitämiseksi kaikissa valtimon kolmessa kerroksessa riittävällä tasolla ylläpitämään valtimoiden eheyttä.[1-3]

149

Lisääntyvä verisuonten seinämien heikkous saa kehon lujittamaan valtimoiden seinämiä aterosklerroottisilla plakeilla. Monet tutkimukset auttavat osoittamaan päätelmät oikeiksi. Tässä muutama:

- Lisäravinneyhdistelmä antioksidantteja ja C-vitamiinia vähentää verenpainetta [4]
- C-vitamiini alentaa yksin tehokkaasti verenpainepotilaiden verenpainetta [5]
- Korkeammat veren C-vitamiinipitoisuudet liittyvät alempiin verenpaineisiin [6-9]
- C-vitamiinin puutteessa olevien eläinten parantuneilla haavoilla on "huomattavasti huonompi vetolujuus" verrattuna riittävästi C-vitamiinia saaneisiin [10]
- Normaalisti muodostunut kollageeni alkaa hajota, kun C-vitamiinin saanti loppuu [11]
- C-vitamiini on välttämätöntä normaalin kudoksen paranemiselle ja aiemmin muodostuneen arpikudoksen ylläpidolle [12]
- Arpikudos on herkempi kuin normaali sidekudos C-vitamiiniin puutokselle [13]
- C-vitamiinin puutos on keskeinen korkean verenpaineen synnylle ja jatkumiselle [14-16]

Kolesteroli- ja triglyseriditasot

Yksi kolesterolin monista toiminnoista kehossa on neutraloida tai passivoida myrkyt. Seurauksena kolesterolitasot ovat rutiininomaisesti koholla olosuhteissa, joissa myrkkyaltistus on kohonnut. [17,18] Valitettavasti tämä tärkeä kompensaatiomekanismi voi huomaamatta kiihdyttää merkittävästi haitallista ateroskleroosia kolesterolin tunkeutuessa valtimoiden seinämiin.

Triglyseridi, kuten kolesteroli, on toinen lipidi (rasva tai rasvamainen aine), joka on liitetty sydänsairauksiin. Kohonnut triglyseriditaso veressä on itsenäinen riskitekijä, joka liittyy suurempaan kuolleisuuteen sydänkohtauksen johdosta. [19]

150

C-vitamiini rajoittaa huomattavasti ja voi jopa estää kolesterolin ja triglyseridien negatiivisen vaikutuksen ateroskleroosin kehitykseen. Monet tutkimukset tukevat havaintoa. Tässä muutama:

- Kolesteroli neutraloi suuren määrän eri bakteerimyrkkyjä, jotka kykenevät aiheuttamaan suoria soluvaurioita[20,21]
- Seerumin kohonnut kolesteroli nähdään merkkinä, jollei suoraan seurauksena altistuksesta erilaisille myrkyille[22]
- Solumembraaniin sitoutunut kolesteroli valtimoiden seinämillä sitoo bakteerimyrkkyjä, joutuen reaktiivisen immuunivasteen kohteeksi ja ateroskleroosin vauriot lisääntyvät[23]
- Lisääntynyt altistuminen myrkyille ja torjunta-aineille korreloi kohonneen kolesterolitason kanssa[24]
- Kolesterolin nousu havaitaan eläimissä, jotka on altistettu lyijylle[25]
- Aflatoksiinialtistus lisää kanien kolesterolitasoja - C-vitamiinin antaminen alentaa tasoja huomattavasti ja lievittää altistumisen haitallisia vaikutuksia[26]
- C-vitamiinin puutos johtaa ateroskleroosin kehitykseen - puutteen vuoksi kolesteroli ja triglyseridit kerääntyvät plakkeihin lisäämättä kolesterolia ruokavalioon[27,28]
- Injektoitu C-vitamiini suojaa kolesterolipitoisella rehulla ruokittuja marsuja ateroskleroosilta[28]
- C-vitamiinin antaminen vähentää ateroskleroosin esiintyvyyttä ja vakavuutta kaneilla, joilla on paljon kolesterolia ja kovetettuja rasvoja sisältävä ruokavalio [29]
- Jonkinlainen verisuonen vamma tarvitaan aloittamaan kolesterolin kertyminen verisuoneen - vammaan liittyy paikallinen C-vitamiinin puute[30,31]
- C-vitamiini rajoittaa kolesterolin tunkeutumista verisuonten seinämiin ja lisää jo kertyneen kolesterolin vapautumista verisuonten seinämistä[32]
- C-vitamiinin antaminen kolesterolirikkaalla ruokavaliolla ruokituille kaniineille vähentää

151

valtimoiden sisäpinnan, intiman paksuuntumista ja lipidien tunkeutumista siihen[33]

- Suurilla kolesteroliannoksilla on myrkyllisiä vaikutuksia ja kuluttavat nopeasti C-vitamiinia, aivan kuten mikä tahansa muu myrkky[34-36]
- C-vitamiinin puute lisää veren kolesterolitasoja[37-39]
- Korkea C-vitamiinipitoisuus alentaa sekä seerumin että maksan kolesterolipitoisuutta marsuilla[40]
- C-vitamiini estää laboratorioeläinten kolesterolitason kohoamista kolesterolilla ruokinnan jälkeen[41,42]
- Matala C-vitamiinipitoisuus vähentää kolesterolin muuttumista sappihapoiksi, mikä johtaa kolesterolin lisääntymiseen[43,44]
- Päivittäinen C-vitamiinilisä laskee ihmisten kolesterolitasoja[45,46]
- C-vitamiini alentaa kolesteroli- ja triglyseriditasoja kaneilla ja rotilla, joilla on korkea kolesterolitaso ja lisää LPL (lipoproteiinilipaasi) entsyymin aktiivisuutta, joka poistaa rasvoja verestä[47]
- Päivittäinen 2-3 gramman lisäys C-vitamiinia lisäsi LPL aktiivisuutta keskimäärin 100% ja laski triglyseriditasoja keskimäärin 50 - 70% 50:llä 60:stä potilaasta, joilla on kohonnut kolesterolitaso ja / tai sydäntauti [47]
- Kaksi grammaa C-vitamiinia vuorokaudessa vähensi sekä triglyseridi että kolesterolitasoja[48], kun taas 500 mg annokset todettiin tehottomiksi[49]
- Kun C-vitamiinin pitoisuus veressä nousee, laskee triglyseriditaso ja hyvän HDL kolesterolin taso nousee [50-52]

Monityydyttämätön lesitiini tai monityydyttämätön fosfatidylkoliini (PPC), viittaa aineeseen, joka vaikuttaa suoraan valtimoiden seinämien kolesterolimetaboliaan.

C-vitamiini- ja lesitiinihoitojen positiiviset verisuonten ahtaumia poistavat vaikutukset ovat merkittäviä. C-vitamiinin tiedetään auttavan ylläpitämään pohjakalvon normaaleita fyysisiä ominaisuuksia, jolloin kolesteroli ei kerry verisuonten seinämille. Seuraavat lesitiinin ja PPC:n vaikutukset yhdessä monien C-vitamiinin positiivisten vaikutusten kanssa, tarjoavat uuden syyn käyttää liposomi kapseloituja tuotteita mahdollisuuksien mukaan - erityisesti niille, jotka tarvitsevat sydäntä suojaavaa apua.

- Soijapavusta peräisin olevan PPC: n antaminen pystyi suojaamaan kolesterolilla ruokittuja kaneja ateroskleroosin kehittymiseltä[53]
- Soijalesitiinipitoinen ruokavalio apinoilla ja hamstereilla alensi plasman kolesterolia vähentämättä "hyvää" HDL kolesterolia; myös ateroskleroosin alkuvaiheet vähenivät merkittävästi hamstereissa[54]
- Soijalesitiini alentaa kaniinien ja rottien kolesterolia; ihmisen endoteelisolujen inkubointi soijalesitiinin kanssa vähentää merkittävästi sisäistä kolesterolia[55]
- Soijalesitiinipitoiset ruokavaliot stimuloivat rotilla maksan HDL-kolesterolin takaisin ottoa[56]
- Soijalesitiinipitoiset ruokavaliot lisäävät kaneilla merkittävästi kolesterolin eritystä sappinesteeseen maksan kautta[57]
- C-vitamiini ja lesitiini estävät synergistisesti valtimovaurioita kolesterolilla ruokituissa kaneissa - yksinään annettuna kumpikin on hyödyllisiä, mutta yhdessä vaikutus on suurempi kuin yksittäisten vaikutusten summa[58]

Valtimotulehdus

Useiden mekanismien aiheuttama tulehdus on merkittävä ateroskleroottisen sydänsairauden riskitekijä. Yksi mekanismi on sen taipumus aiheuttaa verisuonten supistumista. Tämä johtaa verisuonten huomattavaan kaventumiseen. Tutkimukset osoittavat, että tulehduksen aiheuttama verisuonten supistuminen voidaan korjata C-vitamiini injektiolla suoraan valtimoon.[59]

153

Toisaalta C-vitamiinin puute stimuloi tulehdusprosessia ja kehon tarvetta saada lisää C-vitamiinia puutteesta kärsivillä alueilla. Korvaus voi onnistua tuomalla C-vitamiinia tulehtuneelle alueelle. Kuitenkin jatkuessaan C-vitamiinin puutos aiheuttaa muita tekijöitä, jotka lisäävät ateroskleroottisten plakkien muodostumista. Lisäksi C-vitamiinin puute jättää oven auki muille tulehdusten aiheuttajille, kuten bakteeri- ja virusinfektioille, kuten myös myrkyille ja autoimmuuni reaktioille, joita ne usein tuottavat.

Seuraavassa luettelossa on joitain tutkimuksia, jotka osoittavat näitä C-vitamiinin hyötyjä:

- Ihmisen valtimoissa on yleensä puutteellinen C-vitamiinitaso, jopa henkilöillä, jotka ovat "ilmeisen hyvin ravittuja" – lokalisoitu C - vitamiinin ehtyminen esiintyy usein valtimoiden kohdissa, jotka ovat alttiina suuremmalle mekaaniselle rasitukselle[60]
- Tulehduksen uskotaan olevan merkittävä ateroskleroottisten vaurioiden kehitykselle, etenemiselle, ja lopulliselle romahdukselle, mikä johtaa lopulta täydelliseen valtimotukokseen[61-63]
- Komplikaatioihin alttiissa plakissa, kuten äkillisen tukoksen aiheuttavassa – on suuri määrä tulehdus soluja, kun taas vakaissa plakeissa, jotka harvemmin aiheuttavat komplikaatioita, on vähemmän todisteita tulehduksista[64-66]
- Matalat C-vitamiinitasot liittyvät todennäköisesti sekä tulehdukseen että verisuonitaudin vakavuuteen[67]
- Krooninen tulehdus ateroskleroosissa ja lisääntynyt sydänkohtauksen riski sydänvaltimon täydellisestä tukkeutumisesta, liittyy krooniseen periodontaaliseen (ikenien ja viereisen luun) tulehdukseen[68-70]
- Usean periodontaalisen mikrobin / taudinaiheuttajan DNA on havaittu ateroskleroottisista plakeista[71]
- Periodontaalitauti liittyy kaulavaltimon ateroskleroosin kehitykseen[72]

- Paikallinen C-vitamiinin puute kehittyvän ateroskleroosin alueilla edistää merkittävästi mikrobien kykyä jatkaa tulehdusta tai levittäytymistä siellä[73]
- Infektio on ensisijainen syy valtimoseinämien krooniseen tulehdukseen[74]
- Erilaiset infektiot, mukaan lukien streptokokkien aiheuttamat, yleensä kannustavat solujen lisääntymistä verisuonen sisäpinnalla ja seinämän mediaalisissa kerroksissa, aivan kuten tapahtuu "perinteisessä" ateroskleroosissa[75,76]
- Tartunnat voivat myötävaikuttaa ateroskleroosin kehittymiseen aikaansaamalla autoimmuuni reaktioita verisuonten seinämiä vastaan[77-79]
- Autoimmuuni vasta-aineet hyökkäävät endoteelin soluja vastaan viljelmässä[80] ja liittyvät kaulavaltimon alueen ateroskleroottiseen sairauteen[81]
- Potilaat, joilla tiedetään olevan ateroskleroosi, ovat myös osoittaneet kohonneita autoimmuuni vasta-aineiden pitoisuuksia[82]
- Autoimmuunisairaus lisää ateroskleroosin esiintyvyyttä[83-86]
- C-vitamiini on tehokas autoimmuunisairauden hoitoon[87]
- Virustartunnat edistävät erityisesti ateroskleroosin kehitystä[88-94]
- Suuremmat viruskuormat potilailla, joilla on HIV tartunta, ovat yhteydessä huonompaan endoteeliin toimintaan, jota pidetään tärkeänä ateroskleroosin kehityksessä[95]
- Herpesvirusten uskotaan aktivoivan veren hyytymistä ja provosoivan valtimoiden tukkeutumisen kokonaan usein ateroskleroosin myöhäisissä vaiheissa[96]
- Korkea C-reaktiivisen proteiinin pitoisuus veressä liittyy suurempiin tulehduksiin ja suurempaan ateroskleroosin riskiin[97-100]
- C-reaktiivista proteiinia löytyy usein ateroskleroottisista vaurioista[100]

Lipoproteiini(a) taso

Rasvaproteiinikompleksit, jotka kuljettavat rasvaa veressä, ovat lipoproteiineja. Esimerkkejä näistä komplekseista ovat korkeatiheyksiset (HDL) ja pienitiheyksiset (LDL) lipoproteiinit, jotka tunnetaan kolesterolin kuljetustoiminnoistaan. HDL kuljettaa kolesterolia maksaan aineenvaihduntaa ja erittymistä varten, kun taas LDL kuljettaa kolesterolia valtimoiden seinämiin ja muihin kuin maksakudoksiin. Näiden kuljetusominaisuuksien takia HDL sitoutunut kolesteroli tunnetaan nimellä "hyvä" kolesteroli ja LDL sitoutunut kolesteroli tunnetaan nimellä "paha" kolesteroli.

HDL:ää pidetään hyvänä lipoproteiinina, koska korkea taso tarkoittaa sitä, että siirtokapasiteetti verisuonten seinämistä maksaan ja erittymään suolistoon sapen kautta on suurempi. Juuri vastakkainen on totta LDL: n kohdalla, jonka tiedetään sitovan kolesterolia ja tuovan sitä valtimoiden seinämiin.

Toinen näistä rasvaproteiinikomplekseista tunnetaan nimellä lipoproteiini(a) tai Lp(a). Lp(a) on taitava edistämään atheroskleroosia ja siitä on tullut itsenäinen sepelvaltimotaudin (ateroskleroosin) riskitekijä. Kun korkea veren Lp(a) taso löytyy yhdessä kohonneen LDL kolesterolitason, madaltuneen HDL kolesterolitason ja korkean verenpaineen kanssa, yhdistelmä voi olla erityisen aggressiivinen valtimoiden tukkeutumien kehityksessä.[101] Epävakaat angina potilaat, joilla on kohonnut Lp(a) etenevät todennäköisemmin merkittävään sydänkomplikaatioon, kuten valtimon tukkeutumiseen ja sydänkohtaukseen.[102] Lp(a):han liittyvää lisätietoa seuraavassa:

- Lp (a):n tuotannon kehossa uskotaan olevan korvaava mekanismi vastatoimena C-vitamiinin puutteelle [103]
- Lp (a) löytyy vain C-vitamiinia tuottamattomista eläimistä[103]
- Pitkäaikainen Lp(a) nousu lisää kertymiä valtimoiden seinämillä ja edistää ateroskleroosia[104]

- C-vitamiinin puute lisää plasman Lp(a) ja fibrinogeeni pitoisuuksia [105]
- Lp(a) kertymät valtimoiden seinämissä korreloivat ateroskleroottisen vaurion laajuuden kanssa sepelvaltimoissa ja aortassa[106]
- Lp(a) kertyminen on merkittävää ateroskleroosin kehittyessä sepelvaltimoiden ohituksiin[107]
- C-vitamiini ja lysiini vähensivät dramaattisesti angina rintakipuja kolmessa tapaustutkimuksessa[108-110]
- C-vitamiini palauttaa tupakoitsijoiden heikentyneen verenvirtauksen normaaliksi sydämen pienissä verisuonissa[111]
- Ihmisen aterosklerootiset ahtaumat koostuvat pääasiassa Lp(a):sta[112]
- Antamalla C-vitamiinia, lysiiniä ja proliinia yhdessä niasiinin, guarkumin ja ayurveda yrtin gum guggulu:n kanssa 19 kuukautta, laski Lp(a)-tasoa merkittävästi, vähentämällä oikean sepelvaltimon ahtauman 75 prosentista 40 prosenttiin ja korjasi muut sydänpotilaan 50 % ahtaumat kokonaan tapaustutkimuksessa.[113]

Diabetes

Diabetes mellitus on krooninen sairaus, jossa hiilihydraattien, proteiinien ja rasvan metabolia on heikentynyt insuliinin riittämättömän tuotannon tai kohdesolujen insuliiniresistenssin takia. Se näyttäisi kohdistavan paljon, ellei suurinta osaa, kielteisistä vaikutuksistaan kehoon kroonisen C-vitamiinin puutteen vuoksi, joka liittyy siihen ja näkyy sekä kudoksista että verestä. Hyvin yleisesti verenpainetauti, lipidihäiriöt (kuten kohonnut Lp(a) ja kohonnut kolesteroli) esiintyvät samanaikaisesti diabeteksen kanssa.

Diabeteksen aiheuttama paikallinen C-vitamiinivaje verisuonen seinämässä voi helposti aloittaa ateroskleroosin etenemisen. Kun verisuonen seinämän vaurio on alkanut, muut riskitekijät, kuten tulehdus ja kohonneet verirasvat, kuten kolesteroli ja Lp(a), voivat osallistua helpommin plakin kehitykseen.

Lopuksi, insuliinin ainutlaatuinen suhde C-vitamiiniin tarjoaa vahvan näytön siitä, että krooninen diabetes on seurausta sekä C-vitamiinin puutoksesta että erittäin vahva tekijä C-vitamiinin puutteen jatkumiseen. Pohdittavaksi seuraavat havainnot:

- Diabetes on vakiintunut riskitekijä ateroskleroosille ja sepelvaltimotaudille[114, 115]
- Päivittäinen C-vitamiinilisä diabeetikoille johti veren kolesterolitasojen romahtamiseen 40 mg - 100 mg / 100 ml, suurimmalla osalla potilaita[116]
- Diabetekselle on tyypillistä lisääntyneiden vapaiden radikaalien tuotannon aiheuttama korkea hapetusstressi ja / tai vähentynyt antioksidantti puolustus[117, 118]
- Diabeteskomplikaatiot aiheutuvat kohonneesta hapetusstressistä[119-121]
- Diabeetikoiden plasman C-vitamiinipitoisuudet ovat alentuneet[122-126]
- diabeteksen yhteydessä havaitut kohonneet glukoositasot (hyperglykemia) voivat suoraan aiheuttaa piilevän keripukin tai pitkälle edenneen C-vitamiinin puutteen[127]
- Glukoosi kilpailee C-vitamiinin kanssa imeytymisestä soluihin ja mitokondrioihin[128-132]
- Insuliini edistää C-vitamiinin sekä glukoosin imeytymistä soluihin[133]
- Insuliini-injektio laskee C-vitamiinin pitoisuutta plasmassa ja nostaa valkosolujen ja verihiutaleiden C-vitamiinipitoisuutta [134]
- Hyperglykemia vähentää munuaisten luontaisten suodatinten kykyä ottaa takaisin C-vitamiinia, mikä johtaa lisääntyneeseen C - vitamiinin eritykseen virtsaan ja C-vitamiinin laskuun veressä[135]
- Korkeat glukoositasot estävät joitain tärkeitä C-vitamiinin toimintoja[136]

- Hyperglykemia on myös erityisen tehokas heikentämään monosyyttien C-vitamiinipitoisuutta - immuunivasteen tärkeintä osaa[137]
- Verihiutaleet, tahmeat hiukkaset veressä, jotka tarttuvat toisiinsa aloittaen hyytymän muodostumisen, sisältävät vähän C-vitamiinia diabeetikoilla[138]
- Suuri määrä C-vitamiinia verihiutaleissa heikentää suoraan niiden taipumusta takertua toisiinsa tai aloittaa verihyytymän muodostus[139]
- Veren hyytyminen on olennainen osa pienten verisuonten tautia (angiopatia), jota havaitaan diabeetikoilla ja verihiutaleiden toisiinsa takertumisen esto C-vitamiinin vaikutuksesta on heillä tyypillisesti vähentynyt[140]
- Veren keskimääräiset C-vitamiinitasot ovat "huomattavasti alhaisemmat" henkilöillä, joilla on vasta diagnosoitu diabetes, kuin ei diabeetikoilla[141]
- C-vitamiinin antaminen suojaa tehokkaasti epänormaalia veren hyytymistä vastaan[142]
- C-vitamiini näyttää olevan välttämätön insuliinin vapautumiselle sitä tuottavista soluista haimassa[143]
- Diabetespotilaat näyttävät kliinisesti paranevan, kun C-vitamiini infuusio yhdistetään insuliini injektioihin[144]
- Diabeetikoilla on paljon todennäköisemmin etenevä ientulehdus, kuin ei-diabeetikoilla [145,146]

Tupakointi

Tupakointi on toinen vakiintunut, itsenäinen ja suuri riskitekijä ateroskleroosin kehittymiselle ja sepelvaltimosairaudelle.[147,149] Monet, elleivät useimmat mekanismit, joilla tupakointi aiheuttaa ateroskleroosin vaikuttavat käyttävän ainakin C-vitamiinin puutetta. Pohdittavaksi joitakin kohtia:

- Tupakointi alentaa veren C-vitamiinitasoa ja nikotiinin lisääminen ihmisen verinäytteeseen alentaa merkittävästi veren C-vitamiinipitoisuutta [149]
- Tupakoitsijoiden veren C-vitamiinitasot ovat vähentyneet huomattavasti [150-152]
- Jopa iän, sukupuolen, C-vitamiinin ja multivitamiinien saannin kompensoinnin jälkeen, krooninen tupakansavulle altistuminen pysyi "merkittävänä" C-vitamiinin tasoa alentavana tekijänä lapsissa [153]
- Ympäristön tupakansavulle altistuminen, jopa "Minimaalisesti" tuottaa "erittäin merkittävän" plasman askorbaattitason alentumisen [154]
- Savukkeiden polttajien veren keskimääräiset veren C-vitamiinitasot ovat käänteisesti verrannollisia poltetun tupakan määrään [155, 156]
- Tupakan savu sisältää 1015 erilaista hapetinta [157]
- Tunnettu vakava verisuonisairauden muoto, Buergerin tauti liittyy aina tupakointiin ja sille ovat ominaisia nopeasti etenevät ahtaumat ja kuoliot valtimoiden tukkeutuessa ja kun verenkierto vaarantuu tarpeeksi, seuraa sormien tai varpaiden menetys [158]
- Periodontaalitauti (tyypillisesti paikallisen C-vitamiinin puutoksen vuoksi) on paljon yleisempi tupakoitsijoilla kuin tupakoimattomilla [159]
- Vahva korrelaatio yhdistää alenevan kokoveren C-vitamiinitason ja ientulehduksen lisääntyvän vakavuuden [160]
- C-vitamiinin antaminen lapsille, jolla on merkittävä iensairaus parantaa selvästi heidän tilaansa [161]
- Tyypilliset savukkeiden aiheuttamat heikennykset mikroverenkierrossa lievittyvät huomattavasti C-vitamiinia täydentämällä – nämä veren virtauksen vähennykset voivat johtaa tai aiheuttaa angina rintakipuja ja sydänkohtauksen, kuten tukkeumat paljon isommissa valtimoissa [162]

- C-vitamiini suojaa joiltain sydämen verisuoniston ja hiussuoniston muutoksilta, joita nähdään tupakansavun hengittämisen jälkeen[163]
- Savukkeiden tupakointi edistää ateroskleroosia aiheuttamalla valkosolujen liittymistä yhteen ja takertumista verisuonten seinämiin[164 165] - kun ne kiinnittyvät, akuutteja ja kroonisia vaurioita voi aiheutua verisuoniin[166, 167]
- C-vitamiinin antaminen "esti melkein kokonaan" savualtistuksen aiheuttaman valkosolujen takertumisen toisiinsa ja seurannaisvaikutuksen tarttua verisuonten seinämiin laboratorioeläimissä [168]

Fibrinogeenitaso

Fibrinogeeni on keskeinen proteiini, joka osallistuu hyytymiseen veriplasmassa. Se vaikuttaa myös suoraan, kuinka viskoosia ("paksua") veri on. Fibrinogeeni vaikuttaa siihen, miten helposti verihiutaleet tarttuvat yhteen ja edistävät verihyytymien muodostumista. Fibriini on tärkeä komponentti verihyytymässä ja syntyy fibrinogeenin suorasta muuntumisesta, kun hyytymismekanismi on alkanut.

Fibrinogeeni näyttää olevan riskitekijä, joka tarvitsee C-vitamiinin puutoksen vaikuttaakseen sydänsairausriskinä. On olemassa selvä korrelaatio kohonneiden fibrinogeenitasojen ja vähentyneen C-vitamiinin tason välillä. On myös erittäin todennäköistä, että C-vitamiinin puute itsessään johtaa suoraan fibrinogeenitasojen nousuun kehossa.

Kohonneen veren fibrinogeenitason voidaan odottaa lisäävän sekä ateroskleroottisten plakkien kokoa samoin kuin todennäköisyyttä, että muodostuu akuutteja verihyytymiä kehittyvien plakkien päälle. Fibrinogeenistä tiedetään seuraavia asioita:

- Lisääntynyt veren fibrinogeenitaso on itsenäinen riskitekijä sydän- ja verisuonisairauksille [169-173]

- Korkeammat fibrinogeenitasot ovat sidoksissa alhaisempiin C-vitamiinitasoihin [174]
- Veren fibrinogeenitasot olivat korkeat ja veren C-vitamiinitasot olivat alhaalla aivohalvauspotilailla [175]
- C-vitamiinilisä (1 000 mg) lisää merkittävästi kykyä liuottaa verihyytymiä terveillä henkilöillä samoin kuin niillä, joilla on sepelvaltimo tauti - vaikutus jatkuu vain niin pitkään, kuin C-vitamiinilisä veressä säilyy [176]
- C-vitamiinilisä (1 000 mg) auttaa estämään liiallista fibrinolyysiä (verihyytymän hajoaminen) potilailla, joilla on krooninen munuaistulehdus, osoittaen, että C-vitamiini on tärkeä tasapainon ylläpitämisessä fibriinin muodostumisen ja fibriinin hajoamisen välillä[177]

LIITE E

Munuaiskivien riskitekijät

Huoli munuaiskivien kehityksestä on usein syy siihen, että suuria C-vitamiiniannoksia ei suositella tai ne kielletään. Tietyissä olosuhteissa C-vitamiini ja laaja luettelo monia muita tekijöitä - voi vaikuttaa oksalaatti pitoisuuden nousuun virtsassa. Koska kalsiumoksalaattia on monissa munuaiskivissä, osa voi päätellä, että C-vitamiini aiheuttaa munuaiskiviä, koska se voi lisätä virtsan oksalaattia. Tämä myytti on purettu luvussa 7. Vaikka kyseisessä luvussa esitetty tutkimus osoittaa, että suuri C-vitamiinin saanti todella vähentää munuaiskivien esiintymistä, tulisi niiden joilla on munuaissairaus (munuaisten vajaatoiminta tai vika) kysyä lääkäriltä neuvoa ennen suurten C-vitamiiniannosten aloittamista.

Monia tekijöitä liittyy kalsiumoksalaatin eritykseen virtsaan, jotka johtavat kivien muodostumiseen. Lisääntynyt C-vitamiinilisäys on vain yksi niistä tekijöistä. On tärkeää ymmärtää, että annettu riskitekijä voi tuottaa tietyn oireen vain, kun ympäröivät olosuhteet suosivat myös tämän oireen kehitystä. Nämä riskitekijöihin, asianmukaisilla viittauksilla, sisältyvät seuraavat:

1   Lisääntynyt oksalaatti virtsassa[1,2]
2   Muiden virtsaan liuenneiden aineiden korkea pitoisuus[3,4]
3   Raskasmetallikelaattoreiden läsnäolo, kuten DMPS, DMSA ja EDTA, joilla on omat riippumattomat

munuaismyrkyllisyytensä, johtuen lisääntyneestä virtsaan liuenneiden aineiden pitoisuudesta ja myrkkyjen aiheuttamista munuaisten vaurioista [4]

4 Lisääntynyt kalsium virtsassa[5-8]
5 Matala magnesiumpitoisuus virtsassa[9]
6 Matala sitraatti virtsassa[10-12]
7 Matala kaliumin määrä virtsassa[6]
8 Lisääntynyt kystiini virtsassa[13]
9 Lisääntynyt fosfori virtsassa[14]
10 Lisääntynyt virtsahappo virtsassa[15,16]
11 Lisääntyneet lipidit virtsassa[17,18]
12 Lisääntynyt kolesteroli virtsassa[17,18]
13 Lisääntynyt ikä ja ikään liittyvä lasku munuaisten läpi suodatetun nesteen virtausnopeudessa[19]
14 Kovan veden juominen[20]
15 Nesteytyksen yleistila[21,22]
16 Virtsan virtauksen pienentynyt päivittäinen määrä ja muodostuminen[23,24]
17 Virtsan pH 6,25 – [28]
18 Matala ruokavalion kalsium[29]
19 Lisäkalsium[29,30]
20 D-vitamiinilisät[31-34]
21 Matala magnesiumin ja vitamiinien saanti[35]
22 Kalsium kertymät kehossa, etenkin verisuonissa
23 Olemassa oleva munuaisten vajaatoiminta tai vika, mukaan lukien hemodialyysi[36-38]
24 Vammat soluille, jotka vuoraavat näitä kivien muodostukselle herkkiä virtsajärjestelmän osia[39]
25 Oksalaattikiviä tuottavat tai oksalaattia sisältävät elintarvikkeet [1,40,41]
    a Hedelmät: raparperi, karhunvatukat, mustikat, vadelmat, mansikat, herukat, kiivit, viinirypäleet, viikunat, mandariinit, sitruunan kuori, limen kuori, luumut
    b Vihannekset: vihreät pavut, punajuuri, pinaatti, endiivi, okra, persilja, bataatit, lehtimangoldi, punajuuren lehdet, kaali, purjo

c   Liha: maksa
d   Viljat: vehnäleseet, vehnänalkio, hirssi, ryynit, kinoa
e   Pähkinät: maapähkinät, pekaanipähkinät, mantelit, cashew, soija
f   Sekalaiset: suklaa, pippuri
26 Oksalaattikiviä tuottavan tai oksalaattia sisältävät juomat[42,43] (musta tee, kaakao, kahvi)
27 Oksalaattikiviä tuottavan tai oksalaattia sisältävät lisäravinteet ja lääkkeet[44-55]
28 Oksalaattikiviä tuottavan aineen myrkyn saanti[1,56,57]
29 Kaiken ravinnon vastaanottaminen laskimonsisäisesti infuusio[58,59]
30 Pyridoksiinin (B6-vitamiinin) puute[60-65]
31 Tiamiinin (B1-vitamiinin) puute[64,66]
32 Suoliston ohitusleikkaus tai ohutsuolen imeytymishäiriö mistä tahansa syystä[67-70]
33 Virtsatieinfektio tai bakteerien esiintyminen [71-76]
34 Lisääntynyt hapettumisstressi virtsatiehyeissä[77,78]
35 Primäärinen hyperoxaluria (liiallinen oksalaatin erittyminen virtsassa), perinnöllinen häiriö [79]
36 Hyperparatyreoosi [80,81]
37 Virtsapysähdys (virtsavirtauksen pysähtyminen tai vähentyminen normaalista) tai epätäydellinen rakon tyhjentyminen [82,83]
38 Obstruktiivinen virtsatauti [76]
39 Polykystinen munuaissairaus[84,85]
40 Kirroosi[1]
41 Diabetes[1]
42 Sydämen vajaatoiminta[1]
43 Crohnin tauti[86-88]
44 Kystinen fibroosi[89-90]
45 Munuaisten tubulaarinen asidoosi (munuaiset eivät kykene poistamaan ylimääräisiä happoja verestä virtsaan, joka johtaa liian happamaan vereen)[1]

46 Sarkoidoosi (krooninen tulehdus, tuntematon alkuperä, joka johtaa kyhmyjen muodostumiseen [granulomat] vartalon eri elimissä)[91,92]

47 Klinefelterin oireyhtymä[1]

48 Parasiittiset sairaudet, mukaan lukien amebiasis, skistosomiasis, giardiasis ja ascariasis[1]

49 Antibioottinen terapia[93]

50 Lisääntynyt fluorin saanti[94]

51 Pitkittynyt vuodelepo[95]

52 Munuaisensiirto[96]

53 Verenpaine[97,98]

54 Lisääntynyt alkoholin käyttö[99]

55 Lisääntynyt glukoosin saanti[100-101]

56 Raskaus[102-103]

57 Metoksifluraani anestesia[104-106]

58 Ketogeeninen ruokavalio (rasvainen, runsaasti proteiineja sisältävä, vähähiilihydraattinen ruoka)[107]

59 Lisääntynyt C-vitamiinin saanti[110-112]

60 Kalsiumaskorbaatti täydentävänä C-vitamiinin tyyppinä[113-114]

LIITE F

Myrkkyjen vaikutusten minimointi

Myrkkyaltistuksen kaksi perusasiaa käsiteltäväksi:

1 Päivittäinen altistuminen uusille myrkyille
2 Uusien myrkkyjen kertyminen ja varastoituminen kehon kudoksiin neutraloinnin ja poistamisen sijasta

Raskasmetalli, kuten elohopea, on hyvä esimerkki myrkystä, jolla on taipumus aiheuttaa suurin myrkyllisyys sen jälkeen, kun se on merkittävästi kertynyt kohdekudoksiin pitkäaikaisen kroonisen altistumisen jälkeen. Muut myrkyt, kuten alkoholi, erittyvät helposti altistumisen jälkeen eikä pitkäaikaisesta kertymisestä tule ongelmaa.

Pitäisikö henkilön suorittaa lievä, keskinkertainen vai agressiivinen vieroitusohjelma olisi päätettävä yhdessä terveydenhuollon ammattilaisen kanssa, jonka tulisi tuntea laaja joukko myrkkyjen mobilisointiin ja erittämiseen käytettäviä keinoja.

Vaikka hyvä lisäravinneohjelma stimuloi yleensä ainakin lievää myrkkyjen poistoa, perusteellisemman poiston tarve olisi määritettävä tieteellisesti. Kliininen tila, tavanomaisten laboratoriokokeiden ja erityisesti kaikkien myrkkyjen kertymisasteiden testauksen on oltava osa tätä päätöstä. Joskus yksilö kärsii sairaudesta, joka ei todennäköisesti osoita merkittävää parantumista ennen, kuin suurin osa kertyneistä myrkyistä on mobilisoitu ja erittynyt.

Huono hammasterveys: merkittävä myrkkyaltistuksen lähde

Muutamia poikkeuksia lukuun ottamatta henkilöt, jotka eivät saa optimoitua hapettumisenestokykyään laadukkailla lisäravinteilla kärsivät huomattavasta hampaiden myrkyllisyydestä. Hammasmyrkytys on usein luonteeltaan sekä tulehdus että myrkyllinen, edustaen "kaksoisrasitusta" kuluttaen kehon antioksidanttivarastot. Myös, koska infektiot ja myrkyt syntyvät kehossa, 100% kaikista myrkyistä imeytyy kehoon hengitysteitse, nielemällä, limakalvoilta imeytymällä tai suoraan vapautumalla verenkiertoon. Kehon ulkopuolella olevat myrkyt eivät koskaan imeydy näin tehokkaasti.

Siksi juurihoito on kaikkein tärkein yksittäinen tekijä kroonisten rappeumasairauksien, erityisesti syövän, sepelvaltimo- ja sydänsairauksien aiheuttajana. Valtava myrkyllisyys suoraan verenkiertoon erittyneenä pitää aina antioksidanttitasot kudoksissa alhaalla, sallien minkä tahansa taudein tarttua ja edetä.

Hampaiden myrkyllisyyden vähentämisen pitäisi siis olla ensimmäinen, tai ainakin hyvin varhainen osa antioksidantti kapasiteetin optimointia. Tämä koskee seuraavia:

1 Etsi yhteistyöhaluinen hammaslääkäri toimimaan kanssasi
2 Poistata kaikki juurihoidetut hampaat oikein
3 Poistata kaikki tulehtuneet tai alas painuneet hampaat
4 Leukaluun onteloiden oikea puhdistus / korjaus
5 Hoida ientulehdus oikein (kuppi lämmintä vettä ja muutama korkillinen 3% vetyperoksidia sumutinpullolla annettuna ratkaisee monia tautitapauksia, jopa edistyneissä ienten vetäytymisissä ja luun syöpymissä)
6 Elohopea-amalgaamitäytteiden korvaaminen bioyhteensopivilla materiaaleilla
7 Kruunujen ja siltojen korvaaminen bioyhteensopivilla materiaaleilla

8   Hammasimplanttien todennäköinen poisto, riippuen siitä, kuinka hyvin potilas paranee kliinisesti muilla hammashoidon / lisäravinteiden toimenpiteillä

Kohdat 1 - 3 ovat tärkeimmät. Juurihoidettujen hampaiden, samoin kuin mikä tahansa muut tulehtuneen hampaan jättäminen poistamatta, vaarantaa vakavasti toipumisesi tai yrityksesi ylläpitää hyvää terveyttä.

Niille, jotka haluavat lisätietoja valtavan myrkyllisistä juurihoidetuista hampaista aiheena toisessa kirjassa, *The Roots of Disease*, jonka kirjoitin yhdessä Dr. Robert Kulaczin kanssa.

Huono ruuansulatus: valtava myrkkylähde

Toinen yleinen päivittäinen myrkkyaltistus tulee huonosti toimivasta ruuansulatuksesta. Hyvä ruoansulatus on ensiarvoisen tärkeä. Monet myrkyt, jotka ovat sama lajia ja myrkyllisyyttä, kuin juurihoidetuissa hampaissa, syntyy huomattavissa määrin hitaassa, ummetuksen vaivaamassa suolistossa.

Päivittäinen suolen toiminta, mieluiten vähintään kahdesti päivässä, ovat paras todiste siitä, että suoliston toiminta on normaalia tai lähellä normaalia. Lyhyt luettelo tärkeistä suosituksista edistämään normaalia suoliston toimintaa sisältää seuraavat (aihetta on käsitelty tarkemmin kirjassani *Optimal Nutrition for Optimal Health*):

1   Yhdistele ruokia oikein (*erittäin tärkeä*)
2   Minimoi korkean glykeemisen indeksin ruuat (*valitse monimutkaisia hiilihydraatteja yksinkertaisten hiilihydraattien sijaan*)
3   Pureskele huolellisesti!!! (*yksinkertainen mutta erittäin tärkeä tekijä normaalin ruoansulatuksen saavuttamisessa*)
4   Minimoi vesi ja nesteet aterioiden kanssa (*älä laimenna ruoansulatusentsyymejä*)

5   Ota laajavaikutteinen ruoansulatusentsyymi aterian
    yhteydessä tai ennen sitä
6   Syö mieluummin pienempiä määriä useammin, kuin
    yksi tai kaksi suurta ateriaa päivittäin
7   Minimoi maitotuotteet, älä käytä pastöroitua maitoa
    juomana (*liikaa kalsiumia, heikentää ruuansulatusta*)
8   Yritä rajoittaa lihaproteiini 60 – 120 g kerta-annoksena
    (*vaikea kokonaan sulattaa suurempia määriä*)
9   Minimoi merenelävät (*elohopea altistus*)
10 Valitse luomuruokaa mahdollisuuksien mukaan

Reaktiivisen raudan minimointi

Tätä erittäin tärkeää avainta optimaalisen antioksidantti
kapasiteetin saavuttamiseksi on käsiteltävä erikseen. Vapaa eli
reaktiivinen kehon rauta on minimoitava. Rauta on voimakas
hapettava   katalyytti   ja   todennäköisesti   ensisijainen
ylimääräisen oksidatiivisen stressin edistäjä kaikkialla mihin
sitä on kertynyt liikaa kehossa.

Ferritiinitason mittaus on tällä hetkellä paras testi
tarkistaa ylimääräisen vapaan raudan varasto kehossa. Jotkut
laboratoriot pitävät tällä hetkellä jopa 400 ng / ml
ferritiinipitoisuutta normaalina. Tämä taso *ei koskaan* ole
normaali. Ferritiini on pyrittävä saamaan kaikin tavoin alle 15-
25 ng / ml tai alemmas. Niin kauan kuin hemoglobiinitaso on
normaali, kehossa on tarpeeksi rautaa. Kun lähestytään vihdoin
anemian rajaa, raudan erittymisen lisäämisestä voidaan luopua.
Parhaat tavat kehon raudanvarastojen alentamiseksi ovat:

1   Verenluovutus. Luovuttamalla vuosittain jopa 6
    yksikköä verta ferritiinitasot putoavat merkittävästi ja
    tämä on hyvä tavoite.
2   Runsas hikoilu (*aerobiset urheilijat voivat saavuttaa
    tämän, mutta se on helpompaa toteuttaa saunomalla*);
    magnesium ja muut elektrolyytit voivat myös vähentyä,
    mitä tulisi seurata ja täydentää

3 Inositoliheksafosfaatti (*IP6, fytiinihappo*). Päivittäin
tulisi ottaa 2 - 3 gramman annos, mutta tyhjään vatsaan;
se sitoo rautaa ja kalsiumia ruoassa, jos se otetaan
aterioiden kanssa (*parasta olisi ottaa keskellä yötä, kun
nousee mennäkseen kylpyhuoneeseen tai ensimmäiseksi
aamulla*)

4 Reseptillä saatava rautakelaatti; tämä pitäisi tehdä vain,
jos on vaikeuksia akuutin kliinisen tilanteen
vakauttamisessa, jota todennäköisesti pahentaa tai
aiheuttaa ylimääräinen rauta (*kuten etenevä
sepelvaltimotauti ja valtimoiden ahtautumien selkeä
eteneminen sarjassa angiografeja, joka ei vastaa
riittävästi muihin toimenpiteisiin*)

LIITE G

Suurten C-vitamiiniannosten ja muiden ravinnelisien tasapaino

Vaikka C-vitamiini on ehkä tärkein lisäravinne, muutkin lisäravinteet, joista on usein puutetta päivittäisessä ravinnossa, ovat erittäin hyödyllisiä. Tämä ei ole kuitenkaan sama asia kaikille. Mikä sopii optimaalisesti kullekin henkilölle, riippuu monista tekijöistä. Nämä tekijät sisältävät päivittäiset uudet myrkkyaltistukset, aiemmin kertyneiden myrkkyjen tyypit ja tasot sekä olemassa olevat sairaudet.

Suurelta osin näiden kolmen tekijän vuoksi eri henkilöt tarvitsevat eri vitamiineja ja mineraaleja. Jotkut olosuhteet kuluttavat tai köyhdyttävät toisia ravintoaineita enemmän kuin toisia. Seuraava lisäravinteet ovat tärkeitä, mutta annostukset ovat vain hyvin viitteellisiä. Niitä tulee säätää ajan myötä yhdessä asiantuntevan terveydenhuollon ammattihenkilön seuratessa potilasta ja hänen testituloksiaan säännöllisesti.

- L-lysiini: 3 000 - 6 000 mg päivässä (*erityisesti kun yritetään hidastaa tai jopa parantaa sepelvaltimotautia*)
- Magnesiumkelaatti (*glysiinaatti tai muu*): 200 - 1 000 mg päivittäin (*välttämätön ylläpitämään normaali kalsiumiaineenvaihdunta ja saamaan liikkeelle epänormaalit kalsiumin kertymät*)
- K2-vitamiini: 1-3 mg päivässä (*kriittinen kalsiumtasapainolle, kuten magnesium*)

- D3-vitamiini: 5 000 – 10 000 IU eli 125 - 250 mikrogrammaa päivittäin (*veren tason tavoitteena 60 - 80 ng / cm3*)
- E - vitamiini (*tokoferolit ja tokotrienolit*): 200 - 1 000 IU eli 160 – 800 mg päivässä
- Beetakaroteeni (*A-vitamiinilähde*): 25 000 IU eli 8,3 mg päivittäin
- B-vitamiinikompleksi: 1 päivittäin tai osa vihannes / hedelmäjauheseoksesta (*yksittäisiä B-vitamiineja voidaan täydentää enemmän tarpeista riippuen*)
- Multimineral: 1 päivittäin tai osa vihannes / hedelmäjauheseoksesta (*yksilöllisiä mineraaleja voidaan täydentää tarpeista riippuen; VÄLTÄ kuparia ja rautaa, ellei selvää puutetta ole tunnistettu*)
- Omega-3-krilliöljy: 300–600 mg päivässä
- Ruoansulatusentsyymit: ennen ateriaa tai aterian yhteydessä
- Mikä tahansa laajasta valikoimasta laadukkaita antioksidantteja ja muita lisäravinteita, mukaan lukien, mutta ei rajoittuen:
  - o N-asetyylikysteiini
  - o koentsyymi Q10
  - o alfa-lipoiinihappo
  - o silymarin
  - o resveratroli
  - o L-arginiini
  - o aminohapot
  - o MSM
  - o nattokinaasi
  - o polyfenolit
  - o superoksididismutaasi
  - o katalaasi
  - o rutiini
  - o kversetiini
  - o heraproteiinijauhe
  - o vehnänalkiot

Lopuksi, yhteistyössä terveydenhuollon ammattilaisen kanssa, joka työskentelee kanssasi, säännöllinen arviointi sepelvaltimoiden kalsiumtestillä tulisi tehdä aluksi 6 kuukauden - vuoden välein. Jos kokonaisohjelmasi johtaa lisääntyviin sepelvaltimoiden kalsiumpisteisiin on pohdittava tehokkaamman ohjelman toteuttamista. Toisaalta asteittain laskussa olevat pisteet ovat erinomainen indikaattori siitä, että hoito tehoaa koko kehoon hyvin, sepelvaltimoiden lisäksi.

LIITE H

Julkaistuja tutkimuksia C-vitamiinin käytöstä tarttuvien tautien ja myrkytysten hoitoon

Liite ei ole täydellinen. Aika ja tila eivät salli tällaista käsittelyä; lisäksi uusia tutkimuksia julkaistaan päivittäin. Toivottavasti liitteen tiedot kannustavat ymmärtämään paremmin, mitä tutkijat ovat jo selvittäneet perusteellisesti.

Suurin osa mainituista tutkimuksista on indeksoitu hallituksen **PubMed** verkkosivustolle. Niille, jotka haluavat katsoa varsinaisten tutkimusten tiivistelmät, tässä on joitain perusohjeita:

1 Siirry **PubMed** sivustoon osoitteessa
   http://www.ncbi.nlm.nih.gov/pubmed

2 Kirjoita ensimmäisen luettelossa olevan kirjoittajan sukunimi viitteessä, jota seuraa vuosi, vuosikerta, numero ja viitteen ensimmäinen sivu (*esim. alleviivatut kohteet yksinkertaisin välilyönnein nämä kohteet, kuten alla olevassa esimerkissä*)

   Riordan NH, Riordan HD, Jackson JA: Intravenous ascorbate as tumor cytotoxic chemo-terapeutic agent. Med Hypoth, 1995; 44 (3): 207-213.

175

3 Napsauta "Search" -painiketta

Useimmissa tapauksissa haku hakee tiivistelmän tutkimuksesta. Joissain tapauksissa koko tutkimus voi olla saatavana veloituksetta. Muiden tutkimusten osalta koko tutkimus on usein saatavissa maksua vastaan. Muista, että kaikkia tutkimuksia tulee arvioida kriittisesti. Tämän kirjan tavoitteena on edistää rehellistä, tieteeseen perustuvaa tutkimusta "suuriannoksisen" C-vitamiinin käytöstä lääketieteellisiin tarkoituksiin. Pioneerien, kuten tohtoreiden Klenner, Linus Pauling, Cathcart, Riordan ym. tarjoaa riittävän perustan ja suunnan tutkimuksen jatkamiselle C-vitamiinin, luonnon yleislääkkeen käyttämiseksi.

Siksi on noudatettava erityistä varovaisuutta "suuren annoksen" määrittelyssä. Nämä määritelmät vaihtelevat suuresti! Niille, jotka ovat nielleet 90 mg saantisuosituksen mantran, 500 mg on "suuri annos", kun taas yllä luetellut pioneerit määrittelevät päivittäisen "korkean annoksen" alueeksi 10 000 - 150 000 mg (tai enemmän). Lukijoiden ja tulevien tutkijoiden on myönnettävä, että tulosten tohtori Klennerin ja hänen seuraajiensa tulosten aikaansaaminen - edellyttää "Klenner-kokoisten" annosten käyttöä. Kerta toisensa jälkeen, tutkimukset ovat osoittaneet, että onnistuneet kliiniset vasteet C-vitamiiniin riippuvat erittäin paljon annoksesta. Klenner itse korosti toistuvasti tätä tärkeää tosiasiaa.

Hyvin harvat seuraavien sivujen tutkimuksista käyttivät todella "suuria" C-vitamiiniannoksia. Kaikesta huolimatta, positiivisia tuloksia on saavutettu huomattavasti alle optimaalisilla annoksilla. Paljon paremmat tulokset odottavat niitä, jotka ovat halukkaita murtautumaan pienten annosten "esteen" läpi. Parannukset ja hyvä terveys edulliseen hintaan ovat vielä edessä. Ei ole todellakaan mitään pätevää syytä olla arka. Mennään eteenpäin!

Aflatoksiinimyrkytys

Kuvaus: Aflatoksiinit ovat useiden Aspergillus sienilajien (homeiden) myrkkyjä. Nämä myrkyt ovat kaikkein syöpää aiheuttavimpia aineita, mitä ihmiskunta tuntee. Jatkuva altistuminen lisää merkittävästi maksasolujen karsinoomaa (maksasyöpä), joka on kolmanneksi yleisin syöpäkuolemien syy maailmanlaajuisesti.[1] Aflatoksiinille tyypillisiä lähteitä esiintyy mätänevässä kasvillisuudessa, pähkinöissä, mausteissa ja jyvissä. Esimerkkejä ovat: saastunut hirssi, riisi, vehnä, maapähkinät, soijapavut, auringonkukansiemenet, chilipaprikat, mustapippuri, inkivääri, mantelit, pistaasipähkinät, saksanpähkinät, kookospähkinät ja Brasilian pähkinät. [2]

Perinteinen lähestymistapa: Ei erityistä hoitoa aflatoksiinimyrkytykseen ennen maksasolujen karsinooma diagnoosia, todetaan *Cecil Medicine* kirjassa.

Tutkimukset osoittavat:

- C-vitamiini suojaa marsuja akuutilta aflatoksiini myrkytykseltä [3]
- Aflatoksiinin kielteiset vaikutukset kaniiniin lisääntymisjärjestelmä vähenee huomattavasti C-vitamiinilla[4]
- C-vitamiini tarjoaa merkittävän suojan aflatoksiinin aiheuttamalta punasolujen repeämiltä in vitro [5]
- Aflatoksiinin aiheuttamat kromosomaaliset poikkeavuudet hiirien luuydinsoluissa vähenevät C-vitamiinilla[6]
- C-vitamiini vähentää aflatoksiinien aiheuttamia mutaatioita joissakin bakteereissa [7,8]

AIDS / HIV

Kuvaus: Immuunikato-oireyhtymä (AIDS) kehittyy ihmisen immuunikato (HIV) virustartunnasta. Virus hyökkää immuunijärjestelmää vastaan, tuhoten perusteellisesti T-lymfosyytit (soluvälitteisen immuniteetin). Lymfosyytit aloittavat ja ohjaavat monia tarpeellisia immuunivasteita ja HIV:n kyky tuhota CD4 + lymfosyytit minimoi tai eliminoi kehon kyvyn puolustautua useita tilaisuuttaan odottavia taudinaiheuttajia vastaan.[1]

Perinteinen lähestymistapa: HIV:n ja AIDS:n hoito on jaettu kolmeen pääalueeseen: (1) antiretrovirus hoito, (2) opportunistisen infektioiden hoito/esto ja (3) HIV:iin liittyvien komplikaatioiden hoito. Tavoitteena on yksinkertaisesti hidastaa taudin etenemistä häiriten mahdollisimman vähän potilaan elämäntapaa.[2]

Tutkimukset osoittavat:
* AIDS ja HIV-tartunnat ovat ehkäistävissä parannettavissa aggressiivisella ja riittävän pitkällä C-vitamiinihoidolla[3]
* Kliininen paraneminen on verrannollinen C-vitamiinin annoskokoon - potilas voidaan saada oireettomaksi riittävällä C-vitamiinilla[4]
* Aids potilailla, jotka kuolevat hermoston myrkyllisyyteen on todettu merkittävästi alentuneet C-vitamiinitasot aivojen vaurioituneimmilla alueilla[5]
* Jopa pienet annokset oraalista C-vitamiinia HIV-tartunnan saaneille potilaille vähentävät hapetusstressin oireita ja viruskuormaa [6,7]
* CD4 tuhoutumista voidaan hidastaa, pysäyttää ja jopa peruuttaa useiksi vuosiksi, kun C-vitamiinia annostellaan optimaalisesti[8]

- C-vitamiini estää HIV:n monistumista kroonisesti infektoiduissa T-lymfosyyteissä mekanismilla, joka ei ole yleinen antioksidantteille [9]
- C-vitamiinipitoisuudet, jotka eivät ole suoraan myrkyllisiä HIV-tartunnan saaneille soluille, kykenevät kuitenkin estämään virusten lisääntymisen solujen sisällä[10]
- C-vitamiinin ja N-asetyylikysteiinin antaminen 6 päivän ajan HIV-tartunnan saaneille potilaille lisäsi CD4 T-lymfosyyttien määrää, lisäsi glutationitasoja näissä soluissa ja vähensi HIV RNA:n pitoisuutta plasmassa[11]
- HIV-tartunnan saaneiden potilaiden korkea C-vitamiinin, niasiinin ja B1-vitamiinin saanti hidasti AIDS:in etenemistä muuttuvien parametrien oikaisun jälkeen [12]
- HIV-tartunnan saaneiden potilaiden plasman C-vitamiinipitoisuudet ovat alhaisemmat, kuin terveillä verrokeilla [13]
- Myelopatiasta (selkäydinpinteestä) kärsivät AIDS potilaat reagoivat hyvin C-vitamiinihoitoon [14,15]
- "Ravitsemustarpeen ylittävä" C-vitamiinin ja E-vitamiinin saanti suojaa AZT-välitteisiltä hapettavilta lihasvaurioilta sekä aidspotilaita että hiiriä [16]

Aivokalvon tulehdus

Kuvaus: Aivokalvon tulehdus, enkefaliitti on aivojen tulehdus joka aiheuttaa vaarallisen turvotuksen ja esiintyy usein virusinfektion komplikaationa. Viruksia, jotka voivat aiheuttaa aivokalvon tulehduksen ovat herpes simplex, tuhkarokko, sikotauti, vesirokko ja Länsi-Niilin virus. Allerginen reaktio rokotukseen, autoimmuunisairaudet ja jotkut bakteeri-infektiot voivat myös aiheuttaa aivokalvon tulehduksen. Oireita ovat erittäin korkea kuume, päänsärky, sekavuus, uneliaisuus, jäykkä niska ja selkä, oksentelu, lihasheikkous / halvaus, muistin menetys, kouristukset ja jopa kooma. [1]

Perinteinen lähestymistapa: Syy on hoidettava ensin. Kuume voidaan hoitaa asetaminofeenillä, jäällä ja jäähdytyshuovilla. "Voimakas tuki ja komplikaatioiden välttäminen ovat välttämättömiä." [2]

Tutkimukset osoittavat:

- Hoidettiin veltto, sekava 8-vuotias poika 2 000 mg laskimonsisäisellä C-vitamiinilla 4 päivän oireilun jälkeen, jotka johtuvat sikotaudin aiheuttamasta virusenkefaliitista - 2 tuntia injektion jälkeen hänen ruokahalunsa ja energiansa palasi; 6 tunnin kuluttua oireet alkoivat palata; annettiin lisää C-vitamiinia sekä pistoksena että suun kautta; lapsi parani kokonaan [3]
- Viruskeuhkokuume eteni enkefaliitiksi 28-vuotiaalla naisella - 14 päivän kuluttua tila huononee vaikka hoitona kolme erilaista antibioottia lämpötilan noustessa 41,6 °C ja tajunnan heiketessä; injektiona annettiin 4000 mg C-vitamiinia joka kolmas tunti; 72 tunnin kuluttua kliiniset oireet olivat poissa[4]

- Monet potilaat toipuvat aivokalvon tulehduksen aiheuttamasta koomasta tiukalla suonensisäisellä C-vitamiinihoidolla[5-9]

Alkoholimyrkytys (etanoli)

Kuvaus: Suurin etanolin käyttöön liittyvä myrkyllisyys johtuu alkoholin hajoamisesta asetaldehydiksi. Tietyssä vaiheessa asetaldehydistä tulee tappava. C-vitamiini ei vain vähennä asetaldehydin tuotantoa, vaan näyttää myös vähentävän hahmottamisen ja motoristen taitojen heikkenemistä, jotka voivat liittyä akuuttiin etanolin kulutukseen.

Tutkimukset osoittavat:

*   C-vitamiini vähentää metanolin (toinen alkoholi) aiheuttamia kehon epänormaaleja liikkeitä hiirissä [1]
*   Motorinen koordinaatio ja värierottelu ovat merkittävästi parempia miehillä, jotka täydentävät C-vitamiinia 2 viikkoa ennen alkoholin käyttöä lumelääke kontrolloidussa tutkimuksessa - C-vitamiini parantaa myös alkoholin eliminointia verestä [2]
*   C-vitamiiniannos (vastaa 4 400 mg annosta 70 kg henkilölle) ei tuota selvää parannusta motorisessa koordinaatiossa alkoholilla päihtyneessä laboratorion koe-eläimessä; samalla kun suuri C-vitamiiniannos (vastaa 35 000 mg annosta 70 kg henkilölle) esti kokonaan motorisen koordinaation menetyksen [3]
*   40 grammaa laskimonsisäistä C-vitamiinia yhdessä B1-vitamiinin kanssa voi neutraloida alkoholin myrkkyvaikutukset [4]
*   C-vitamiini vähentää epänormaalia hapetusstressin nousua potilailla, joilla on krooninen alkoholin aiheuttama maksasairaus [5]
*   Alkoholistien veren antioksidanttientsyymien ja antioksidanttien pitoisuus, C-vitamiini mukaan lukien, on normaalia paljon alhaisempi [6]

- Alkoholistit metaboloivat ja poistavat C-vitamiinia tavallista nopeammin, mikä osoittaa paljon suurempaa tarvetta täydennykseen[7]
- C-vitamiinin pitoisuus veressä laskee 12-15% "maltillisella" alkoholin käytöllä [8]
- Lisäravinteena otettu 1 000 mg C-vitamiinia päivässä 3 päivän ajan ennen akuuttia alkoholin käyttöä, vähentää siihen liittyvän asetaldehydin aiheuttamaa myrkytystä [9]
- Valkosolujen C-vitamiinitason ja etanolin verestä poistumisen nopeuden välillä on suora korrelaatio [10]
- C-vitamiinin antaminen 90 minuuttia ennen muuten tappavaa asetaldehydi injektiota vähentää merkittävästi hiirten kuolleisuutta [11,12]
- C-vitamiini estää yhdessä glukoosin ja kysteiinin kanssa hiirille annettujen muutoin tappavien asetaldehydi annosten vaikutukset[13]
- Esikäsittely C-vitamiinilla vähentää alkoholin aiheuttamaa oksidatiivista stressiä ja estää muuten-odotettavissa olevat DNA-vauriot[14]
- Suuri annos C-vitamiinia (vastaa 140 grammaa 70 kg henkilölle) vähentää selvästi alkoholin aiheuttamaa myrkytystä rotilla [15]
- Marsut, jotka saavat 5 viikon esikäsittelynä suuret määrät C-vitamiinia, pystyvät metaboloimaan nauttimansa alkoholin paljon nopeammin, kuin vähäisiä määriä saaneet[16]
- "Suurten" C-vitamiinimäärien antaminen nopeuttaa sekä etanolin että asetaldehydin hajoamista elimistössä, vähentäen samalla joitain niiden haitallisista terveysvaikutuksista [17]
- Alkoholin aiheuttama veren rasvojen lisäys vähenee merkittävästi antamalla C-vitamiinia marsuille[18]
- Sama etanoliannos, joka aiheutti SGOT: n (maksaentsyymi) tason nousun 12-kertaiseksi eläimissä, joiden C-vitamiinitasot olivat alle 16 mg / 100 g maksan painoa kohti, annettiin eläimille, joiden C-

vitamiinitasot olivat tätä kynnystä korkeammat - tutkijat ilmoittivat SGOT tasojen vähentyneen 60 prosentilla [19]

- Kirjallisuuden perusteellinen katsaus osoittaa, että riittävä C-vitamiini poistaa parhaiten alkoholin myrkyllisyyden, estää alkoholin aiheuttamia tulevia vaurioita ja korjaa aiemmat alkoholin aiheuttamat vauriot [20]

Alumiinimyrkytys

Kuvaus: Veren alumiini aiheuttaa hapettavia vaurioita lipidien peroksidaation (LPO) kautta, mikä voi johtaa solukalvojen ja solujen DNA vaurioihin. Alumiinin myrkyllisyys voi vahingoittaa keskushermostoa ja se voi merkittävästi heikentää puhetta, päättelykykyä, muistia ja lihasten koordinaatiota. Kuten se kertyy luihin, se estää kalsiumin ottoa. Korkea alumiinialtistus lisää keuhkojen ja virtsarakon syöpäriskiä.[1]

Perinteinen lähestymistapa: Alumiinin poisto verestä voidaan saada aikaan hemodialyysillä ja hemofiltraatiolla. Deferoksamiinia käytetään kelatoimaan alumiinia verestä ja kudoksista, kun seerumin taso ylittää 100 mg / l.[1]

Tutkimukset osoittavat:

- Antioksidanttihoito, mukaan lukien C-vitamiini, estää suurelta osin alumiinin kykyä lisätä LPO-aktiivisuutta [2]
- C-vitamiini estää alumiinin aiheuttamat LPO-vauriot in vitro [3]
- Kaneilla C-vitamiinilisä paransi kertyneen alumiinin erittymistä (kelatointi) luukudoksista [4]
- C-vitamiini estää alumiinin aiheuttamaa LPO:ta rikkomasta luuytimen solujen kromosomeja hiirillä [5,6]

Alzheimer / dementia

Kuvaus: Dementia määritellään kognitiiviseksi häiriöksi, joka haittaa päivittäistä toimintaa ja johtaa itsenäisyyden menetykseen. Sen esiintyvyys lisääntyy iän mukana. [1] On yleisesti hyväksytty, että reaktiiviset happilajit (ROS) ovat suurelta osin vastuussa dementiasairauksien syntyyn ja etenemiseen. [2]

Perinteinen lähestymistapa: Ennaltaehkäisyyn ei ole vakiintunutta lääkehoitoa. Kaksi lääkeaineluokkaa on hyväksytty käytettäväksi hoidossa: kolinesteraasin estäjät ja memantiini. [3]

Tutkimukset osoittavat:

- Eläintutkimukset vahvistavat C-vitamiinin tärkeän roolin liiallisen oksidatiivisen stressin estämisessä ja vähentämisessä neurodegeneratiivisten sairauksien malleissa [4-6]
- C-vitamiinin, E-vitamiinin ja ei-steroidisten tulehduskipulääkkeiden yhdistelmä hidasti Alzheimerin taudin aiheuttamaa kognitiivista heikkenemistä [7]
- Satunnaistettu, kaksoissokkoutettu, lumekontrolloitu tutkimus osoitti, että Alzheimer potilaat, joille annettiin antioksidantteja, mukaan lukien C-vitamiinia, saivat merkittävästi paremmat kognitiiviset pisteet [8]

Amfetamiinimyrkytys

Kuvaus: Kouristukset, takykardia, hypertermia, hallusinaatiot, aivohalvaus, verenpaine ja kuolema voivat johtua akuutista amfetamiinin yliannostuksesta. Myrkyllinen altistuminen amfetamiinille aiheuttaa hermosolujen vaurioita ja jopa tuhoutumista sekä sydänvaurioita. [1]

Perinteinen lähestymistapa: Hoito voi sisältää sedaation, jääpakkausterapian hypertermialle ja lääkkeiden kuten bentsodiatsepiinin ja haloperidolin käyttöä. [1]

Tutkimukset osoittavat:

- 17-vuotias mies sai ekstaasin yliannostuksen, totiin sairaalaan grand mal - kouristuskohtauksen jälkeen ja heräsi koomasta sekä puhui 50 minuutin kuluttua laskimonsisäisen C-vitamiinin aloittamisen jälkeen [2]
- Ennalta annettu C-vitamiini vähentää metamfetamiinin neurotoksisia vaikutuksia laboratorioeläimissä [3,4]
- Ennalta annettu C-vitamiini yhdessä muiden antioksidanttien kanssa vähentää pitkäaikaista dopamiinin ehtymistä rottien aivoissa [5]
- Haloperidolin amfetamiinin vastainen vaikutus lisääntyy huomattavasti C-vitamiinia antamalla [6]
- C-vitamiini vähentää amfetamiinin aiheuttamia käyttäytymishäiriöitä rotilla [7]

Arsenikkimyrkytys

Kuvaus: Arsenikkimyrkytys johtuu yleensä kroonisesta altistumisesta alkuaineen kolmenarvoiselle muodolle (arseniitti). Merkkejä ja oireita ovat heikkous, pahoinvointi, kielen ja suun sisäpinnan värimuutokset, keuhkosairaus, neuropatia, maksatoksisuus ja hauraat kynnet. [1]

Perinteinen lähestymistapa: kelatointi lääkeaineella, 2,3-dimerkapto-1-propaanisulfonaatti [DMPS] (ei FDA:n hyväksymä), kun veren pitoisuus on yli 50 mg / l. [2]

Tutkimukset osoittavat:

- 1940-luvulla lääkärit hoitivat syfilistä arseenilla; C-vitamiinin todettiin olevan "turvallisin tapa" suojella potilaita lääkkeen myrkyllisyydeltä [3]
- C-vitamiini suojaa laboratorioeläimiä myrkyllisiltä natriumarseniitin vaikutuksilta munasarjojen ja aivojen toimintaan [4]
- C-vitamiini parantaa arseenitrioksidin tehokkuutta tappaa syöpäsoluja leukemiassa ja multippelissa myeloomassa[5-7]

Barbituraattien yliannos

Kuvaus: barbituraatteja käytetään kouristuksia vastaan ja rauhoittavina aineina. Fenobarbitaali on tunnetuin näistä lääkkeistä, ja se on edelleen yleisin kohtaushoidossa käytetty lääke kaikkialla maailmassa. Barbituraattiyliannoksen oireet vaihtelevat hitaudesta hengenvaaralliseen koomaan.[1]

Perinteinen lähestymistapa: Intubaation (hengitysputki) ja suonensisäisen nestehoidon aloituksen jälkeen potilaalle annetaan usein lääkkeitä verenpaineen nostamiseksi kuten norepinefriiniä tai dopamiinia. Aktiivihiiltä voidaan antaa toivoen sen absorboivan vatsassa jäljellä oleva barbituraatti.[2]

Tutkimukset osoittavat:

- Koomapotilas, jolla oli yliannos barbituraatteja, verenpaine 60/0, heräsi nopeasti ja toipui täysin saatuaan 125 000 mg C-vitamiinia 12 tunnin aikana[3]
- 15 vakavaa barbituraattien yliannostustapausta ratkaistiin muutamassa tunnissa laskimonsisäisen ja suun kautta annettavan C-vitamiinin yhdistelmähoidolla antaen yhteensä 100 000 mg tai enemmän[3]
- Suuren C-vitamiiniannoksen injektio kääntää alhaisen verenpaineen, hengitysvajeen ja keskushermoston lamaannuksen, jota nähdään barbituraatin yliannoksen johdosta koirilla ja hiirillä [4]

Bentsantronimyrkytys

Kuvaus: Bentsantroni on aromaattinen hiilivety, jota käytetään liuottimena teollisuudessa väriaineiden ja ilotulitusvälineiden valmistuksessa.[1] Altistus voi jatkuessaan aiheuttaa vakavaa ihoärsytystä, ruokahaluttomuutta, väsymystä ja heikkoutta. Se voi myös heikentää maksan toimintaa ja aiheuttaa vatsatulehdusta.[1] Nieltynä aine voi aiheuttaa palovammoja ruokatorvessa ja suolistossa.[2]

Perinteinen lähestymistapa: Ulkoisen altistumisen hoito sisältää altistuksen poistamisen ja ihovoiteita. Nieltynä, vatsan tyhjennyksen tai huuhtelun jälkeen annos aktiivihiiltä lopun bentsantronin imeyttämiseksi.[2]

Tutkimukset osoittavat:

- Altistuminen bentsantronille kuluttaa C-vitamiinia ja glutationia[3]
- C-vitamiiniannos, joka vastaa 1750 mg 70 kg henkilölle, vähentää bentsantronin aiheuttamia kuolemia 40 % laboratorioeläimillä[4]
- Pienet C-vitamiiniannokset tuottavat merkittäviä ulkonäöllisiä ja biokemiallisia muutoksia maksassa, kiveksissä, munuaisissa, ja virtsarakossa bentsantronille altistetuilla eläimillä[5]
- Suun kautta ja iholle levitetty C-vitamiini tarjoavat huomattavan suojan bentsantronin aiheuttamia myrkyllisiä vaikutuksia vastaan iholla ja maksassa[6]
- Ennalta annettu C-vitamiini lisää bentsantronin erittymistä ja vähentää huomattavasti sen kertymistä elimiin[7,8]

Bentseenimyrkytys

Kuvaus: bentseeni on kirkas, nestemäinen, aromaattinen hiilivety, jota yleisesti käytetään liuottimena. Altistuminen voi tapahtua aineen joutuessa iholle, höyrynä tai nieltynä. Myrkytysoireita ovat: näön hämärtyminen, nenän / kurkun ärsytys, ruokahalun menetys, pahoinvointi, oksentelu, epäsäännöllinen tai nopea syke, nopea / matala hengitys, huimaus, uneliaisuus, hermostuneisuus, kouristukset, päänsärky, vapina, tajuttomuus ja heikkous. [1]

Perinteinen lähestymistapa: "Akuutille bentseenimyrkytykselle ei ole vastalääkettä."[2] Altistuminen pitää lopettaa välittömästi ja sydämen sekä keuhkojen tilaa on seurattava ja hoidettava. Vatsan huuhtelu, jos merkittäviä määriä on nielty.[2]

Tutkimukset osoittavat:

- Vakava bentseenimyrkytys aiheutti "keripukin oireet" ja suuret C-vitamiiniannoksiset pakottivat bentseenin erittymään virtsaan [3]
- Bentseenin aiheuttama keripukkia muistuttava tila hoidettiin onnistuneesti suurilla C -vitamiiniannoksilla[4]
- C-vitamiinia suositellaan estämään bentseenimyrkytys[5]
- C-vitamiini suoja annoksesta riippuen eläinsoluja bromibentseenin myrkyllisiltä vaikutuksilta [6]
- Annettu C-vitamiini vähensi oireita ja alensi kuolleisuutta 57% marsuilla [7]

Elohopeamyrkytys

Kuvaus: Useimmille ihmisille suurin elohopea-altistus tulee amalgaami hammastäytteistä. Muita lähteitä ovat rokotukset ja merieläimet. Kun tiettyjä merieläimiä syödään säännöllisesti, tämä voi johtaa suureen määrään elohopeaa. Myrkytys voi aiheuttaa aivo-, munuais- ja keuhkovaurioita ja voi johtaa useisiin sairauksiin. Elohopeamyrkytyksen oireita ovat: perifeerinen neuropatia (jatkuva kutina, kirvely tai kipu), ihon irtoaminen, turvotus, ja verenpainetauti.[1]

Perinteinen lähestymistapa: "Potilas, jolla on elohopeamyrkytys, tulee poistaa välittömästi altistavasta ympäristöstä; elohopean lähde on sitten tunnistettava ja poistettava. Hoito on ensisijaisesti oireenmukaista ja tukevaa."[2] [*Eli ei ole tehokasta hoitoa*]

Tutkimukset osoittavat:

* C-vitamiini estää myrkyllisen meralluridin, varhaisen elohopea diureetin, aiheuttaman hapenottokyvyn alenemisen[3]
* C-vitamiinitiputukset, jotka vaihtelevat välillä 35 000 - 50 000 mg vähensivät ja estivät usein kokonaan elohopean akuutit myrkylliset vaikutukset amalgaamitäytteitä poistettaessa - pienemmät annokset (25 000 mg) sallivat akuutin elohopeamyrkytyksen oireiden esiintymisen joskus[4]
* C-vitamiinin lisääminen koirille annettuun meralluridiin nosti merkittävästi tappavan annoksen kokoa.[5] C-vitamiini suurempina annoksina tarjoaa paremman suojan elohopean myrkyllisyyttä vastaan[6]
* Vaihtelevat annokset sekä C-vitamiinia että elohopeaa marsuille lisäävät elohopean saostumista maksaan ja munuaisiin (myrkkyjä poistavat ja erittävät elimet)[7]

- C-vitamiinin antaminen ennakolta estää elohopeakloridin aiheuttamat munuaisvauriot rotilla[8]
- Ennakolta annettu kohtuullinen C-vitamiiniannos sai 40% marsuista selviytymään muuten 100% tappavasta annoksesta elohopeasyanidia[9]
- Testaus 100% tappavilla elohopeakloridiannoksilla marsuille osoittaa: [10]
  - 100% eloonjääminen antamalla C-vitamiinia ennakolta ja C-vitamiinin jatkaminen 20 päivän ajan
  - Lähes täydellinen selviytyminen antamalla C-vitamiinia vain ennakolta
  - 64% eloonjääminen päivittäisellä C-vitamiinihoidolla 20 päivän ajan tappavan injektion jälkeen
  - 68% eloonjääminen yhdellä suurella C-vitamiiniannoksella tappavan injektion jälkeen
- C-vitamiini suojaa kasveja elohopeakloridin genotoksisuuden aiheuttamilta kromosomivaurioilta[11]
- C-vitamiini hajottaa biologisesti orgaanisia elohopeayhdisteitä rotan maksassa (*elohopean biologinen hajoaminen vähentää huomattavasti elohopean myrkyllisyyttä kehossa*)

Eläinten myrkyt

Kuvaus: Yli 200 noin 2 900 käärmelajista on purrut ihmisiä tappavasti. Ainakin kahdeksan noin 50 hämähäkistä Yhdysvalloissa voi aiheuttaa vakavan sairauden ja/tai kuoleman.[1] Monet merieliöt (esimerkiksi: meduusat ja vuokot) antavat myrkyllisiä pistoja tai puremia.[2]

Perinteinen lähestymistapa: Ellei pureman aiheuttajaa tunneta, on vastamyrkkyhoidosta vain vähän hyötyä ja tunnettaessakin vastamyrkkyjen vaikutus ei ole selkeä.[1] Monet hoitomenetelmät ovat myrkkykohtaisia. Enimmäkseen käytetään tukihoitoa, joka kohdistuu erityisesti oireisiin.

Tutkimukset osoittavat:

- **Annostelusta**
  1 C-vitamiini on myrkytön, epäspesifinen antitoksiini joita voidaan käyttää mihin tahansa myrkylliseen puremaan tuntematta aiheuttajaa"[3]
  2 Dr. Fred Klenner totesi, että potilaalle annettavan C-vitamiinin määrä on "kaikkein tärkein tekijä" positiivisen kliinisen vasteen takaamisessa hoidettavalle myrkylle tai infektiolle[4]
  - "Älä koskaan anna alle 350 mg / paino kg kohti", toista joka tunti 6–12 kertaa kliinisestä paranemisesta riippuen
  - Annokset voidaan antaa 2 - 4 tunnin välein, kun paraneminen on ilmeistä ja jatkaa kunnes potilas elpyy
  - Annokset voivat olla jopa 1200 mg / paino kg kohti kriittisesti sairaalle, kuten virus enkefaliittiin sairastuneelle koomapotilaalle
- **Mustaleski hämähäkki**

- 3 1/2-vuotias tyttö, jota on purrut mustaleski hämähäkki, toipuu täydellisesti useiden suurten C-vitamiiniannosten jälkeen - osa injektiolla ja lisäksi suun kautta 4 päivän ajan [5]
- "Kahdeksan todistettua mustan lesken puremaa" parannettiin suurilla C-vitamiiniannoksilla [5]

- **Karvatoukka** (myrkyllinen amerikkalaisen *Megalopyge opercularis* perhosen toukka)
  - Suuri annos laskimonsisäistä C-vitamiinia ruiskulla niin nopeasti kuin mahdollista pelasti sinertävän karvatoukan uhrin [6]

- **Käärmeen purema**
  - Suuri annos suonensisäisesti annettua C-vitamiinia parantaa 4 vuotiaan lapsen, joka sai "täyden iskun" ylämaan mokkasiinikäärmeeltä [7]
  - Käärmeen pureman uhri, jota oli hoidettu tehottomasti toisessa ensiavussa, sai 15 000 mg C-vitamiinia suonensisäisesti kahdesti päivässä sekä 5000 mg oraalista C-vitamiini 4 tunnin välein; lisäksi annettiin penisilliiniä ja potilas palasi töihin seitsemässä päivässä [8]

Fenolimyrkytys

Kuvaus: Tunnetaan myös nimellä hydroksibentseeni. Fenoli on erittäin myrkyllinen kemikaali. Pienenkin fenoleja sisältävän kemikaalimäärän nieleminen (*tappava annos on 3 – 30 grammaa, mutta jo yksi gramma voi olla tappava*) aiheuttaa limakalvojen palamista, heikkoutta, kalpeutta, nesteen kertymistä keuhkoihin ja kouristuksia. Suurempien määrien nieleminen voi johtaa hengityksen, verenkierron, sydämen ja munuaisten vajaatoimintaa. Ihoaltistus voi johtaa ihottumaan tai jopa kolmannen asteen palovammoihin. Aineen hengittäminen voi aiheuttaa hengitysteiden ärsytystä ja keuhkokuumetta.[1,2]

Perinteinen lähestymistapa: Fenolimyrkytyksen hoitoon voi liittyä shokin hallintaa nesteillä ja dopamiinilla sekä rytmihäiriöiden hoitoa lidokaiinilla ja kouristusten hoitoa diapamilla. Happihoito ja hengityksen avustaminen voivat olla tarpeen hengitysvaikeuksissa. Aktiivihiiltä voidaan antaa ainetta nielleille potilaille. [2] [*Eli ei ole erityisen tehokasta hoitoa*]

Tutkimukset osoittavat:

- C-vitamiini yhdessä tiamiinin ja kalsiumpantotenaatin kanssa, normalisoi fenolin aiheuttamat laboratoriomittausten poikkeamat rotilla [3]
- Esikäsittely C-vitamiinilla vähentää 2-amino-5-kloorifenolin myrkyllisyyttä rotan munuaiskudoksille [4]
- C-vitamiini "tarjosi täydellisen ehkäisyn" useille mitatuille 4-amino-2,6-dikloorifenolin aiheuttamille vaikutuksille rotan munuaisissa [5]
- C-vitamiini estää havaitun pelkistysaktiivisuuden vähenemisen tärkeissä maksan myrkkyjen

196

neutralointientsyymeissä 2,4-dikloorifenolilla päihtyneissä marsuissa [6]

- C-vitamiini neutraloi eugenolin kokonaan liuoksessa ja vähentää eugenolin aiheuttamaa myrkyllisyyttä joitakin viljeltyjä solulinjoja vastaan [7]
- C-vitamiini estää hiirillä p-aminofenolin myrkyllisyyden[8]
- C-vitamiini "suojaa täysin solukuolemilta", kanin munuaissolut 4-aminofenoli altistuksessa [9]

Fensyklidiinimyrkytys

Kuvaus: Fensyklidiini (PCP) on hallusinogeeninen, neurotoksinen aine, jota käytetään lähes yksinomaan huumeena. Määrästä ja menetelmästä riippuen PCP voi aiheuttaa oireita alkoholin kaltaisesta päihtymisestä aina psykoottiseen käyttäytymiseen ja kouristuksiin saakka. [1]

Perinteinen lähestymistapa: "Fensyklidiinimyrkytyksen hoito koostuu pääasiassa tukevasta hoidosta - hengityksen, verenkierron ja kehon lämpötilan ylläpidosta - ja varhaisessa vaiheessa psykiatrisista oireista huolehtimisesta." [1]

Tutkimukset osoittavat:

- C-vitamiinia (2 000 mg) annettiin laskimonsisäisesti joka 6. tunti koomapotilaille, joilla oli PCP myrkytys nopeuttamaan virtsan eritystä [2]
- C-vitamiini on osa onnistunutta alhaisen, kohtalaisen voimakkaan tai voimakkaan PCP myrkytyksen hoitoa, suonensisäistä C-vitamiinia suositellaan suurempia PCP määriä nielleille [3]
- C-vitamiini on tehokas antipsykoottisena aineena kun sitä annetaan PCP-myrkytykseen - haloperidolilla ja C-vitamiinilla yhdessä oli parempi vaikutus psykoosilääkkeenä kuin kummallakaan yksin [4]
- 11 päivän ikäinen PCP-myrkytyksen saanut vauva onnistuttiin hoitamaan antamalla 250 mg C-vitamiinia 6 tunnin välein [5]

Fluorimyrkytys

Kuvaus: Liiallinen fluori vaurioittaa kehittyviä hampaita ja luita (fluoroosi) vetämällä pois kalsiumia ja fosforia. Se voi myös vaurioittaa munuaisia, aiheuttaa geneettisiä vikoja ja vaikuttaa haitallisesti kilpirauhaseen. Luuston fluoroosi kehittyy jatkuvasta altistumisesta fluorille (vedestä, elintarvikkeista ja hammastuotteista) monien vuosien aikana, koska vain noin 50% poistuu verestä munuaisten kautta. Loppu kertyy ja aiheuttaa ajan myötä paljon vahinkoa. Varhaiset tutkijat yliarvioivat pahoin päivittäisen turvallisen fluoridimäärän. Korjaus on vihdoin tehty ja se osoittaa, että monet ihmiset nauttivat säännöllisesti vaarallisia annoksia. Koska suurin osa lääkäreistä ei etsi luuston fluoroosia, se diagnosoidaan usein väärin osteoporoosiksi tai niveltulehdukseksi. [1]

Perinteinen lähestymistapa: Cecil Medicine, 23. painos, julkaistu vuonna 2008, ei tarjoa mitään hoitosuosituksia hampaiden tai luuston fluoroosiin.

Tutkimukset osoittavat:

- Hammasfluoroosi (monet pitävät edelleen peruuttamattomana tilana) voidaan hoitaa tehokkaasti C-vitamiinilla, D-vitamiinilla ja kalsiumilla [2]
- C-vitamiiniprotokolla alentaa huomattavasti fluoriditasoja veressä, seerumissa ja virtsassa [2]
- Luuston fluoroosi voidaan parantaa C-vitamiinilla [3]
- Natriumfluoridi vaurioittaa eläimen siittiösoluja ja C-vitamiini tuottaa merkittävän toipumisen [4]

Hepatiitti, akuutti virus

Kuvaus: Akuutti hepatiitti on maksainfektio, jonka kliininen kuva on erittäin vaihteleva ja se aiheuttaa joko minimaalisen tai vakavan sairauden. Se paranee usein muutamassa kuukaudessa, mutta voi myös johtaa krooniseen infektioon. Tunnetaan viisi viruksen aiheuttamaa akuuttia hepatiittiä, nimeltään A - E:[1]

1 Hepatiitti A on erittäin tarttuva ja leviää suurelta osin ulosteesta suun kautta.

2 Hepatiitti B ja D leviävät pääasiassa saastuneiden neulojen käytön tai intiimin seksuaalisen kontaktin välityksellä.

3 Hepatiitti C leviää pääosin neulojen välityksellä ja vain harvoin intiimissä seksuaalisessa kanssakäymisessä.

4 Hepatiitti E leviää ulosteesta suun kautta, mutta on harvinainen Yhdysvalloissa, eikä se ole niin tarttuvaa kuin A-tyyppi.

Perinteinen lähestymistapa:

1 Hepatiitti A: Ei tunneta hoitoja, joiden tiedetään lyhentävän tai parantavan sairautta.[1]

2 Hepatiitti B: Jonkinlaista viruslääkitystä on käytetty, mutta se on kiistanalainen - muuten ei ole suositeltavaa hoitoa.[1]

3 Hepatiitti C: Peginterferoni alfa ja ribaviriini ovat osoittautuneet jonkin verran hyödyllisiksi.[1]

4 Hepatiitti D: Spesifisiä hoitomuotoja ei ole saatavana.[1]

5 Hepatiitti E: "Ei tunneta keinoja ehkäistä tai hoitaa... "[1]

Tutkimukset osoittavat:

• Laskimonsisäistä C-vitamiinia annettiin akuutille hepatiittipotilaalle 24 päivän ajan 5000 mg päivässä; anemia parani, valkosolujen määrä ja analyysi palasivat normaaliksi, hänen ruokahalunsa ja painonsa palasivat ja hän menetti kaiken maksan vajaatoiminnan takia vatsaan kertyneen nesteen; merkittävintä oli tulehduksellisten muutosten täydellinen paraneminen maksan toistetun biopsian perusteella.[2]

- Lääkäri, joka hoitaa monia akuutteja hepatiitti tapauksia suonensisäisellä C-vitamiinilla ilmoitti, että yksikään tapaus *ei koskaan* ole jäänyt paranematta oikein annostellulla hoidolla ja hänellä *ei koskaan* ole akuutti hepatiitti kehittynyt krooniseksi hepatiitiksi.[3]
- Vain 300–400 mg C-vitamiinia päivittäin muiden vitamiinien (B3, B6 ja B12) kanssa potilaille, joilla oli virushepatiitti, johti merkittäviin veren immuuni proteiinitasojen paraneminen, samoin kuin immuunisolujen toiminnan paranemiseen.[4]
- Sairaalapotilaat saivat vaihtelevia määriä C-vitamiinia kokoverensiirtojen jälkeen; noin 170 sai vähän tai ei lainkaan C-vitamiinia, joista 12 kehitti hepatiitin; 1367 sai 2 000 mg C-vitamiinia tai enemmän päivässä verensiirron jälkeen, joista vain 3 kehitti hepatiitin; valtava lasku verensiirron jälkeisessä hepatiitissa [5]
- Akuutin hepatiitin oireiden havaittiin paranevan huomattavan nopeasti annettaessa 10 000 mg C-vitamiinia päivässä [6]
- Erinomainen vaste ja kliininen paraneminen havaittiin 245 lapsella, joille annettiin akuuttiin hepatiittiin 10 000 mg C-vitamiinia päivittäin [7]
- Akuutin hepatiitin dramaattinen paraneminen havaittiin 24-vuotiaalla potilaalla, joka sai päivittäin 2 000 mg injektiot C-vitamiinia 6 päivän ajan; potilas ilmoitti olevansa "täysin terve" toisen injektion jälkeen[8]
- Akuuttia hepatiitti B sairastava hammaslääkäri hoiti sairautensa itse 25 000 mg laskimonsisäisellä C-vitamiinilla ja otti suun kautta 20 000 mg C-vitamiinia 5 päivän ajan; erittäin kohonneet maksaentsyymit (SGOT, SGPT ja LDH) palasivat lähelle normaalia

tasoa; hän jatkoi C-vitamiinihoitoa vielä 5 päivää ja palasi tuolloin töihin[9]

Herpes

Kuvaus: Herpesviruksiin sisältyy herpes simplex tyypin 1 virus (kylmähaavat), tyyppi 2 (sukupuolielinten), vesirokko zoster virus (vesirokko ja vyöruusu), Epstein-Barr virus (mononukleoosi) ja sytomegalovirus. Herpesvirukset muodostavat usein piilevän infektion. Syistä, joita ei ymmärretä täysin, ne voivat jäädä passiiviseen tilaan viikoiksi, kuukausiksi ja jopa vuosiksi ja aktivoitua sitten uudelleen kuukautisten aikana, stressin aikana, altistuttaessa UV valolle tai muusta selittämättömästä syystä.[1,2]

Perinteinen lähestymistapa: Herpes simplex -virukset voidaan hoitaa viruslääkkeillä, yleisimmin käytetään asykloviiriä. Suonensisäistä lääkitystä käytetään usein vaikeimmissa tapauksissa. Muissa tapauksissa lääkitään suun kautta.[2] Tämän kirjoittamisen aikaan ei ole tunnettuja hoitoja Epstein-Barr tai sytomegaloviruksille.

Tutkimukset osoittavat:

- Suun kautta otettuna C-vitamiini parantaa selvästi oireet toistuvassa herpes labialis tapauksissa (kylmähaavat).[3]
- C-vitamiini yhdessä ionisen kuparin kanssa, inaktivoi joukon viruksia, mukaan lukien sytomegaloviruksen ja herpes simplex virustyypit 1 ja 2.[4,5]
- C-vitamiinia sisältävä liuos, jota käytetään limakalvojen herpesvaurioihin, osoittaa tilastollisesti merkittäviä kliinisiä ja virusten vastaisia vaikutuksia kaksoissokkoutetussa, plasebokontrolloidussa kliinisessä tutkimuksessa [6]

Hiilitetrakloridimyrkytys

Kuvaus: Vaikka sitä on aikaisemmin käytetty tavallisena puhdistusliuottimena, sen myrkylliset ominaisuudet ovat rajoittaneet sen käyttöä. Krooninen altistuminen hiilitetrakloridille voi aiheuttaa munuaisvaurioita ja syöpää. Akuutti altistuminen korkeille neste- tai höyrypitoisuuksille vaurioittaa keskushermostoa, samoin kuin maksaa ja munuaisia. Pitkäaikainen altistus voi aiheuttaa kooman ja jopa kuoleman.[1]

Perinteinen lähestymistapa: Myrkytykselle ei ole hyväksyttyä vastalääkettä. Kahta kokeellista hoitoa on joskus käytetty: Hyperbaarinen happi ja / tai N-asetyylikysteiini[2] [glutationin edeltäjä, voimakas solunsisäinen antioksidantti, jota C-vitamiini lataa uudelleen]

Tutkimukset osoittavat:

- Toistetut C- ja E-vitamiiniannokset vähentävät hiilitetrakloridin myrkyllisiä vaikutuksia rotan maksaan.[3,4]
- C-vitamiini voi estää hiilitetrakloridin aiheuttamien maksavaurioiden syntymistä rotilla.[5]
- C-vitamiinin laskimonsisäinen injektio hiiriin ennen LD10:n antamista (tappava annos 10 % koeryhmästä) hiilitetrakloridia estää täysin kuolemat ja minimoi odotettavissa olevat kudosvauriot.[6]
- C-vitamiini estää hiilitetrakloridin aiheuttamat sukurauhasvauriot rotilla.[7]

Hinkuyskä

Kuvaus: Pertussis on erittäin tarttuva bakteeri, joka aiheuttaa hallitsematonta, väkivaltaista yskää joka voi kestää kuukauden tai pidempäänkin. Sairauden nimi johtuu äänestä, jota taudista kärsivät pitävät yrittäessään hengittää.[1]

Perinteinen lähestymistapa: Antibioottihoito voi olla hyödyllistä. Oireet häviävät nopeammin, jos hoito alkaa tarpeeksi aikaisin. "Valitettavasti suurin osa potilaista on diagnosoitu liian myöhään, jolloin antibiootit eivät ole kovin tehokkaita."[1]

Tutkimukset osoittavat:

- Yhdistelmä injektoitua ja suun kautta annettavaa C-vitamiinia vähentää yskää, palauttaa ruokahalun ja pysäyttää oksentelun, mikä on erityisen hyödyllistä vauvoille.[2]
- C-vitamiini lyhentää ehdottomasti vakaimmin pertussiksen oireita, etenkin jos käytetään pian ensimmäisten oireiden jälkeen suhteellisen "suuria" annoksia.[3]
- Oraalisen C-vitamiiniprotokollan todettiin "selvästi" vähentävän tunnusomaisten pertussis oireiden äänenvoimakkuutta, taajuutta ja pituutta.[4]
- Hyvin pienet C-vitamiini-injektiot (50-200 mg kerran tai kahdesti päivässä, enintään 12 injektiota) 81 pertussiksen saaneelle lapselle tuottivat seuraavat tulokset: [5]
  - 34 osoitti oireiden selvää tai "täydellistä paranemista"
  - 32 osoitti oireiden vähentyneen vähemmän
  - 15 osoitti "määrittelemätöntä" vastetta

205

- Päivittäiset C-vitamiini-injektiot (100–500 mg) vähensivät kouristelevaa yskää ja nopeutti paranemista pertussis potilailla.[6]
- 26 pertussis tartunnan saaneen imeväisen ja lapsen nieltäviä pieniä päivittäisiä C-vitamiiniannoksia pidettiin "silmiinpistävästi tehokkaina" lievittämään oireita kaikilla muilla paitsi 2 potilaalla.[7]

Hyönteis- ja kasvimyrkyt

Kuvaus: Monia yhdisteitä on käytetty ja käytetään yhä kasvien ja tuholaisten torjuntaan. Positiivisia C-vitamiinin vaikutuksia on tutkittu seuraavien myrkyllisten kemikaalien kanssa:

- **Dikvatti** - kohtalaisen myrkyllinen, kosketusmyrkky rikkakasvien torjuntaan, joka voi olla tappavaa nieltynä, hengitettynä tai imeytyneenä ihon läpi riittävässä määrin[1]
- **Endosulfaani** - erittäin neurotoksinen hyönteismyrkky, käyttö kielletty yli 80 maassa[2]
- **Fosfamidoni** - erittäin myrkyllinen hyönteismyrkky, koliiniesteraasin estäjä[3]
- **Mankotsebi** - erittäin alhaisen akuutin myrkyllisyyden sienimyrkky[4]
- **Dimetoaatti** - kohtalaisen myrkyllinen hyönteismyrkky[5]
- **Malationi** - suhteellisen vähän myrkyllinen hyönteis-myrkky on liitetty lisääntyneeseen ADHD riskiin[6]
- **Parationi** - erittäin myrkyllinen torjunta-aine, jonka käyttö on kielletty monissa ruokakasveissa[7]
- **Lindaani** - erittäin myrkyllinen hyönteismyrkky, kielletty maatalouskäytössä Yhdysvalloissa[8]

Tutkimukset osoittavat:

- Lentokoneesta levitetylle torjunta-aineille yhtäläisesti altistuneiden nuorten poikien hoitotulokset ovat seuraavat:.[9]
  - Yksi lapsista sai 10 000 mg C-vitamiinia a 50 cm3 ruiskulla kahdeksan tunnin välein – lähetettiin kotiin toisena sairaalapäivänä.
  - Toiselle lapselle ei annettu C-vitamiinia, vaan hän sai ainoastaan "tukihoitoa". Hänelle kehittyi

kemiallinen palovamma ja ihottuma ja hän kuoli viidentenä sairaalapäivänä.

- Niin kauan, kuin normaali C-vitamiinitaso säilyy soluissa, tavallisesti tappava Diquat altistuminen ei tapa niitä.[10]
- Pienet C-vitamiiniannokset vähentävät endosulfaanin, fosfamidonin ja mankotsebin myrkyllisyyttä hiiren siittiöille.[11]
- Alhaiset C-vitamiiniannokset vähentävät endosulfaanin, fosfamidonin ja mankotsebin aiheuttamia kromosomimuutoksia hiirissä.[12]
- C-vitamiini suojaa hiiriä riittävästi dimetoaatin aiheuttamilta kromosomimuutoksilta luuytimen punasoluissa.[13]
- C-vitamiini vähentää merkittävästi sekä malationin että dimetoaatin aiheuttamia kromosomimuutoksia hiirissä ja tappavia mutaatioita *Drosophila* suvun kärpäsissä.[14,15]
- C-vitamiini "torjuu erittäin tehokkaasti kasvun hidastumista" ja myrkyllisyyden oireita maksan ja munuaisten kudoksissa rotilla, jotka altistuvat parationille ja malationille.[16]
- C-vitamiini estää malationin ja dimetoaatin aiheuttamaa solujen jakautumisnopeuden laskua hiiren spermasoluissa.[17]
- C-vitamiinin antaminen lindaanimyrkytykseen rotille "neutraloi kasvun hidastumisen ja ylläpitää melkein normaaleja arvoja kaikilla maksasta tutkituilla entsyymeillä.[18]
- Melko pieni annos C-vitamiinia rotilla vähentää lindaanin ja DDT:n hapettava stressiä ja immuunijärjestelmän lamautumista punasoluissa.[19]

Jäykkäkouristus

Kuvaus: jäykkäkouristuksen aiheuttavat *Clostridium tetani* bakteerit. Näiden bakteereiden itiöitä löytyy maaperästä ympäri maailmaa. Infektio alkaa tyypillisesti itiöiden tullessa sisään haavan kautta. Päästyään vähähappiseen ympäristöön itiöt vapauttavat bakteerit, jotka tuottavat erittäin voimakasta eksotoksiinia, tetanospasminia. Myrkky vaikuttaa hermostoon, aiheuttaen voimakkaita lihaskramppeja. Oireet ilmaantuvat usein 1-3 viikon kuluttua itiöiden pääsystä kehoon. Ilman hoitoa, noin joka neljäs uhri kuolee jäykkäkouristukseen.[1]

Perinteinen lähestymistapa: Jäykkäkouristuksen vastalääkettä annetaan yhdessä hengityksen tuen, autonomisen hermoston tuen, passiivisen ja aktiivisen immunisoinnin, haavan kirurgisen puhdistuksen ja antibioottien kanssa. Vastalääke hoidosta huolimatta "tauti voi edetä noin kaksi viikkoa" ja kuolleisuus voi olla jopa 60 % myöskin asiantuntijahoidossa.[2]

Tutkimukset osoittavat:
- C-vitamiini neutraloi jäykkäkouristusbakteerin myrkyn koeputkessa [3]
- Eläviin jäykkäkouristusbakteereiden viljelmiin lisätty C-vitamiini vähentää viljelmien myrkyllisyyttä suhteessa lisätyn C-vitamiinin määrään [4]
- C-vitamiini paransi jäykkäkouristuksen 6-vuotiaalla pojalla, jolla oli jo erittäin pitkälle edenneitä lihaskouristuksia ja muita jäykkäkouristusbakteerin myrkyn ja taudin etenemisen tuottamia oireita [5]
- C-vitamiini, ilman vastalääkettä (joka on myös myrkyllistä), neutraloi täysin jäykkäkouristusbakteerin myrkyn rotilla, joihin on injektoitu kaksinkertaisesti tappava määrä myrkkyä [6]

- Eläinmallissa riittävien C-vitamiiniannosten antaminen ennen jäykkäkouristusbakteerin myrkyn antamista suojaa täysin ja estää myrkyn vaikutukset [7]
- Laskimonsisäinen C-vitamiini (22 000 - 24 000 mg päivässä) paransi kuusivuotiaan pojan jäykkäkouristuksen. Vastalääkkeen myrkyllisyys viivästytti tervehtymistä.[8]
- C-vitamiinin tehokkuuden ja annoksen koon riippuvuus jäykkäkouristuksen hoidossa – kontrolli ryhmä sai ainoastaan vastamyrkkyä ja C-ryhmä sai antitoksiinia sekä vain 1 000 mg C-vitamiinia laskimonsisäisesti päivittäin.[9]

Ryhmä	Tulos
Ikä 1-12 w / ei C-vitamiinia	75% kuoli
Ikä 1-12 w / 1000 mg C-vitamiinia	0% kuoli
Ikä 13-30 w / ei C-vitamiinia	68% kuoli
Ikä 13-30 w / 1000 mg C-vitamiinia	37% kuoli

Kadmiummyrkytys

Kuvaus: Influenssan kaltaiset oireet voivat johtua akuutista altistumisesta kadmiumhöyrylle. Keuhkoputkien tulehdus, keuhkokuume ja keuhkopöhö johtuvat vakavammasta altistumisesta. Kadmiumin hengittäminen voi vahingoittaa hengityselimiä ja aiheuttaa munuaisten vajaatoiminnan. Nieleminen voi aiheuttaa välittömiä vaurioita maksalle ja munuaisille. Krooninen altistuminen on liitetty kalsiumin menetykseen luista.[1]

Perinteinen lähestymistapa: "Kliininen kuva kroonisesta kadmiummyrkytyksestä on peruuttamaton munuaisten myrkyttyminen ... Kadmiumin myrkyllisten vaikutusten käsittely on oireenmukaista ja tukevaa. Ei ole hyväksyttyä tapaa vähentää kadmiumin rasitusta kehossa. " [2] [*Eli, ei ole tehokasta hoitoa*]

Tutkimukset osoittavat:

- Suuret C-vitamiiniannokset tuottivat huomattavasti paremman suojan kadmiummyrkytyksiltä kuin pienet C-vitamiiniannokset tutkimuksissa marsuilla.[3-5]
- C-vitamiini estää kadmiumin kertymistä koe-eläinten aivoihin, sydämiin ja kiveksiin.[6]
- 93% laboratorioeläimistä, joille oli annettu ennakolta C-vitamiinia, selvisi kadmiumannoksesta, joka oli kohtalokas kaikille käsittelemättömille eläimille.[7]
- C-vitamiini suojaa merkittävästi kadmiumkloridin aiheuttamilta kromosomivaurioilta viljeltyjä hiirisoluja.[8]
- Eläinten rehuihin lisätty C-vitamiini alentaa kadmiumin kerääntymistä munuaisiin ja maksaan jopa 40%.[9,10]

Keuhkokuume

Kuvaus: Keuhkokuume on keuhkotulehdus, joka voi olla bakteerien, virusten, sienten tai jonkin aineen hengittämisen aiheuttama. Yleisin aikuisten keuhkokuumeen aiheuttaja on *streptokokki* bakteeri. Oireita ovat terävä rintakipu, joka pahenee syvään hengittäessä tai yskiessä, kuume, vilunväristykset, sekavuus ja liiallinen hikoilu. [1]

Perinteinen lähestymistapa: Antibiootit kirjoitetaan yleensä ennalta tietämättä, onko taudinaiheuttaja bakteeri vai virus. Aspiriinia tai asetaminofeenia käytetään usein kuumeen hallintaan ja potilasta rohkaistaan juomaan paljon nestettä liman ja eritteiden liikkuvuuden helpottamiseksi. Hoito auttaa useimpiin yksinkertaisiin tapauksiin parissa viikossa.[1]

Tutkimukset osoittavat:

- **Streptokokin aiheuttama keuhkokuume**
  - Kaneilla suonensisäinen C-vitamiini noin 10 minuuttia ennen pneumokokki bakteerien injektiota laskimoon, tuotti "merkittävästi" lisääntyneen kyvyn poistaa bakteereita verestä.[2]
  - C-vitamiini estää tehokkaasti virulentteja hemolyyttisiä streptokokki- ja pneumokokkibakteereita.[3]
  - Riittävä C-vitamiinin saanti estää keuhkokuumeen, jonka C-vitamiinivajeesta kärsivät apinat saavat.[4]
  - C-vitamiinin todettiin olevan hyödyllistä keuhkokuumeen hoidossa ja se lyhentää tehokkaasti taudin kestoa.[5-11]
  - Varusmiehet, joille annettiin influenssaan C-vitamiinia, saivat huomattavasti vähemmän keuhkokuumetapauksia.[12]

212

- ○ C-vitamiini osoitti "mahtavia tuloksia" iäkkäällä potilaalla, jolle kehittyi leikkauksen jälkeen keuhkokuume.[13]
- ○ Karitsoilla, joille annettiin lihakseen C-vitamiinia oli 83% vähemmän keuhkokuumetta, kuin verrokkilampailla.[14]
- ○ Streptokokkien esiintyvyys lapsilla liittyy käänteisesti veren C-vitamiinipitoisuuteen – mitä korkeammat C-vitamiinitasot, sitä vähemmän nielurisatulehduksia.[3]
- ○ C-vitamiini (200 mg/painokilo/päivä) parantaa merkittävästi hiirten kykyä puhdistaa keuhkokuumetta aiheuttavat pneumokokkibakteerit keuhkoistaan 24 tunnin kuluessa tartunnasta.[15]
- ○ Satunnaistettu kaksoissokkoutettu, lumekontrolloitu tutkimus 674 merijalkaväen sotilaalla osoittaa, että vain 2000mg C-vitamiinia päivittäin vähentää merkittävästi keuhkokuumeen esiintyvyyttä.[16]
- **Viruskeuhkokuume**
  - ○ C-vitamiini antoi "erinomaiset" tulokset kolmessa viruskeuhkokuume tapauksessa ja yhdessä "yleisen viremian" tapauksessa.[17]
  - ○ C-vitamiinia käytettiin 42 viruskeuhkokuume potilaan hoitoon, joka tuotti "täydellisen kliinisen ja röntgenvasteen" vain 3 – 7 C-vitamiini injektion jälkeen.[18]
  - ○ Syanoottista (sinertävää) potilasta, jolla oli viruskeuhkokuume, hoidettiin lihaksensisäisillä C-vitamiini injektioilla 6 tunnin välein. Potilas parani täysin 36 tunnissa.[19]

Kolesteroli (korkea LDL-taso)

Kuvaus: Keho valmistaa kolesterolia ja sitä saadaan myös ravinnosta. Sitä tarvitaan useiden erilaisten myrkkyjen neutralointiin ja se rauhoittaa tulehduksia. Toisin kuin korkean tiheyden lipoproteiini (HDL, " Hyvä kolesteroli"), joka kuljetetaan maksaan erittämistä varten, alhaiseen tiheyden lipoproteiini (LDL, "paha kolesteroli") kuljetetaan valtimoiden seiniin C-vitamiinin puutteen aikana ja se ahtauttaa sepelvaltimot.

Perinteinen lähestymistapa: Statiini lääkkeitä käytetään "LDL-kolesterolin alentamiseen diabetespotilailla", samoin kuin muilla, joilla on korkeat LDL-kolesterolitasot.[1] [*Vuonna 2011 julkaistussa statiini tutkimusten meta-analyysissä todettiin, että ensisijaisen statiinien käytön kustannustehokkuus ennaltaehkäisyssä ei ole selkeä. Kirjoittajat varoittivat lääkkeen määräämisestä ennaltaehkäisyyn potilaille, joilla on pieni sydän- ja verisuoniriski[2]*]

Tutkimukset osoittavat:

- Seerumin kolesterolitasot nousevat C-vitamiinin puutteen lisääntyessä.[3-9]
- Liiallinen kolesteroli kuluttaa C-vitamiinia.[10-16]
- C-vitamiinin antaminen alentaa seerumin kolesterolia.[18]
- Suuret C-vitamiiniannokset lisäävät kolesterolin muutosta sappinesteeksi.[19]
- C-vitamiini suojaa valtimoita plakin muodostumiselta jopa korkean kolesterolitason vallitessa.[20,21]

214

Korkea verenpaine

Kuvaus: Verenpaine mittaa valtimoiden seiniin kohdistuvaa sydämen pumppauksen voimaa. Systolinen paine mitataan sydämen supistuessa, ja diastolinen paine, kun sydän lepää. Systolista painetta, joka on säännöllisesti yli 140, pidetään korkeana, kuten myös diastolista yli 90 tulosta. Lihavuus, diabetes, valtimoiden supistukset, hormonien epätasapaino, stressi, tupakointi, samoin kuin muut tekijät voivat aiheuttaa verenpainetta. Hoitamattomana tila lisää ateroskleroottisten ahtaumien, sydänkohtausten, aivohalvausten ja munuaissairauksien todennäköisyyttä.[1]

Perinteinen lähestymistapa: Suositellaan elämäntapojen, kuten ruokavalion muutoksia, lisäämään liikuntaa ja tupakoinnin lopettamista. Jos se ei tuota tarvittavia tuloksia, on valittavana yli 100 verenpainelääkettä, joita voidaan määrätä[2] - lääkkeitä, joita potilas ottaa usein koko elämänsä ajan.

Tutkimukset osoittavat:

- C-vitamiinin puutoksella on kiinteä rooli korkean verenpaineen todelliseen syyhyn ja ylläpitoon [3-5]
- Korkeammat veren C-vitamiinitasot liittyvät alempiin verenpaineisiin ihmisillä[6-9]
- C-vitamiini yhdessä muiden antioksidanttien kanssa, alentaa verenpainetta [10]
- C-vitamiinin on todettu alentavan verenpainepotilaiden painetta, kaksoissokkoutetussa, lumekontrolloidussa tutkimuksessa[11]

Kromimyrkytys

Kuvaus: Kromi VI (kuusiarvoinen kromi) on myrkyllisin kromin muoto. Ihoaltistus metallille aiheuttaa vakavaa ihottumaa. Hengitettynä kromi aiheuttaa hengityshäiriöitä (kuten astmakohtauksia) ja jopa keuhkosyöpää. Kromi VI:n nauttiminen voi aiheuttaa vatsavaivoja, haavaumia, kouristuksia, munuaisvaurioita, maksavaurioita ja jopa kuoleman. [1]

Perinteinen lähestymistapa: "Kromimyrkytysten hoito on oireenmukaista ja tukevaa. [2] [*Eli ei ole tehokasta hoitoa*]

Tutkimukset osoittavat:

- C-vitamiini on tehokas vastalääke laboratorioeläinten kromimyrkytyksille sekä sisäisissä että ulkoisissa altistuksissa[3]
- Pinnallisesti käytettynä C-vitamiini nopeuttaa kromin aiheuttamien ihon haavaumien paranemista marsuilla[4]
- C-vitamiinilla kyllästetyt suodattimet suojaavat kromihapposumun hengittämisen myrkyllisyydeltä[5]
- C-vitamiinia pidetään "todellisena vasta-aineena" kuusiarvoiselle kromimyrkytykselle[6]
- C-vitamiini vähentää suuresti kromaattien aiheuttamaa munuaismyrkytystä[7]
- C-vitamiini tarjoaa selkeän suojan sekä kromin myrkyllisyydeltä että mutaatioilta marsuissa[8]
- C-vitamiini poistaa tehokkaasti (kelatoi) kromin laboratorioeläinten kudoksista[9]

216

Kurkkumätä

Kuvaus: *Corynebacterium diphtheriae* bakteeri tartuttaa pääasiassa hengitysteitä, johtaen nielurisojen, kurkun ja kurkunpään tulehdukseen. Infektion tuottamat myrkyt voivat joskus vahingoittaa sydäntä ja hermostoa. Tauti on erittäin tarttuva ja 5–10% tapauksista Yhdysvalloissa on kohtalokkaita.[1]

Perinteinen lähestymistapa: Potilaat eristetään nopeasti ja hoidetaan suurilla annoksilla hevosista saatua antitoksiinia. Koska USA:n valmistajat ovat lopettaneet tuotannon, ei lisensoitua tuotetta on saatavilla USA:ssa. Antibiootteja määrätään myös tartunnan torjumiseksi ja rajoittamaan eksotoksiini myrkyn tuotantoa. Kaikista näistä syistä taudin ennaltaehkäisy on painottunut rokotusten käyttöön.[1]

Tutkimukset osoittavat:

- Difteria myrkkyannokset ilman C-vitamiinilisäystä tappoivat marsut 4 - 8 päivässä, mutta annos ei ollut tappava esisekoitettuna C-vitamiiniin.[2]
- C-vitamiini lisää marsujen vastustuskykyä difteriamyrkylle.[3]
- C-vitamiini inaktivoi difteriamyrkyn koeputkessa ja suojaa marsut tappavalta difteriamyrkky annokselta [4]
- Keripukista kärsivien marsujen kuolleisuus on kaksinkertainen niiden saadessa kurkkumätätartunnan, verrattuna ei keripukkia sairastaviin[5]
- Pienet lihaksensisäiset C-vitamiini injektiot pelastivat 50% kyyhkysistä, joihin injektoitiin kohtalokkaita annoksia difteriamyrkkyä.[6]
- Pienet (1 000–2 000 mg) suun kautta annettavat C-vitamiiniannokset eivät juurikaan vaikuta kurkkumätään, mutta suuret, toistuvat annokset

lihaksen- tai suonensisäisesti annettuna parantavat rutiininomaisesti tartunnan.[7]

- Kolme nenän kurkkumätää sairastavaa lasta saivat kaikki vastamyrkkyinjektiot – yksi heistä sai myös 10 000 mg C-vitamiinia injektiolla 8 tunnin välein 3 annoksena ja sitten 12 tunnin välein vielä 2 annosta oraalisesti annostelemalla; C-vitamiinia saanut potilas oli ainoa selviytyjä.[8]

Kylmettyminen

Kuvaus: Kylmettymistä kutsutaan myös ylempien hengitysteiden infektioiksi, joka johtuu ihmisten välisestä virustartunnasta. Ärsytys ja turvotus nenäkanavissa ja poskionteloissa, kurkkukipu ja yskä ovat tyypillisiä oireita. Vaikka vilustumista pidetään parantumattomana, se on itserajoittava, tarkoittaen, että se lopulta paranee. Toissijainen tulehdus on yleinen, ja tämä voi olla vakava uhka elämälle - hyvin nuorilla ja vanhuksilla. [1]

Perinteinen lähestymistapa: "Ottaen huomioon vilustumisen itserajoittavan luonteen, minkä tahansa hoidon tulisi olla täysin turvallista... Koska vilustumisen subjektiiviset oireet häviävät seitsemässä päivässä ilman interventiota, joukko todellisuudessa tehottomia hoitoja, kuten C-vitamiini ja sinkkiglukonaatti imeskelytabletit, on raportoitu tehokkaiksi seurauksena riittämättömistä sokkotesteistä lumelääkkeillä. Yrttejä käytetään laajalti, mutta todisteet eivät osoita hyötyä. " [1]

Tutkimukset osoittavat:

- C-vitamiini lyhentää tavallisen vilustumisen kestoa.[2]
- Vilustuminen tarvitsee paljon enemmän C-vitamiinia, kuin aikaisemmin ehdotettiin - lievä vilustuminen vaatii 30–60 g; vaikea vilustuminen vaatii 60-100 g.[3]
- C-vitamiinin varhainen ottaminen ensimmäisiin oireisiin vähentää vilustumis- ja flunssaoireita 85%.[4]
- C-vitamiini vähentää vilustumisen vakavuutta ja kestoa.[5,6]
- C-vitamiini lievittää vilustumisen oireita, hidastaa sairauden puhkeamista ja vähentää kuoleman mahdollisuutta tulehduksesta.[7]

Lavantauti

Kuvaus: Lavantautikuume on *Salmonella typhi* bakteeri-infektion aiheuttama. Tauti leviää saastuneen ravinnon, juoman tai veden välityksellä. Oireita ovat: korkea kuume, vatsakipu, ripuli, veriset ulosteet, vilunväristykset, tajunnan häiriöt, nenäverenvuodot, voimakas väsymys ja heikkous. [1]

Perinteinen lähestymistapa: Laskimonsisäisiä nesteitä annetaan kuivumisen torjumiseksi yhdessä antibioottien kanssa. Hoidolla oireet paranevat yleensä 2 - 4 viikossa. [1]

Tutkimukset osoittavat:

- C-vitamiini tappaa nopeasti lavantautibakteerit in vitro. [2]
- Injektoitu ja suun kautta annettu C-vitamiini paransi 106 lavantautikuume tapausta onnistuneesti. [2]
- Laskimonsisäinen C-vitamiini ja adrenaliinirauhasista valmistettu uute osoittivat merkittävää menestystä vähentäessään sekä sairauden kestoa että kuolleisuutta 18 lavantautitapauksessa – hoidon teho oli "dramaattinen ensimmäisestä injektiosta alkaen". [3]
- C-vitamiinin käyttö lavantaudin ainoana terapiana poistaisi kloramfenikolin (yksi ensirivin antibiooteista, jota käytetään lavantautiin) aiheuttaman anemian. [4]
- Korkeat C-vitamiinitasot parantavat kanapoikasten vastustuskykyä lavantaudille. [5]

Lepra

Kuvaus: Lepraa aiheuttaa bakteeri *Mycobacterium leprae*. Se ei oikeastaan ole kovin tarttuva. Tätä tautia on kaksi yleistä muotoa, tuberkuloottinen lepra ja lepromaattinen lepra. Molemmat muodot tuottavat ihovaurioita, mutta lepromaattinen muoto on vakavain, tuottaen suuria, vääristäviä kyhmyjä ja epäsäännöllisyyksiä. Lopulta kaikki lepramuodot aiheuttavat hermovaurioita käsissä ja jaloissa, mistä seuraa ihon tuntoaistin ja lihasten heikkeneminen. Usein pitkään lepraa sairastava menettää käsien tai jalkojen käyttökelpoisuutta tuntoaistien puutteen aiheuttamien toistuvien vammojen johdosta. [1]

Perinteinen lähestymistapa: Hoito useilla mikrobilääkkeillä annetaan 12 - 24 kuukaudeksi riippuen lepratyypistä. Ihovaurioiden hoito viivästyy usein 1–2 vuotta hoitojakson jälkeen ja hermotoiminta voi palautua tai ei. [2]

Tutkimukset osoittavat:

- Leprapotilailla C-vitamiinitasot vähenevät merkittävästi veressä. [3]
- Yli puolet 20 leprapotilaasta sai positiivisia tuloksia pienistä 50 - 100 mg lihaksensisäisistä C-vitamiini-injektioista. [4]
- Pieni päivittäinen injektio C-vitamiinia leprapotilaille tuotti paremman tunteen hyvinvoinnista, paremman ruokahalun ja painon nousun, vähemmän nenäverenvuotoja ja parantuneen lepralääkkeiden sietokyvyn. [5,6]
- C-vitamiini estää "tilastollisesti merkittävästi" spitaalibakteerien lisääntymistä hiirissä. [7]

Luomistauti

Kuvaus: *Brucella* on eläinperäinen bakteeri, joka voi tarttua ihmiseen, tyypillisesti kosketuksen tai saastuneiden maitotuotteiden kautta. Oireet taudista ovat nivelkipu, laajenneet perna ja / tai maksa ja turvonneet imusolmukkeet. Vaikeat tapaukset voivat vahingoittaa sydäntä ja voivat johtaa kuolemaan.[1]

Perinteinen lähestymistapa: Jos havaitaan varhaisessa vaiheessa ja hoidetaan laajennetulla antibiootti lääkityksellä, tauti on joskus parannettavissa. Uusiutuminen voi tapahtua koska tahansa potilaan elämän aikana, vaikka olisi hoidettu aggressiivisesti tartunnan varhaisessa vaiheessa. Kroonista luomistautia pidetään parantumattomana.[1]

Tutkimukset osoittavat:

- C-vitamiinipitoisuudet ovat huomattavan alhaiset kroonisen luomistaudin potilailla.[2]
- C-vitamiinilisä 15 päivän ajan palauttaa monosyyttien immuuni toiminnan, jota tarvitaan luomistaudin torjumiseksi.[2]
- Luomistaudin tapaustutkimuksessa 35-vuotias nainen, jolla oli oireita 15 vuoden ajan, sai 15 kuukautta C-vitamiinia 3000 mg päivässä, mikä hävitti toistuvat oireet.[3]
- Päivittäinen C-vitamiinilisä 3 000 mg eliminoi krooniset oireet ja mahdollisti 6-vuotta taudista kärsineen potilaan paluun töihin ja lisäsi painoa 30 kg, jonka hän oli menettänyt taudin takia.[3]
- 11/12 luomistauti tapauksesta parani dramaattisesti päivittäisellä 3 000 - 4 000 mg C-vitamiinilisäyksellä – ainoa ei parantunut kieltäytyi satunnaisista

suonensisäisistä C-infuusioista oraalisen C-annostelun vahvistamiseksi[3]

Lyijymyrkytys

Kuvaus: Vakavia terveysongelmia voi johtua suhteellisen pienistäkin lyijyaltistuksista ja korkeina pitoisuuksina, lyijymyrkytys voi olla tappava. Oireita ovat: ärtyneisyys, ruokahalun menetys, laihtuminen, väsymys, vatsakipu, oksentelu, ummetus, oppimisvaikeudet, lihasheikkous, päänsärky, korkea verenpaine, muistin menetys, vähentynyt siittiöiden määrä, epänormaalit siittiöt, keskenmeno ja ennenaikaiset synnytykset. [1]

Perinteinen lähestymistapa: Lisäaltistuksen estämisen lisäksi suositellaan kelatointiterapiaa. Kelatoivia aineita ovat kalsiumdinatrium-etyleenidiamiinitetraetikkahappo (CaNa2 EDTA) ja 2,3-dimerkaptopropanoli (dimerkaprooli). Sukkimeeriä voidaan myös käyttää. [2]

Tutkimukset osoittavat:

- Seitsemäntoista työntekijää, joilla on krooninen lyijymyrkytys, hoidettiin vain 100 mg C-vitamiinia päivässä. Viikossa suurin osa näkyvistä oireista hävisi.[3]
- C-vitamiini 250 mg päivittäisenä annoksena alentaa merkittävästi veren lyijypitoisuutta ja parantaa lyijymyrkytykseen liittyvän entsyymin estyneen toiminnan.[4]
- Lyijymyrkytyksestä kärsivillä raskaana olevilla naisilla yhdistelmä C-vitamiinia ja kalsiumfosfaattia laski - maidon lyijypitoisuutta 15 prosenttia ja istukan lyijypitoisuutta 90% verrattuna hoitamattomiin äiteihin.[5]
- C-vitamiini tehostaa jo imeytyneen lyijyn kelatointia, estää lyijyn imeytymistä suolistosta, ja parantaa lyijyn poistumista munuaisista rotilla.[6-11]

- Korkeat seerumin C-vitamiinitasot liittyvät harvalukuisempiin lisääntyneen lyijyn tapauksiin laajoissa väestötutkimuksissa.[12,13]
- Matalampi C-vitamiinin saanti ravinnosta voi helpottaa veren lyijypitoisuuden kohoamista.[14]
- C-vitamiini vähentää lyijyn pysymistä kehossa vapaaehtoisilla ihmisillä.[15]
- Ennakolta annettu C-vitamiini alentaa merkittävästi lyijypitoisuutta reisiluussa, munuaisissa, maksassa ja veriplasmassa rotilla.[16]
- 75 aikuisen tupakoivan miehen veren lyijypitoisuus laski 81% viikossa antamalla 1000 mg C-vitamiinia päivässä.[17]

Lääkeaineiden myrkyllisyys

Kuvaus: Lähes kaikkiin määrättäviin lääkkeisiin liittyy myrkyllisyys. Tässä on luettelo yleisimmistä lääkkeistä, joiden myrkyllisyys on neutraloitu pelkästään C-vitamiinilla tai C-vitamiinilla yhdessä muiden aineiden kanssa. Luettelossa on lyhyt kuvaus jokaisesta lääkkeestä.

Tutkimukset osoittavat:

- **Asetaminofeeni** (*kipulääke / kuumetta alentava aine on myynnissä lukuisilla nimillä, mutta USA:ssa yleisin on todennäköisesti Tylenol ®*) [1] Lääkkeen yliannostus on yleinen syy maksan vajaatoimintaan ja voi olla hengenvaarallinen. Jopa suurimmalla suositellulla aikuisen päiväannoksella 4 000 mg nähdään harvinaisissa tapauksissa akuutteja maksavaurioita. [2]
  - C-vitamiinilla (1 000 mg / painokilo) annettuna joko 1 tunti ennen tai 1 tunti asetaminofeeniannoksen jälkeen, joka tappaa suuren määrän maksasoluja oli selvä suojaava vaikutus hiirillä [3]
  - C-vitamiini, N-asetyylikysteiini ja DL-metioniini auttoi parantamaan "kuolevan ja syanoottisen" kissan, joka nieli tappavan annoksen asetaminofeenia 14 tuntia aikaisemmin [4]
- **Asetanilidi, aniliini ja antipyriini**
  - C-vitamiinilisä vähentää huomattavasti asetanilidin, aniliinin ja antipyriinin puoliintumisaikaa, joka nähdään C-vitamiinivajeesta kärsivissä marsuissa, koska C-vitamiinin täydentäminen lisää jokaisen kemikaalin hydroksylaationopeutta [5]
- **Arsfenamiini** sisältää orgaanista arseenia ja oli ensimmäinen moderni kemoterapeuttinen lääkeaine (1910-luku). Sitä käytettiin syfiliksen ja trypanosomaalisten (loiseläin) infektioiden hoitoon.

Vakavien sivuvaikutusten ja myrkyllisyyden johdosta arseeniyhdisteet korvattiin penisilliinillä 1940-luvulla [6]

- o Ruokavalio, joka sisältää runsaasti C-vitamiinia, estää myrkyllisen reaktion arsfenamiiniyhdisteeksi (neoarsfenamiini) marsuilla [7]
- o Laskimonsisäinen C-vitamiini lyhensi 3 potilaan toipumisaikaa, jolla oli arsfenamiiniin liittyviä ihottumia [8]
- **Kloroformi** oli käytössä yleisessä anestesiassa 1800-luvulta alkaen, johtuen sen kyvystä lamauttaa keskushermosto. Se korvattiin pian eetterillä, sen myrkyllisyyden johdosta sydämelle ja kohtalokkaiden sydämen rytmihäiriöiden johdosta. Nykyään kloroformia käytetään tarttumattoman pinnoitteen valmistuksessa, joka tunnetaan nimellä Teflon ®[9]
  - o C-vitamiini neutraloi kloroformin myrkyllisyyttä hiirissä. Kloroformiannos tappaisi muuten 50%:[10]
    - 400 mg / painokilo → kuolleisuus 40 %
    - 600 mg / painokilo → kuolleisuus 10 %
    - 1 000 mg / painokilo → 100 % selviytyi
- **Cisplatiini** on kemoterapia aine, jolla hoidetaan monia syöpiä. Aine voi aiheuttaa kromosomivaurioita immuunisoluissa ja vakavan munuaisvaurion [11]
  - o C-vitamiini vähensi cisplatiinin kykyä aiheuttaa kromosomaalisia vaurioita ihmisen lymfosyyttiviljelmissä [12]
  - o C-vitamiini suojaa cisplatiinin aiheuttamilta kromosomivaurioilta hiiren luuytimen soluja[13]
  - o C-vitamiini suojaa rotan munuaisia cisplatiinin myrkyllisiltä vaikutuksilta annoksesta riippuvalla tavalla [14]
  - o C-vitamiini, kun sitä annetaan yhdessä E-vitamiinin kanssa, tarjoaa vielä enemmän suojaa cisplatiinin aiheuttamaa munuaisvauriota vastaan rotalla [15]
  - o antioksidanttihoito, mukaan lukien C-vitamiini, vähentää cisplatiinista johtuvia kuulovaurioita, joita lisääntynyt oksidatiivinen stressi aiheuttaa rotilla[16,17]

- ○ C-vitamiini suojaa cisplatiinin aiheuttamalta LPO:lta ja muilta oksidatiivisen stressin indikaattoreilta verihiutaleissa [18]
- **Syklofosfamidi** (*tunnetaan myös nimellä Cytoxan* ®) on kemoterapialääke, jota käytetään hoitamaan useita syöpiä. Sitä voidaan annostella pillerinä tai suonensisäisenä tiputuksena.[19] Kuten kaikkiin kemoterapialääkkeisiin, tähänkin liittyy vakavia haittavaikutuksia ja myrkyllisyyttä
  - ○ C-vitamiini ja teofylliinihoito auttavat potilasta selviytymään akuutista syklofosfamidi myrkytyksestä.[20]
  - ○ C-vitamiinilisä normalisoi kaksi syklofosfamidin kohottamaa tavallista maksaentsyymiä (SGOT ja SGPT) normaalille tasolle.[21]
  - ○ C-vitamiinin samanaikainen anto syklofosfamidihoidon kanssa korjaa merkittävät lipidien poikkeavuudet, mukaan lukien kolesterolin ja triglyseridien sekä lääkkeen aiheuttaman HDL-kolesterolin alenemisen rotilla.[22]
  - ○ C-vitamiini vähentää tehokkaasti mikroskooppisia todisteita syklofosfamidin aiheuttamista kromosomivaurioista hiirissä.[23]
  - ○ C-vitamiinilla on "merkittävä antimutageeninen vaikutus" syklofosfamidin myrkyllisyyttä vastaan hiirillä ja suuremmat C-vitamiiniannokset neutraloivat myrkyn paremmin.[24]
  - ○ C-vitamiini (800 mg / painokilo) vähensi merkittävästi syklofosfamidin aiheuttamia kromosomimuutoksia tiineillä hiirillä [25]
  - ○ C-vitamiini (enintään 1 600 mg / painokilo) vähentää syklofosfamidin aiheuttamia kromosomivaurioita tiineillä hiirillä [26]
  - ○ C-vitamiinilla (3340 mg / painokilo) ei ollut myrkyllisiä vaikutuksia ja se "suojasi syklofosfamidi myrkytykseltä" tiineet hiiret, joiden kaikki jälkeläiset ovat morfologisesti normaaleja [27]

- **Syklosporiini** annetaan yleensä tukahduttamaan immuunivaste. Sitä määrätään elinsiirtopotilaille, nivelreumapotilaille ja psoriasiksen hoitoon. Se voi aiheuttaa monia sivuvaikutuksia.[28]
  - C- ja E-vitamiinit vähentävät syklosporiinin aiheuttamia munuaisvaurioita ja lisääntynyttä oksidatiivista stressiä kaneilla.[29]
  - C-vitamiini ja N-asetyylikysteiini vähentävät syklosporiinin aiheuttamia solukuolemia ihmisen lymfosyyttiviljelmissä.[30]
  - C-vitamiini (vastaa 100 000 mg päivässä 70-kg henkilölle) ja E-vitamiini pidentävät siirrettyjen sydänten elossapysymistä syklosporiinia saaneilla rotilla.[31,32]
- **Digoksiinia** (*tunnetaan myös nimellä Lanoxin* ®) määrätään sydämen sykkeen hallitsemiseksi ja toiminnan parantamiseksi. Digoksiinimyrkytys voi olla tappava.[33]
  - C-vitamiini vähentää merkittävästi digoksiinin myrkyllisyyden vaikutuksia vuohen maksakudoksessa.[34]
- **Doksorubisiinia** (*tunnetaan myös nimellä Adriamycin* ®) kemoterapeuttista ainetta käytetään moniin syöpiin ja se annetaan suonensisäisesti. Se voi aiheuttaa vakavia sydänvaurioita jopa vuosien kuluttua lääkityksen lopettaminen. Poikkeuksellisen voimakkaana kemoterapia-aineena se on myös poikkeuksellisen myrkyllinen.[35]
  - C- ja E-vitamiinit vähentävät doksorubisiinin aiheuttamaa lipidien peroksidaation (rasvojen hapettumisen) määrää rotilla.[36]
  - C-vitamiini pidentää merkittävästi doksorubisiinilla hoidettujen hiirten ja marsujen elinikää säilyttäen samalla lääkkeen tehon.[37]
  - C-vitamiini parantaa doksorubisiinin kykyä tappaa syöpäsoluja ihmisen rintasyövän soluviljelmässä.[38]

- Bentsylideeniaskorbaatti, C-vitamiinin johdannainen, vähentää erittäin tehokkaasti doksorubisiinin myrkyllisyyden aiheuttamaa sydämen entsyymien kohoamista hiirissä.[39]
- Eläinkokeissa C-vitamiini merkittävästi pidentää elinikää ja vähentää doksorubisiinin myrkyllisyyttä sydämelle vähentämättä doksorubisiinin aktiivisuutta kasvaimia vastaan.[40]
- C-vitamiinin yhdistäminen doksorubisiinin pistoksiin sikojen ihon alle vähentää haavaumien esiintyvyyttä 87 prosentista 27 prosenttiin.[41]
- C-vitamiini vähensi merkittävästi doksorubisiinin aiheuttamien kromosomivaurioiden esiintymistiheyttä rotan luuytimen soluissa.[42]
- C-vitamiinin antama suoja rotan luuytimen soluille doksorubisiinin aiheuttamia kromosomivaurioita vastaan "riippuu käytetystä annoksesta".[43]

- **Iproniatsidi** oli masennuslääke 1950-luvun lopulla. Sitä ei enää käytetä, koska sen todettiin aiheuttavan maksavaurioita.[44]
  - C-vitamiini estää merkittävästi iproniatsidin aiheuttamaa vapaiden radikaalien lisääntymistä rotissa.[45]
  - C-vitamiinin antaminen vähentää "huomattavasti" iproniatsidin aiheuttamaa solukuolemaa rottien maksassa. "Sekä määrällisesti että laadullisesti".[46]

- **Isoproterenoli** (*tunnetaan myös nimellä Isuprel ®*) vastaa rakenteeltaan adrenaliinia. Beeta reseptorin aktivaattori, sitä käytetään sydämen johtumishäiriöiden ja bradykardian hoitoon. Voimakas sydämen stimulantti, joka on johtanut sydämenpysähdyksiin.[47]
  - Viljellyissä rotan sydänsoluissa C-vitamiini vähentää isoproterenolin aiheuttamia vaurioita.[48-51]
  - Isoproterenolin myrkyllisyys johtaa asteittaiseen kalsiumin kertymiseen rotan sydänsoluihin; C-vitamiini estää suuren osan kertymisestä.[52]

230

- o magnesiumaskorbaatti, C-vitamiinin mineraalisuola, näyttää suojaavan isoproterenolin myrkyllisyydeltä rottien sydämiä [53]
- **Neoarsfenamiini** on arseenia sisältävä lääke, jota käytettiin vuosina 1912 – 1940 kupan hoitamiseen. Tuolloin lääke korvattiin penisilliinillä sen vakavien sivuvaikutusten johdosta. [54]
  - o C-vitamiinipuutteisilla marsuilla on dramaattinen myrkyllinen vaste neoarsfenamiinille; kun niille annetaan paljon suurempia määriä C-vitamiinia, eläimet ovat suojassa myrkyllisyydeltä [55]
  - o C-vitamiini vähentää merkittävästi neoarsfenamiinin myrkyllisyyttä rotilla [56]
  - o Neoarsfenamiinin neutraloimiseksi tarvitaan korkea C-vitamiinipitoisuus veressä [57]
  - o C-vitamiinin lisääminen neoarsfenamiinin allergiatestissä käytetylle iholaastarille eliminoi ihoreaktion täysin, jopa potilailta, joiden tiedettiin olevan erittäin herkkiä lääkkeelle - kirjoittajat ehdottavat, että jos annetaan riittävästi C-vitamiinia hoidettaessa kuppaa neoarsfenamiinilla, voi suurin osa myrkyllisistä reaktioista vähentyä huomattavasti tai estyä [58]
  - o Kun C-vitamiinia lisättiin syfiliksen neoarsphenamine hoitoon, infektio näytti häviävän 10 potilaalta 14:sta, jotka olivat olleet sairaina 8 kuukaudesta 20 vuoteen[59]
- **Sulfalääkkeet** ovat luokka lääkkeitä, jotka sisältävät sulfonamidiryhmän. Sulfalääkkeitä on käytetty antimikrobisissa, diureettisissa, antikonvulsantteissa ja dermatologisissa sovelluksissa. Lääkkeillä on erilaisia haitallisia vaikutuksia, joista jotkin hengenvaarallisia[60]
  - o Pieni annos C-vitamiinia tuotti "hämmästyttävät" tulokset sulfapyridiinin aiheuttamiin sivuvaikutuksiin 5-vuotiaalla pojalla[61]
  - o C-vitamiini tuotti "nopean ja eleettömän paranemisen" sulfanilamidin myrkyllisyydestä

keski-ikäisellä naisella, jolle kehittyi sulfavoiteen käytöstä kipeään käteen, koko vartalon ja limakalvojen ihottuma[62]

- ○ C-vitamiini suojaa sulfanilamidin aiheuttamilta kanan alkioiden syntymävaurioilta[63]
- **Tetrasykliini** on suosittu antibiootti, jota määrätään hengitystieinfektioihin, akneen, virtsainfektioihin ja mahahaavoihin liittyviin tulehduksiin (*Helicobacter pylori*) [64]
  - ○ C-vitamiini-injektio esti suonensisäisesti annettavan tetrasykliinin aiheuttamat munuaisvauriot sekä rotilla että koirilla [65]
- **Valproiinihappoa** määrätään migreenipäänsärkyihin, kaksisuuntainen mielialahäiriö ja tietynlaisiin kohtauksiin. Lääke voi aiheuttaa hengenvaarallisia vaurioita maksaan ja haimaan[66]
  - ○ C- ja E-vitamiinit suojasivat rotan maksasoluja valproiinihapon aiheuttamilta vaurioilta[67]

Malaria

Kuvaus: Malaria on uusiutuva tartunta, jonka aiheuttaa *Plasmodium* suvun alkueläimet. Se välittyy tartunnan saaneiden hyttysten kautta ihmiseen. Loiset matkustavat maksaan, missä ne kypsyvät ja vapauttavat loisen toisen muodon (merozootit). Kun merozootit saapuvat verenkiertoon ne tartuttavat punaisiin verisoluihin. Verisolun sisällä ne lisääntyvät 48 - 72 tunnin ajan, kunnes solu murtuu. Äskettäin vapauttaneet merozootit tartuttavat jälleen lisää punasoluja. Suurin osa malarian oireista syntyy valtavan punasolujen määrän hajotessa. Tämä aiheuttaa vapaan hemoglobiinin vapautumisen verenkiertoon ja anemian. Taudin oireet, mukaan lukien vilunväristykset, kuume, päänsärky, keltaisuus, lihasten kipu, pahoinvointi, oksentelu ja veriset ulosteet, ilmenevät yleensä noin 10 - 28 päivää tartunnan jälkeen, mutta voivat viivästyä jopa vuodeksi. Kun oireet ilmestyvät, niitä esiintyy 48 - 72 tunnin jaksoissa.[1]

Perinteinen lähestymistapa: Malarialääkkeitä on useita ja käytetty yhdistelmä voi riippua siitä, missä ja milloin uhri oli tartunnan saanut. Sairaalahoito ja aggressiivinen lääketieteellinen tuki sekä riittävä nesteytys ovat joskus tarpeen. [1]

Tutkimukset osoittavat:

- Pienet laskimonsisäiset annokset (1 000 mg) C-vitamiinia estävät vilunväristykset, madaltavat kuumetta ja parantavat malariapotilaiden yleistä hyvinvointia - hemoglobiinitasot ja punasolujen määrät pysyvät vakaina hoidon aikana [2]
- C-vitamiini-injektiot alentavat loisten määrää veressä 38% ja lisäävät elinaikaa 67% malaria tartunnan

saaneilla hiirillä - suuremmat annokset lisäsivät elinaikaa 133% [3]

- C-vitamiini kuparin läsnä ollessa tuhoaa ihmisen malarian erityisen aggressiivisen *Plasmodium falciparum* loisen lisääntymisen[4]
- Malariatartunnan saaneet punasolut keräävät 2,5 kertaa enemmän C-vitamiinia, kuin tavalliset punasolut. C-vitamiini vaikuttaa selektiivisesti tuhoavana pro oksidanttina tartunnan saaneiden solujen sisällä samalla suojaa antioksidanttina normaaleja soluja [5]
- Pieni annos C-vitamiinia yhdessä raudan kanssa, nopeuttaa malarian aiheuttaman anemian paranemista ja se lisää retikulosyyttien määrää [6]
- Akuutti sokeus laskimonsisäisen kiniinihoidon jälkeen parani täysin C-vitamiinilla, B-vitamiiniyhdistelmällä ja steroideilla [7]
- C-vitamiini tehostaa malarialääke eksifonia lääke resistenttiä *Plasmodium falciparumia* vastaan[8]

Mononukleoosi

Kuvaus: Mononukleoosi on virusinfektio, joka yleensä siirtyy ihmisestä toiseen syljen välityksellä. Tavallisesti kuume, kurkkukipu ja turvonneet imusolmukkeet ovat tyypillisiä tarttuvan mononukleoosin oireita. Muita tavanomaisia oireita ovat päänsärky, pahoinvointi ja ruokahalun menetys. Pernan ja / tai maksan laajentumista voi esiintyä. Tyypillisesti kuume kestää noin 10 päivää ja turvonneet perna ja imusolmukkeet palautuvat normaaleiksi noin neljässä viikossa. Väsymys voi kestää jopa kolme kuukautta. [1]

Perinteinen lähestymistapa: "Hoidon tavoitteena on lievittää oireita. Lääkkeistä, kuten steroideista (prednison) ja viruslääkkeistä (kuten asyklovir) on vähän tai ei lainkaan hyötyä." [1] [*Ei ole tehokasta hoitoa.*]

Tutkimukset osoittavat:

- Suuret suun kautta annettavat C-vitamiiniannokset (20 000–30 000 mg päivässä) parantavat mononukleoosin pikemminkin viikoissa kuin kuukausissa [2]
- Mononukleoosin oireet hävisivät täysin 1 viikon kuluessa kolmella päivittäisellä C-vitamiini-injektiolla [3]
- Suonensisäisesti annettavalla suurilla C-vitamiini annoksilla on "Silmiinpistävä" vaikutus tyypillisesti pitkittyneeseen tarttuvan mononukleoosin kulkuun [4]

Nikkelimyrkytys

Kuvaus: Yleisin nikkelimyrkytys aiheutuu kroonisesta ihokosketuksesta nikkeliä sisältävien tuotteiden kanssa. Jopa 30% ihmisistä on iho herkistynyt nikkelille. Altistuminen nikkelipölylle ja -höyryille teollisuusympäristössä kytketään nenä-, kurkunpään- ja keuhkosyöpään. EPA (USA:n ympäristönsuojeluvirasto) tunnistaa nikkelipölyn ja nikkeli subsulfidin luokan A ihmisen syöpää aiheuttavina aineiksi.[1] Nikkelikarbonyylin hengittäminen voi johtaa myrkytysoireisiin joihin sisältyy päänsärky, ärtyneisyys, pahoinvointi, huimaus, oksentelu ja unettomuus. Vakavat myrkytykset voivat aiheuttaa keuhkokuumeen kaltaisia oireita, mukaan lukien rintakehän kipu, kuiva yskä, hikoilu, heikkous ja nopea sydämen syke. Myrkytys voi johtaa kuolemaan, kun nämä oireet ilmenevät.[2]

Perinteinen lähestymistapa: "Ei ole erityistä hoitoa nikkelin aiheuttamaan ihoärsytykseen."[1] Sisäinen myrkytys voidaan hoitaa kelatointiterapialla (natriumdietyyliditio-karbamaatti) ja tukihoidoilla kuten happi, kortikosteroidit ja vuodelepo.[2]

Tutkimukset osoittavat:

* C-vitamiini vähentää lipidien peroksidaation (LPO) aktiivisuutta nikkelikloridille altistetuissa verihiutaleissa[3]
* C-vitamiini suojaa verihiutaleita nikkelin myrkyllisyydeltä, lisää haluttua verihiutaleiden takertumista toisiinsa, vähentää LPO tasoja ja lisää E-vitamiinin ja glutationin tasoja[3]
* C-vitamiini vähentää LPO aktiivisuutta nikkelille altistetuissa ihmisen istukan kudoksissa[4]
* C-vitamiini vähentää nikkelin aiheuttamia DNA-vaurioita ihmisen lymfosyyttiviljelmissä[5]

- Esikäsittely C-vitamiinilla lisää nikkelisulfaatille altistettujen ihmisen lymfosyyttien elinkelpoisuutta (elävien osuutta) [6]
- C-vitamiinilisä (1000 mg päivässä) näyttää vähentävän kromosomivaurioita työntekijöillä, jotka ovat altistuneet nikkelille[7]
- C-vitamiini palauttaa myrkyllisillä nikkeliannoksilla heikennettyjen rottien kasvuvauhdin[8]
- C-vitamiini palauttaa useiden entsyymien aktiivisuuden nikkelillä myrkytettyjen rottien maksoissa ja munuaisissa[8]
- Rotilla C-vitamiini suojaa nikkelin aiheuttamalta LPO oksidatiiviselta stressiltä, nikkelin myrkyllisyydeltä maksalle ja vähentyneiltä antioksidanttitasoilta maksassa[9]
- C-vitamiini vähentää nikkelikloridia saaneiden rottien LPO-aktiivisuutta[10]
- Hiirissä, joille annettiin C-vitamiinia ja glutationia, nikkelin aiheuttama LPO ja nikkelin kertyminen maksaan, vähenivät[11]
- 20-prosenttinen pinnallinen C-vitamiinivalmiste auttaa selvästi nikkelille herkistyneiden henkilöiden ihottumaan, kun taas yleisesti käytetyllä 1% hydrokortisoni valmisteella ei ollut merkittävää vaikutusta[12]

Nitraatti- / nitriittimyrkytys

Kuvaus: Nitraattien ja nitriittien käyttö värien stabilointiin ja säilöntäaineina erityisesti jalostetuissa lihatuotteissa, lisää nitraattien ja nitriittien saantia ravinnosta. Peroksinitriitti on erittäin reaktiivinen vapaa radikaali, joka muodostuu superoksidin ja typpioksidin yhdistyessä. Nitrosamiinit, joita voi muodostua nitraateista ja nitriiteistä vatsahapossa, voivat aiheuttaa syöpää.

Perinteinen lähestymistapa: Koska FDA on hyväksynyt nitraatit ja nitriitit käytettäväksi elintarvikkeissa, terveysriskiä ei tunnusteta. Näin ollen ei myöskään ole havaittu tarvetta hoidolle eikä myrkyllisyyden estämiselle tai vähentämiselle.

Tutkimukset osoittavat:

- C-vitamiini suojaa monilta peroksinitriitin myrkyllisiltä vaikutuksilta[1]
- C-vitamiini vähentää peroksinitriitin indusoimia solukuolemia sekä ihmisen että hiiren soluviljelmissä[2]
- C-vitamiini suojaa yhdessä muiden antioksidanttien kanssa (*E-vitamiini, beetakaroteeni*) soluja peroksinitriitin vaikutuksilta[3]
- C-vitamiini tarjoaa todennäköisesti "neutralointireitin" peroksinitriitille[4]
- C-vitamiinilla on voimakas vastavaikutus useisiin eri peroksinitriitin aiheuttamiin hapettumisreaktioihin[5]
- Eteisvärinä, joka liittyy lisääntyneeseen peroksinitriitin muodostumiseen sydämen ohitusleikkauksen jälkeen, väheni yli 50% 43 potilaalla, jotka saivat C-vitamiinia 5 päivää ennen leikkausta ja 5 päivää sen jälkeen[6]
- Päivittäinen C-vitamiiniannos suojaa näkyvästi maksaa nitraattien ja nitriittien vaikutuksilta rotilla[7]

238

- C-vitamiini estää nitraattien aiheuttamaa hapetusstressiä koirilla[8]
- C-vitamiini estää nitraattien ja nitriittien muuttumista nitrosamiiniksi ja muiksi syöpää aiheuttaviksi N-nitroso yhdisteiksi vatsassa [9-12]
- Ihmisillä, C-vitamiinin ottaminen vähentää valvotun nitrosamiinin määrä virtsassa [13,14]
- C-vitamiini auttaa estämään mutageenisten N-nitroso yhdisteiden muodostumisen, kun hiiriä ruokitaan suurilla nitraattiannoksilla [15]

Okratoksiinimyrkytys

Kuvaus: Okratoksiinit ovat joidenkin sienilajien tuottamia myrkyllisiä yhdisteitä (esim. *Aspergillus ochraceus* tai *Penicillium viridicatum*). Okratoksiini A on yleisin okratoksiineista ja esiintyy epäpuhtauksina viljoissa, kahvissa, kuivattuissa hedelmissä, punaviinissä, lihassa ja lihatuotteissa. Ruokavaliossa okratoksiini A voi vahingoittaa munuaisia ja aiheuttaa syöpää.[1]

Perinteinen lähestymistapa: Oktoratoksiinien myrkyille ei ole erityistä hoitoa.

Tutkimukset osoittavat:

* C-vitamiini vähentää okratoksiinin aiheuttamia kasvaimia rottien munuaisissa ja maksoissa[2]
* C-vitamiini ehkäisee syöpää oratoratoksiinille altistuneissa hiiren munuaisissa[3]
* C-vitamiini vähentää okratoksiinin myrkyllisyyttä munivissa kanoissa[4]
* Suhteellisen pieni C-vitamiiniannos vähentää merkittävästi okratoksiinin aiheuttamia sperman poikkeavuuksia hiirissä[5]

Osteoporoosi

Kuvaus: Terve keho korvaa jatkuvasti vanhaa luukudosta uudella. Kun luun korvaaminen ei pysty seuraamaan vanhan luun liukenemista, resorptiota, syntyy osteoporoosia, luukudoksen ohenemista ja luutiheyden alenemista. Ihmisen ikääntyessä kalsium ja fosfaatti voivat imeytyä luista takaisin vartaloon, jolloin luut ovat hauraampia ja alttiimpia murtumille, jopa ilman mekaanista vammaa. Usein henkilö ei tiedä ongelmasta ennen murtumaa. Siihen mennessä osteoporoosi on edennyt pitkälle, ja vauriot ovat yleensä vakavia.[1]

Perinteinen lähestymistapa: Kun diagnoosi on tehty, seurataan hoitosuunnitelmaa, joka sisältää osteoporoositerapiaa, jonka tarkoituksena on vähentää murtumariskiä jopa 50%. Estrogeenikorvaus ja bisfosfonaatti hoidot yhdessä kalsitoniinin ja strontiumranelaatin kanssa, voivat olla osa hoitoa. Lisäksi kalsium ja D-vitamiini ovat yleensä suositeltava. [2] (*C-vitamiinia ei mainita*)

Tutkimukset osoittavat:

- C-vitamiini parantaa kalsiumin mineralisaatiota luukudoksiin, estää kalsiumin vuotamista luista vereen ja vähentää hapettumisstressiä luukudoksissa[3,4]
- C-vitamiini stimuloi luusolujen erikoistumista osteoblasteiksi ja estää osteoklastien muodostumista [5,6]
- Oksidatiivinen stressi on tärkein osteoporoosin syy [7]
- C-vitamiini on välttämätöntä kollageenin ristisidosten muodostumiselle ja optimoi luiden lujuuden [8]
- C-vitamiinilisä näyttää vähentävän osteoporoosin luukatoa [9-14]
- Ravinnosta saatava C-vitamiinia ei tarjoa merkittävää suojaa murtumilta, kun taas C-vitamiinin

täydentäminen pienentää huomattavasti murtumisriskiä
- mitä korkeampi annos, sitä pienempi murtumariski[15]

- Iäkkäillä potilailla, joilla oli lonkkamurtumia, oli "Merkittävästi alhaisempi" C-vitamiinitaso veressä kuin iäkkäillä potilailla, joilla ei ollut murtumia[16]

- Vakava C-vitamiinin krooninen puute (keripukki) näyttää olevan vastuussa luumassan tiheyden menetyksestä ja joissain tapauksissa lisääntyneestä kalsiumin erittymisestä tai kertymisestä kudoksiin, kuten nähdään ateroskleroosissa[17]

- Postmenopausaalislla naisilla, jotka käyttivät C-vitamiinia lisäravinteena, oli suurempi luun mineraalitiheys [18]

- 55–64-vuotiailla naisilla jotka olivat ottaneet C-vitamiinia 10 vuotta tai pidempään – EIVÄTKÄ olleet ottaneet estrogeenejä - oli korkeampi luun mineraalitiheys kuin niillä, jotka eivät olleet täydentäneet C-vitamiinin saantiaan [19]

Otsonimyrkytys

Kuvaus: Otsonia (O_3) kohdellaan yleisesti ilman epäpuhtautena. Epästabiili hapen muoto O_3 aiheuttaa suoraan oksidatiivista stressiä, missä sitä esiintyy. Kohtuullinen altistuminen aiheuttaa silmien ärsytystä ja voi aiheuttaa hengitysteiden tulehduksia.

Perinteinen lähestymistapa: Koska O_3 hajoaa luonnollisesti hapeksi kehon ulkopuolella, tärkein toimenpide on välttää altistumasta lisää. Samoin altistumisen aiheuttama vamma on hoidettava.

Tutkimukset osoittavat:

- C-vitamiini estää otsonin aiheuttamaa keuhkoputkien hyperreaktiivisuutta marsuilla[1]
- C-vitamiini estää tehokkaasti viljeltyjen ihmisen ihosolujen otsonista saamia hapetusvammoja[2]
- Säännöllinen täydennys sekä C- että E-vitamiinilla vaikuttaa erityisen tärkeältä lasten kehittyvien keuhkojen suojelemiseksi[3]

Parakvattimyrkytys

Kuvaus: Parakvatti on erittäin myrkyllinen rikkakasvien torjunta-aine, jonka voi hengittää keuhkoihin. Suun limakalvojen, vatsan, ruokatorven tai suoliston altistuminen voi aiheuttaa vakavia vaurioita. Samoin myrkky voi vaurioittaa munuaisia ja maksaa. Aineen nieleminen voi johtaa nopeasti kuolemaan. Parakvatille altistumisen jälkeisiin oireisiin voivat kuulua: hengitysvaikeudet, nenäverenvuoto, vatsakipu, oksentelu, kouristukset ja shokki. Krooninen altistuminen voi johtaa keuhkojen fibroosiin.[1]

Perinteinen lähestymistapa: "Ei ole erityistä hoitoa parakvattimyrkytykseen. Tavoitteena on lievittää oireita ja hoitaa komplikaatioita." [1]

Tutkimukset osoittavat:

- C-vitamiini parantaa hiirten selviytymistä parakvatti altistuksesta [2]
- C-vitamiini näyttää olevan erittäin tärkeä ylläpitämään riittävän korkeaa antioksidanttitasoa, joka tukee parakvaattimykytyksen saaneiden paranemista merkittävästi [3]
- C-vitamiini ja N-asetyylikysteiini vähentävät parakvatin aiheuttamia ihmisen viljeltyjen keuhkosolujen kuolemia[4]
- C-vitamiini pystyi "vähentämään rajusti" parakvatin myrkyllisyyttä, joka johtuu myrkyn aiheuttamista oksidatiivisista vaurioista sammakon alkioissa [5]
- C-vitamiini esti annoksesta riippuen parakvatin kertymistä kanin munuaisleikkeisiin[6]

PCB-myrkytys

Kuvaus: polyklooratut bifenyyliyhdisteet (PCB) ovat orgaanisia yhdisteitä, joiden havaittiin olevan erittäin myrkyllisiä. Niiden tuotanto kiellettiin USA:ssa 1979. PCB:t aiheuttavat syöpää eläimille ja ne aiheuttavat todennäköisesti syöpää myös ihmisissä. Näyttää siltä, että PCB-yhdisteet saattavat olla vastuussa syntymävioista ja haitallisista kehitysvammoista. Ne voivat myös vaikuttaa kielteisesti hormonijärjestelmään ja maksaan. Kohonnut altistumisriski liittyy saastuneiden kalojen kulutukseen. [1,2]

Perinteinen lähestymistapa: Hoito rajoittuu PCB yhdisteiden poistoon tai altistumisen estämiseen.

Tutkimukset osoittavat:

- Lisääntynyt C-vitamiini on hyödyllinen PCB:n myrkyllisyyden torjunnassa[3,4]
- C-vitamiinia tarvitaan elimistön ja useiden maksaentsyymijärjestelmien tueksi PCB:n ja muiden myrkkyjen tehokkaaseen poistamiseen[5-7]
- Täydennys C-vitamiinilla "suojaa selvästi" rotan maksasolujen mikroskooppista ulkonäköä myrkyn aiheuttamilta muutoksilta[8]

Penikkatauti (kissa ja koira)

Kuvaus: Vaikka kissalla ja koiralla on eri virus, voivat oireet olla hyvin samankaltaisia. Infektioon liittyy "vuotava nenä, oksentelua ja ripulia, kuivuminen, liiallinen syljeneritys, yskä ja / tai raskas hengitys, ruokahalun menetys ja laihtuminen. Kun ja jos neurologiset oireet kehittyvät, seuraa inkontinenssi."[1]

Perinteinen lähestymistapa: Useimmiten hoidolla yksinkertaisesti tehdään eläimen olosta mukavampaa. Ellei eläimen immuunijärjestelmä ole erityisen vahva, tauti johtaa usein kuolemaan, etenkin hyvin nuorilla tai vanhoilla eläimillä. Vaikka suurin osa koirista on rokotettu, esiintyy penikkatautia Yhdysvalloissa paljon[1]

Tutkimukset osoittavat:

- 12 lemmikkieläintä (kissoja / koiria) hoidettiin 1000 - 2000 mg laskimonsisäisellä C-vitamiinilla päivässä kolmena päivänä - kaikki 12 toipuivat, jopa ne 2, joille muut eläinlääkärit eivät antaneet toivoa toipumisesta[2]
- Monet koirista, jotka kärsivät penikkataudista, parannettiin joka toinen tunti annetuilla usean gramman C-vitamiini-injektioilla[3]
- 67 koiran penikkataudin hoito C-vitamiinilla tuotti erinomaisia tuloksia[4]

Punatauti (ameba)

Kuvaus: Ameba, *Entamoeba histolytica*, aiheuttaa alkueläin-infektion, joka johtaa usein sisäisiin kramppeihin, veriseen ripuliin, vatsakipuihin, tuskallisiin kipuihin ulostettaessa ja kuumeeseen. Suolistoseinämiin voi kehittyä vaurioita, joista jotkut voivat rikkoa paksunsuolen, mikä johtaa usein kuolemaan. Infektio siirtyy nieltynä saastuneen juomaveden tai elintarvikkeiden välityksellä. [1]

Perinteinen lähestymistapa: Ehkäisy on tärkeää. Tulehduksia hoidetaan monilla mikrobilääkkeillä. [1]

Tutkimukset osoittavat:

- Marsut, joiden ravinnosta puuttuu C-vitamiinia, ovat erityisen herkkiä amebainfektiolle, jopa silloin, kun mikrobimäärä tartuttavassa annoksessa on selvästi pieni[2]
- C-vitamiinivajeesta kärsivät marsut sairastuivat helpommin amebainfektioon, oireilivat vakavammin ja kaikki kuolivat – C-vitamiinin lisääminen samaan ruokavalioon lisäsi vastustuskykyä vakavaan infektioon ja huomattava määrä selviytyi[3]
- 106 ameba tartunnan saanut potilasta, jotka saivat vain 150 mg C-vitamiinia päivittäin kärsivät lievemmistä oireista [4]
- Amebatartunnan saaneet potilaat, joita hoidettiin antamalla päivittäin 500 mg C-vitamiinia, sairaus kesti lyhyemmän aikaa ja oireet hävisivät nopeammin kuin potilailla, joille ei annettu C-vitamiinia[5]

Punatauti (bakteeri)

Kuvaus: Bakteeriperäisen punataudin aiheuttaa neljä patogeenista *Shigella* bakteeria. Infektio aiheuttaa paksusuolen ärsytystä, joka voi johtaa ripulia, verisiä ulosteita, vatsan kouristusta ja kuume. Tämä erittäin tarttuva tartunta voi tapahtua niin vähän kuin 10 - 100 organismia toisin kuin muut suolen patogeenit, jotka vaativat läsnäolo 1 000-10 000 organismin aloittamiseksi infektio. Shigella bakteereista on tulossa yhä enemmän antibioottiresistenttejä. Infektio voi kestää jopa kuuden viikon ajan, ennen kuin kaikki oireet ovat laantuneet.[1]

Perinteinen lähestymistapa: Hyvän nesteytyksen ylläpitäminen, veden ja elektrolyyttien korvaamisella, on välttämätöntä. Suurin osa tapauksista paranee 4 - 8 päivässä. Vaikean tartunnan oireet voivat kestää jopa kuusi viikkoa antibiooteillakin hoidettaessa.[2]

Tutkimukset osoittavat:

- Potilaat, joille annettiin 500–1000 mg C-vitamiinia lihakseen injektiona paranivat helposti punataudista - lapset, joilla on 10–15 veristä ulostetta päivässä "puhdistuivat 48 tunnissa [3]
- Lisämunuaisten C-vitamiinitasot olivat 60% alhaisemmat luonnonvaraisilla apinoilla, jotka kuolivat luonnosta saamaansa punatautiin, mikä osoittaa taudin kuluttavan merkittävästi C-vitamiinia [4]
- C-vitamiinin antaminen suojasi 100% eläimet injektiona annettua *Shigella* bakteerien aiheuttamaa punatauti infektiota vastaan[5]
- C-vitamiinia tuottamattomille apinoille voi kehittyä vaikea keripukki *Shigella* altistumisen jälkeen[5]

Polio

Kuvaus: Polio (poliomyelitis) on virustauti, joka oli epidemia Yhdysvalloissa 1940- ja 1950-luvuilla. Polio voi aiheuttaa täydellisen tai osittaisen pysyvän halvauksen. Virus lisääntyy kurkussa ja suolistossa ja tarttuu suun tai nenän kautta. Sitten se leviää kehon läpi veri- ja imusuonten välityksellä. Oireet kehittyvät yleensä 7–14 päivän kuluessa altistumisesta. [1]

Perinteinen lähestymistapa: Polion hoito on rajoitettu oireiden lievitykseen ja tukevaan hoitoon. Tartunnan jälkeen taudin annetaan edetä, tarjotaan mukavuutta ja tarvittaessa hengityselinten tukea. Painopiste tässä taudissa on ennaltaehkäisy rokotuksen avulla. [1]

Tutkimukset osoittavat:

- C-vitamiini inaktivoi polioviruksen kokonaan in vitro, joten se ei ole tarttuva, edes suoraan apinan aivoihin injektoituna[2]
- Pienet C-vitamiiniannokset tuottavat merkittävän apinoiden halvaantumisen vähenemisen injektoitaessa polioviruksia aivoihin[3]
- C-vitamiini tappaa polioviruksen tartunnan saaneissa apinoissa[4]
- 60 potilasta 60: sta parantui 72 tunnissa suuriannoksisilla C - vitamiinin injektioilla (6 000 - 20 000 mg päivässä) ilman jäännösvaikutuksia[5]
- C-vitamiini (10 000 - 20 000 mg päivässä) vähentää poliopotilaiden kuumeen vakavuutta ja kestoa sekä sairauden kestoa[6]
- Suun kautta otettava C-vitamiini (10 000 mg annosta kohti) joka 3. tunti viidellä poliopotilaalla tuotti erinomaisen kliinisen tuloksen[7]

- C-vitamiini yhdessä vetyperoksidin kanssa, inaktivoi polioviruksen[8]
- C-vitamiini paransi täysin 5-vuotiaan tytön, jolla oli vahvistettu ja erittäin edistynyt polion tapaus: [9]
  - Halvaus molemmissa alajaloissa yli 4 päivän ajan
  - Oikea jalka oli täysin halvaantunut
  - Vasemman jalan määritettiin olevan 85% halvaantunut
  - Kipua havaittiin etenkin polvissa ja lantion alueilla
  - 19. hoitopäivään mennessä oli " Aistit ja motoriset toiminnot olivat palautuneet täydellisesti" eikä pitkäaikaista vammautumista koskaan tapahtunut

Pseudomonas tartunnat

Kuvaus: *Pseudomonas* on gram negatiivinen bakteeri, joka on erityisen resistentti antibiooteille. Lähes kaikkialta löytyvänä se suosii kosteita ympäristöjä. Se on vastuussa monista sairaalainfektioista ja se on usein vastuussa sepsiksestä[1] (laajalle levinneestä, hengenvaarallisesta verenmyrkytyksestä). "Raportit mikrobilääkkeille vastustuskykyisemmistä *Pseudomonas* kannoista aiheuttavat paljon huolta."[2]

Perinteinen lähestymistapa: Monia antibiootteja käytetään infektion sijainnista riippuen.[2]

Tutkimukset osoittavat:
- C-vitamiini yhdessä nitriitin kanssa estää merkittävästi *Pseudomonas aeruginosan* lisääntymistä ihmisen virtsassa[3]
- Oraalisen ja suonensisäisen C-vitamiinin yhdistelmä parantaa *Pseudomonas* tulehduksen vakavissa palovammoissa[4]
- C-vitamiinin pinnallinen käyttö yhdessä antibioottien kanssa suojasi *Pseudomonas aeruginosa* tulehdukselta makuuhaavojen hoidossa[5,6]
- *Pseudomonas aeruginosa* muuttuu "herkemmäksi" viiden erilaisen antibiootin vaikutuksille kun se samanaikaisesti altistetaan C-vitamiinille[7]
- C-vitamiini yhdessä sulfametoksatsolin ja trimetoprimin kanssa tappaa *Pseudomonas aeruginosan* tehokkaasti in vitro[8]
- C-vitamiini estää 16 erilaisen *Pseudomonas aeruginosa* kannan kasvun koeputkessa sekä parantaa Pseudomonas aeruginosa tartunnan saaneet hiiret[9]

- *Pseudomonas aeruginosa* keuhkotulehdukset kystistä fibroosia sairastavilla hallitaan helposti C-vitamiinin ja antibioottihoidon yhdistelmällä[9]

Raivotauti

Kuvaus: Raivotauti on tappava virusinfektio, joka leviää tartunnan saaneiden eläinten syljen välityksellä, joka pääsee kehoon pureman tai murtuneen ihon läpi. Useimmat ihmisen raivotautitapaukset saadaan lepakoiden tai pesukarhujen puremista. Kettujen ja skunkkien tiedetään myös levittävän tautia. Itämisaika on tyypillisesti 3 - 7 viikkoa. Kun oireet ilmaantuvat, tauti on lähes aina tappava. [1]

Perinteinen lähestymistapa: Nopeasti ja asianmukaisesti annettu raivotautirokote estää lähes aina taudin puhkeamisen. [1]

Tutkimukset osoittavat:

- C-vitamiini inaktivoi (tappaa) raivotautiviruksen [2]
- C-vitamiinin todettiin estävän raivotauti tehokkaasti marsuilla [3]

Reuma, niveltulehdus

Kuvaus: Niveltulehdukset (polyartriitti, osteoartriitti ja nivelreuma) johtavat kaikki nivelkudosten rappeutumiseen. Hapettavaa stressiä on syytetty ruston vanhenemisesta, kondroyytti telomeerien epästabiilisuudesta ja luusolujen toiminnan heikentymisestä niveltulehduksessa.[1] Puutteellinen antioksidantti puolustus on myös sidoksissa niveltulehduksen kehittymiseen.[2]

Perinteinen lähestymistapa: *Cecil Medicine* kirjassa ei ole luetteloa nivelrikkoon. Nivelreuman hoidossa yritetään saada tauti pysähtymään ja hallita kipua. Se sisältää ei-steroideja tulehduskipulääkkeet (NSAID), kortikosteroidit ja sairautta modifioivia antireumaattisia lääkkeitä (DMARD).[3] Polyartriitin hoitoon sisältyy tulehduskipulääkkeiden käyttö, kortikosteroidit, sulfasalatsiini ja metotreksaatti.[4]

Tutkimukset osoittavat:

- Nivelrikkopotilailla on tavallista huomattavasti pienemmät C-vitamiinivarastot[5]
- Keripukin uhreilla on niveltulehdusoireita[6,7]
- Tulehtuneen nivelen nesteessä nähdään matalammat C-vitamiini ja GSH (solunsisäinen antioksidantti) tasot ja ne liittyvät ruston kudosvaurioihin[8]
- Matala C-vitamiinin saanti liittyy polyartriitin kehittymiseen[9,10]
- Suurempi C-vitamiinin saanti vähentää luuytimen vaurioita, jotka edistävät polvien nivelrikkoa[11]
- Suuret C-vitamiiniannokset vähentävät raajojen niveltulehduksia ja siihen liittyviä tulehduksellisia turvotuksia, samoin kuin tulehtuneiden solujen tunkeutumista nivelkudokseen rotilla[12]

Seleenimyrkytys

Kuvaus: Seleeni imeytyy keuhkojen ja ruoansulatuskanavan kautta. Krooninen (pitkäaikainen) altistuminen korkeille seleenipitoisuuksille ruuassa ja vedessä voi aiheuttaa ihon värimuutoksia, muodonmuutoksia, kynsien ja hiusten menetystä, liiallista hampaiden rappeutumista ja värimuutoksia sekä huomiokyvyn puutetta.

Perinteinen lähestymistapa: Altistamisen lopettaminen ja "oireenmukainen tukevaa hoito". "Kelatoivat aineet eivät ole hyödyllisiä."[1]

Tutkimukset osoittavat:

- Lihakseen ja suun kautta annettava C-vitamiini yhdessä dimerkaprolin kanssa hoiti onnistuneesti akuutin seleenimyrkytyksen 15-vuotiaalla tytöllä - hän oli niellyt tahallaan natriumselenaattia "moninkertaisesti eläimet tappavan annoksen". Hänen verensä seleenipitoisuuksien todettiin olevan "ainakin" 20 kertaa normaalia korkeampi[2]
- Rottien seleenimyrkytys alentaa C-vitamiinipitoisuutta ja seleniidien (seleeniyhdisteiden) pitoisuudet myrkytetyissä eläimissä vähenevät C-vitamiinilla[3]
- C-vitamiini estää odotettavissa olevan seleenin aiheuttaman vaurio viljellyille endoteelisoluille, kun se annetaan yhdessä seleenihapon kanssa[4]
- Lisääntynyt ruokavalion C-vitamiini vähentää korkeiden seleenipitoisuuksien aiheuttamaa kasvun hidastumista kananpojissa[5]
- Hiirillä C-vitamiini suojaa seleenin aiheuttamilta hemoglobiinin menetyksiltä ja se vähentää merkittävästi seleenin kertymistä maksaan ja aivoihin difenyylidiseleniidiä saaneilla eläimillä[6]

Sienimyrkytys

Kuvaus: Noin 100 sienilajin tiedetään olevan myrkyllisiä ihmisille. 15-20 näistä lajeista kuluu yleensä tappaviin.[1] Sienimyrkytysoireet vaihtelevat huomattavasti riippuen myrkyistä. Ne voivat sisältää kaikkea vatsaärsytyksestä hengenvaaralliseen elinten vajaatoimintaan, joka johtaa kuolemaan. Myrkytysoireet eivät aina ilmene heti nielemisen jälkeen - ne voivat viivästyä päiviä ja jopa viikkoja.[2]

Perinteinen lähestymistapa: "Jos tarkka sienimyrkyn tunnistus puuttuu, kaikkia nieltyjä sieniä tulee pitää vakavina ja mahdollisesti tappavina. Diagnoosin jälkeen sienimyrkytyksen hoito on suurelta osin tukea." [3] [*Eli ei ole tehokasta hoitoa.*]

Tutkimukset osoittavat:

* Tohtori Bastien kehitti hoidon sienimyrkytyksille, joihin sisältyy päivittäinen injektio C-vitamiinia (3 000 mg) yhdistettynä 2 antibioottiin (nifuroksatsidi ja dihydrostreptomysiini) [3]
* Tohtori Bastien demonstroi menetelmäänsä kaksi kertaa syömällä julkisesti tappavan annoksen sieniä (noin 70 grammaa) ja käytti menetelmäänsä myrkytyksensä onnistuneeseen hoitoon[3]
* Viisitoista sienimyrkytysuhria oli onnistuneesti hoidettu tohtori Bastienin protokollalla[3]
* Tohtori Bastienin hoito valittiin käyttöön useissa lääketieteellisissä keskuksissa Ranskassa [3]

Sikotauti

Kuvaus: Sikotauti on syljen välityksellä tarttuva tauti. Ensisijainen sairaudelle tunnusomainen oire on tuskallinen sylkirauhasten turvotus. Tartunta voi levitä keskushermostoon, haimaan ja kiveksiin. Oireita ovat: korvasylkirauhasten turvotus, kasvojen kipu, kurkkukipu, päänsärky, kuume, kiveskipu ja turvotus. [1]

Perinteinen lähestymistapa: "Sikotaudille ei ole erityistä hoitoa. Kaulan alueelle levitetyt jää- tai lämpöpakkaukset ja asetaminofeeni (Tylenol) voivat lievittää kipua." [1]

Tutkimukset osoittavat:

- Hoito suurilla C-vitamiiniannoksilla paransi nopeasti 33 sikotautitapauksesta 33 - kuume laski 24 tunnin jälkeen, kipu oli poissa 36 tunnin kuluttua ja korvasylkirauhasen turvotus parani 48 - 72 tunnissa. [2]
- Raportti kolmen serkun sikotaudin erilaisista hoidoista ja tuloksista: [2]
  - Tapaus # 1: 7-vuotias poika, sai perinteisen hoidon; vuodelepoa, aspiriinia ja lämmintä kamferiöljyä ja kärsi viikon
  - Tapaus # 2: 11-vuotiaan pojan sikotaudin annettiin kehittyä ilman hoitoa "maksimaaliseen turvotukseen. " Tässä vaiheessa hänelle annettiin 1000 mg C-vitamiinia lihaksensisäisesti joka 2. - 4 tunti – potilas parani täysin vain 48 tunnissa
  - Tapaus # 3: 9-vuotiaalla tytöllä 1000 mg laskimonsisäisesti C-vitamiinia, joka 4. tunti, kun sylkirauhasten turvotus oli saavuttanut 60% ennakoidusta laajentumisesta – potilas parani täysin 72 tunnissa

Stafylokokkitartunta

Kuvaus: Iho ja melkein kaikki elimet voivat tulehtua *stafylokokki* bakteereista. Sairaalabakteeritulehdukset ovat yleisesti *stafylokokin* aiheuttamia ja usein antibioottiresistenttejä. Infektion vakavuus voi vaihdella lievistä ihovaurioista (selluliitti, follikuliitti tai impetigo) henkeä ja raajoja uhkaavaan verenmyrkytykseen. Paljon *stafylokokin* aiheuttamista vaurioista aiheutuu sen vereen ja kudoksiin vapauttamista myrkyistä (eksotoksiinit). [1]

Perinteinen lähestymistapa: Laajaa valikoimaa antibiootteja käytetään riippuen siitä, missä infektio on saatu ja missä se ilmenee. [2]

Tutkimukset osoittavat:

* C-vitamiini lisää merkittävästi kananpojan valkosolujen kykyä tappaa *Stafylokokki aureus* koeputkessa.[3]
* C-vitamiini estää tehokkaasti *Stafylokokki aureuksen* lisääntymisen.[4]
* Laskimonsisäiset C-vitamiinin injektiot (500–700 mg kehon painokiloa kohti) tuottivat nopean paranemisen *Stafylokokki*-infektioista.[5]
* C-vitamiini neutraloi *Stafylokokkiin* liittyvän myrkyn vaarattomaksi.[6]
* Kolmen vuoden tavanomaisten hoitojen epäonnistuttua ihovaurioiden parannusyrityksissä, *Stafylpkokki aureus* tulehdus parani kokonaan, C-vitamiinihoidolla muutamassa viikossa.[7]
* C-vitamiini tekee antibioottiresistentistä *Stafylokokki aureus* bakteerista antibiooteilla hoidettavan.[8,9]
* C-vitamiini (375 mg / painokilo / päivä) sallii painonnousun ja tuottaa alhaisemman aineenvaihdunnan nopeuden *Stafylokokki* tartunnan saaneilla ja palovammasta kärsivillä marsuilla[10]

Streptokokkitartunta

Kuvaus: Streptokokkitartuntoja on kahta tyyppiä. Streptokokki A aiheuttaa angiinaa, nielurisatulehdusta, tulirokkoa, korvainfektioita, märkärupea, myrkyllisen sokin oireyhtymää, sidekudostulehdusta ja nekrotisoivaa ihonalaista tulehdusta ("lihansyöjätautia"). Streptokokki B aiheuttaa veri-infektioita, keuhkotulehduksia, ihotulehduksia ja luu- sekä niveltulehduksia.[1] Streptokokki bakteerien antibioottiresistenssi lisääntyy jatkuvasti.

Perinteinen lähestymistapa: Yleisesti käytetyt antibiootit ovat penisilliini ja sen johdannaiset yhdessä kefalosporiinien ja erytromysiinin kanssa. [2]

Tutkimukset osoittavat:
- Yleiset tartunnat
  - C-vitamiinilla oli tappava ("bakterisidinen") vaikutus Streptococcus faecalis bakteeriin virtsassa[3]
  - Laskimonsisäinen C-vitamiini (500–700 mg kehon painokiloa kohti) parantaa "hemolyyttisen streptokokki" tartunnan[4]
  - C-vitamiinin puutteesta kärsivillä marsuilla on merkittävästi todennäköisempää saada vakava streptokokki-infektio, joka johtaa usein kuolemaan[5]
- Munuaiset
  - Lapsilla, joilla on streptokokkitartuntoja munuaisissa, ovat C-vitamiinipitoisuudet huomattavan alhaiset plasmassa ja punasoluissa ja laboratoriokokeissa näkyy merkittävästi lisääntynyt hapettumisstressi[6]
- Välikorvan tulehdukset
  - C-vitamiinipistokset lihakseen tarjosivat silmiinpistävän menestyksen hoidettaessa 10 välikorvan tulehduspotilasta vuoden aikana - "kaikki osoittivat paranemisen merkkejä 12 tunnin

kuluessa ja paranivat 4 - 5 päivässä" - lisäksi
"tulokset olivat niin vaikuttavia, ettei tule
kyseenalaistaa C-vitamiinin parenteraalisen
antamisesta terapeuttista vaikutusta"[7]
- Reumakuume
  - C-vitamiini tuotti dramaattisen ja nopean
    paranemisen pitkälle edenneessä reumakuumeessa
    seitsemällä potilaalla[8]
  - Matalan annoksen päivittäinen C-vitamiinilisä 335
    opiskelijalla useiden kuukausien aikana verrattuna
    suurempaan, mutta muuten samanlaiseen ryhmään
    ilman C-vitamiinilisää tuotti seuraavat tulokset:[9]

Ryhmä	Reumakuume	Keuhkokuume
Kontrolli	16 tapausta	17 tapausta
C-vitamiini	0 tapausta	0 tapausta

- Tulirokko
  - Laskimonsisäinen ja oraalinen C-vitamiini yhdessä
    tuotti dramaattisia, onnistuneita tuloksia useiden
    tulirokkotapausten hoidossa[10]
  - C-vitamiinin antaminen tuotti erittäin nopean
    kliinisen vasteen kolmella tulirokkopotilaalla[11]
- Nielurisatulehdus
  - C-vitamiinilisäys vähensi positiivisten beeta
    hemolyyttisten streptokokkien esiintyvyyttä
    kurkkuviljelmissä kaksoissokkoutetussa,
    plasebokontrolloidussa tutkimuksessa 868 lapsella[12]

Strykniinimyrkytys

Kuvaus: Strykniinimyrkytys voi tapahtua hengitysteitse, nielemällä tai imeytymällä silmien tai suun kautta. Muutamassa minuutissa altistumisesta lihakset alkavat kouristella alkaen päästä ja niskasta ja sitten siirtyen muihin kehon lihaksiin johtaen lähes jatkuviin kouristuksiin. Kuolema voi seurata 2-3 tunnin sisällä kyvyttömyydestä hengittää hermoston myrkytyksen vuoksi tai kouristusten aiheuttamasta uupumuksesta.[1]

Perinteinen lähestymistapa: "Strykniinille ei ole erityistä vastalääkettä." Aktiivihiiltä voidaan antaa ajoissa suun kautta imemään edelleen strykniiniä vatsasta. Kouristuslääkkeitä ja lihaksia rentouttavia aineita annetaan torjumaan kouristuksia ja lihasjäykkyyttä. Jos potilas selviää 24 tunnin ajan, toipuminen on todennäköistä.[1]

Tutkimukset osoittavat:

- C-vitamiini "erittäin suurina annoksina suojaa strykniiniltä" (in vitro) [2]
- Strykniinin myrkyllisyys lisääntyy huomattavasti keripukista (C-vitamiinin puute) kärsivillä marsuilla[3]
- C-vitamiini "torjui kokonaan strykniinin kouristukset ja tappavat vaikutukset" ja C-vitamiinin suojaava vaikutus oli "suoraan verrannollinen plasman askorbiinihapon tasoon" (in vivo - hiiret) [3]
- C-vitamiini lieventää merkittävästi strykniinin tuottamaa jäykkäkouristusta muistuttavaa tilaa nuorissa kananpojissa[4]

Syöpä

Kuvaus: Syöpä on luokka sairauksia, joissa soluryhmä osoittaa hallitsematonta kasvua, tunkeutuen ja joskus tuhoten viereiset kudokset. Pitkälle edenneessä vaiheessa se tuottaa etäpesäkkeitä tai leviää kehon muihin osiin imunesteen tai veren välityksellä. Kolme syövän pahanlaatuista ominaisuutta erottaa ne hyvänlaatuisista kasvaimista, jotka eivät leviä nopeasti, tunkeudu tai tuota etäpesäkkeitä.[1]

Perinteinen lähestymistapa: Usein käytetään yhtä tai useampaa seuraavista: kirurgia, säteily ja kemoterapia. Säteilyn ja kemoterapian taustalla on teoria, että nopeammin kasvavat syöpäsolut kykenevät puolustautumaan huonommin myrkyllisiltä hyökkäyksiltä, kuin normaalit solut. Säteily ja melkein kaikki kemoterapialääkkeet ovat itse syöpää aiheuttavia, koska ne lisäävät oksidatiivista stressiä kaikissa hoidetuissa soluissa, ei vain syöpäsoluissa. [2]

Tutkimukset osoittavat:

- Tapaustutkimukset osoittavat menestystä syövän hoidossa ja jopa erilaisten syöpien parantumisia kokonaan suurilla C-vitamiiniannoksilla[3-12]
- Pitkälle edenneiden syöpien hoito suurilla C-vitamiiniannoksilla verrattuna tavanomaiseen terapiaan kolmen vuoden ajanjaksolla osoittaa:[13]
    - o 75 % parempi selviytyminen rintasyövässä
    - o 867 % parempi selviytyminen keuhkosyövässä
    - o 107 % parempi selviytyminen paksunsuolen syövässä
    - o Kun rintasyöpäpotilaat valitsivat suuret C-vitamiiniannokset ensimmäiseksi hoitomuodokseen, 3 vuoden eloonjäänti parani 134%

- Suuret C-vitamiiniannokset tehostavat perinteisiä kemoterapioita[14-16]
- C-vitamiinilla on kyky tappaa syöpäsoluja itsenäisesti ja se parantaa merkittävästi doksorubisiinin kykyä tappaa syöpäsoluja – myös silloin, kun C-vitamiini annetaan pienempinä ei-sytotoksisina annoksina[17]

Säteilymyrkytys

Kuvaus: säteily on sähkömagneettisten aaltojen ja/tai hiukkasten, kuten elektronien, neutronien ja protonien välittämää energiaa. Auringonvalo on luonnollinen säteilymuoto, kun taas röntgenkuvat, syövän hoito ja ydinvoima liittyvät ihmisen aiheuttamaan säteilyyn. Altistuminen pienille säteilymäärille pitkän ajan kuluessa lisää oksidatiivista stressiä ja syöpäriskiä. Suuremmat säteilyannokset lyhyemmillä ajanjaksoilla voivat aiheuttaa palovammoja ja/tai säteilysairauden. Jos altistus on riittävän suuri, se voi aiheuttaa välittömän kuoleman.[1,2]

Perinteinen lähestymistapa: Akuutin säteilymyrkytyksen hoito on "yleensä tukevaa hoitoa verensiirroilla ja antibiooteilla."[2] [*Eli ei ole tehokasta hoitoa.*]

Tutkimukset osoittavat:

- Pieni määrä C-vitamiinia lisää huomattavasti rottien selviytymistä koko kehon ionisoivasta säteilystä[3]
- C-, E- ja A-vitamiinit vähentävät ionisoivan säteilyn "normaaleja"vaurioita luuytimelle syövän hoidossa käytetyssä säteilyterapiassa[4]
- Kun C-vitamiinia on annettu riittävästi, voitiin syöpäpotilaille annettavaa säteilyannosta nostaa lisäämättä akuutteja komplikaatioita ja kasvaimen hallinnan todennäköisyyden odotettiin lisääntyvän"[5]
- C- ja E-vitamiineilla hoidettiin onnistuneesti kroonisen säteilyvamman oireita 20:llä potilaalla, jotka saavat lantion säteilytysannoksia syöpään:[6]
  ○ Verenvuoto, ripuli ja kipu vähenivät
  ○ 7/20 ilmoitti "palautuneensa normaaliksi"
  ○ 10 potilasta "ilmoitti jatkuvasta oireidensa paranemisesta" vuotta myöhemmin

- Potilaille, jotka saavat säteilyhoitoa, "riittävän suuri päivittäinen annos askorbiinihappoa, joko suonensisäisesti tai suun kautta, voi estää tai minimoida Röntgensäteilyn aiheuttaman valkosolujen vähenemisen" ja "parantaa myös huomattavasti potilaan yleistilaa ja lievittää tai poistaa kokonaan säteilysairauden"[7]
- C-vitamiini vähentää vapaiden radikaalien määrää annettuna ennen säteilytystä ja annettuna jopa 20 tunnin kuluttua säteilyttämisestä, se vähentää yhä ihmisen solujen mutaatiotaajuutta tutkimuksissa[8]
- C- ja E-vitamiinit vähentävät gamma- tai röntgensäteilyn aiheuttamia kromosomivaurioita hiirillä[9-11]
- C-vitamiini suojaa sekä vahingossa että tarkoituksella annettujen lääketieteellisten säteilyannosten vaurioilta[12]
- Hiirien säteilytyksen aiheuttamat kromosomivauriot vähenevät C-vitamiinin, E-vitamiinin ja beetakaroteenin yhdistelmällä[13]
- C-vitamiinin, E-vitamiinin ja beetakaroteenin yhdistelmä lisää "DNA:n korjausten tehokkuutta" säteilytettyjen hiirten pernassa[14]
- C-vitamiini vähentää merkittävästi röntgensäteilyn aiheuttamaa viljeltyjen hiirisolujen muuttumista syöpäsoluiksi[15]
- Suun kautta otetut C- ja E-vitamiinit tarjoavat merkittävän suojan auringon ultraviolettisäteilyn aiheuttamilta vaurioilta ihmisillä[16,17]
- Pinnallinen C- ja E-vitamiinien käyttö (toisin kuin nielty) tarjosi täydellisen suojan UVB (ultraviolettivalo, tyyppi B) -altistuksen aiheuttamalta lipidien peroksidaatiolta (oksidatiivinen stressi) sian iholla[18]
- C-vitamiinijohdannaisen injektio ennen UVB altistusta vähentää merkittävästi useita lisääntyneen oksidatiivisen stressin laboratorioindeksejä[19]

- C-vitamiinilisäys "johti merkittävään ja huomattavaan UVB:n aiheuttamien vaurioiden vähenemiseen" tietyssä biologisessa mallissa[20]
- Vakaa C-vitamiinijohdannainen parantaa merkittävästi ihosolujen eloonjääntiä UVB altistuksen jälkeen ja kuolleissa soluissa on vähemmän suuria DNA lohkoja solujäännöksissä[21]
- C-vitamiini suojaa merkittävästi lipidien peroksidaatiolta ja DNA juosteiden katkeamisilta ja tarjoaa "huomattavasti paremman selviytymisen" säteilytetyillä bakteereilla tehdyissä tutkimuksissa[22]
- Esikäsittely C-vitamiinilla vähentää merkittävästi mikroskooppisia havaintoja kromosomivaurioista säteilytetyissä hiirissä ja säteilytetyissä hiiren pernasoluissa[23]
- C-vitamiini vähentää UV-valon aiheuttamien ihosyöpävaurioiden esiintyvyyttä ja viivästää niiden syntymistä hiirillä[24]
- "Riippumatta mekanismin yksityiskohdista, osoittavat nykyisin saatavilla olevat todisteet, että C-vitamiini on säteilyltä suojaava aine "[25]

Trikiinit

Kuvaus: Trikinoosi on tartunta, jonka aiheuttaa ympyrämadon (Trichinella spiralis) nieleminen. Matoja löytyy useiden eläinten lihoista, mukaan lukien sianliha, hevonen ja useat villieläimet. Riittävä keittäminen tappaa loiset.[1]

Perinteinen lähestymistapa: "Mebendatsoli tai albendatsoli ovat käytettävissä suolistoinfektioiden hoitoon. Trikiinille ei ole hoitoa, kun toukat ovat tunkeutuneet lihaksiin. Kystat pysyvät elinkelpoisina vuosia. Kipulääkkeet voivat lievittää lihaskipuja." [1]

Tutkimukset osoittavat:

- C-vitamiini yhdessä A-, E- ja parasiittilääkkeen (mebendatsoli) kanssa johti toukkien lukumäärän "voimakkaaseen vähenemiseen" rottien lihaksissa verrattaessa hoidon puuttumiseen [2]
- Päivittäinen annos C-vitamiinia (vastaa noin 35 000 mg 70 kilon henkilölle) trikiinitartunnan saaneille rotille vähensi toukkien määrää lihaksissa 40 %, 30 päivän hoidolla. Lasku tapahtui pelkällä C-vitamiinilla, koska perinteisiä parasiittilääkkeitä ei annettu [3]

Trypanosomaaliset infektiot

Kuvaus: Trypanosomaaliset loisinfektiot aiheuttaa protozoa ja ne ovat yleensä hyönteisten välittämiä. Yleisin infektio tunnetaan unitautina, jota levittävät tsetse-kärpäset. Muutaman päivän sisällä tartunnan saaneen hyönteisen puremasta, iholle muodostuu kyhmy joka kestää jopa kaksi viikkoa. Itämisajan jälkeen trypanosomit alkavat tunkeutua verenkiertoon ja imusuoniin, jota seuraa usein kuume, päänsärky, huimaus ja heikotus. Kuusi kuukautta - useita vuosia myöhemmin, tauti siirtyy hemolymfaattisesta tilasta meningoenkefaliseen vaiheeseen kun loiset saavuttavat keskushermoston. [1]

Perinteinen lähestymistapa: Suramiini on valittu lääke ennen keskushermostoon osallistumista. Sen jälkeen lääke on tehoton, koska se ei läpäise riittävästi veriaivoestettä. Silloin käytetään Melarsoprolia, joka sisältää arseenia. Molemmat lääkkeet ovat erittäin myrkyllisiä. [1]

Tutkimukset osoittavat:

- Pieni annos C-vitamiinia (noin 20 mg /paino kg), nostaa marsujen luonnollista *Trypanosoma brucei* infektiokynnystä.[2]
- C-vitamiinin lisääminen gentian violettiin *Trypanosoma cruzin* saastuttaman veren steriloimiseksi ennen verensiirtoa, salli steriloinnin vähemmällä gentian violetilla, kuin mitä tarvitaan yleensä.[3]
- C-vitamiini yhdessä glutationin kanssa tappaa helposti trypanosomit viljelmässä.[4]
- C-vitamiini (100 mg /paino kg) estää maksaentsyymien nousun, joka muuten seuraa kaniinien *Trypanosoma brucei brucei* infektiosta.[5]

Tuberkuloosi

Kuvaus: *Mycobacterium tuberculosis* bakteeri aiheuttaa keuhkotuberkuloosin (TB). Tauti tarttuu pisaroista, joita tartunnan saanut aivastelee tai yskii. Ensimmäinen tartunta on primäärinen TB ja suurin osa ihmisistä toipuu siitä ilman oireita. Joillakin henkilöillä, infektio voi kuitenkin olla lepotilassa useita vuosia ja aktivoitua uudelleen. [1]

Perinteinen lähestymistapa: Aktiivinen sairaus on yleensä hoidettu lääkkeiden yhdistelmällä. Neljä yleisintä lääkkeitä ovat isoniatsidi, rifampiini, pyratsinamidi, ja etambutoli. Muita käytettyjä lääkkeitä ovat amikasiini, etionamidi, moksifloksasiini, para-aminosalisyklinen happo ja streptomysiini. Lääkkeitä saatetaan joutua ottamaan kuusi kuukautta tai pidempään.[1]

Tutkimukset osoittavat:

- C-vitamiini suojaa marsuja, joille on injektoitu myrkyllinen annos tuberkuliinia:[2]
  - 81 % injektoiduista eläimistä, jotka eivät saaneet C-vitamiinia, kuoli
  - Ainoastaan 17% tartunnan saaneista eläimistä, jotka saivat C-vitamiinia, kuolivat
- Pienet C-vitamiini-injektiot tuottavat positiivisia vasteita lämpötilassa, painossa, yleisessä hyvinvoinnissa, ruokahalussa ja joissakin verikokeissa tuberkuloosipotilailla.[3]
- C-vitamiinilla hoidettujen 74 tuberkuloosipotilaan hemoglobiinipitoisuus ja punasolujen määrä lisääntyivät merkittävästi.[4]
- "Merkittävä ja progressiivinen" C-vitamiinin puute havaitaan tuberkuloositartunnan saaneissa marsuissa, joille päivittäinen C-vitamiinin antaminen lisää

merkittävästi painon nousua ja vähentää
tuberkuloosivaurioiden kliinistä tunkeutumista.[5,6]

- Päivittäinen suun kautta annettava C-vitamiini estää
  merkittävästi ihon alle annettavien tuberkuliini-
  injektioiden ihoreaktioita tuberkuloosia sairastavissa
  marsuissa.[6]
- 150 mg C-vitamiinilisä päivittäin sen lisäksi, mitä jo oli
  ruokavaliossa, näytti vähentävän tuberkuloosivaurioita
  hengitysteissä, suolistossa ja peräsuolessa.[7]
- C-vitamiini estää tuberkuloosibakteerien kasvua
  kasvualustalla, joka muuten edistää kasvua.[8]
- 100 mg C-vitamiini-injektiot hallitsivat veristen
  yskösten määrää 140 tuberkuloosipotilaalla.[9]
- Suurempien C-vitamiiniannosten (15 000 mg päivässä)
  antaminen erittäin pitkälle edenneelle
  tuberkuloosipotilaille antoi seuraavat tulokset:[10]
  - Elossa vielä puoli vuotta myöhemmin (5/6)
  - Paino nousi 8 – 26 kg
  - Ei enää sängyssä
  - Kokevat yleistilansa parantuneen valtavasti
  - C-vitamiinin kokonaisannos oli noin 3 kg potilasta
    kohti ilman oireita myrkyllisyydestä tai
    sivuvaikutuksista
- Vitamiinien ja mineraalien päivittäinen täydennys joka
  sisälsi C-vitamiinia, johti "huomattavasti harvempien"
  uusien tuberkuloositapausten ilmenemiseen, kuin
  täydentämättömässä kontrolliryhmässä.[11]
- Normaalin C-vitamiinitason ylläpitämiseen plasmassa
  tarvittiin kolme kertaa normaalia enemmän C-
  vitamiinia 2:lla potilaalla, joilla oli aktiivinen
  tuberkuloosi.[12]
- 1100-hengen ryhmästä, jotka olivat terveitä
  ensimmäisessä tutkimuksessa - 28 miehelle kehittyi
  keuhkotuberkuloosi ja kaikilla heillä oli myös alhainen
  plasman C-vitamiinipitoisuus.[13]

- Lisääntyneet C-vitamiinimäärät näyttävät vähentävän tuberkuloosivaurioiden vakavuutta ja laajuutta tartunnan saaneiden marsujen keuhkoissa.[14]
- C-vitamiinin päivittäinen erittyminen virtsaan korreloi tartunnan aktiivisuuden kanssa tuberkuloosipotilailla: pienimmät virtsan C-vitamiinipitoisuudet (alhainen taso kehossa) liittyivät aktiivisimmin eteneviin sairauksiin.[15]
- Päivittäiset C-vitamiini-injektiot hillitsevät marsujen tuberkuloosin etenemistä erittäin hyvin – ne kasvoivat "normaalilla vauhdilla" ja "käyttäytyivät kaikin tavoin verrokkien tavoin" viiden kuukauden ajanjaksolla.[16]
- Henkilöt, jotka saivat ravinnosta C-vitamiinia yli 90 mg päivässä ja jotka kuluttivat "keskimääräistä enemmän" hedelmiä, vihanneksia ja marjoja oli huomattavasti pienempi riski saada tuberkuloositartunta.[17]
- "Massiiviset päivittäiset" C-vitamiiniannokset "parantavat tuberkuloosia myös poistamalla organismienpinnalta polysakkaridi kerroksen", tohtori Klennerin mukaan.[18]
- Tuberkuloottiset marsut, joille on syötetty suuria määriä appelsiinimehua, selviytyivät hengissä kaksi kertaa niin pitkään, kuin normaalilla ravinnolla ruokitut eläimet (tämä ennen C-vitamiinin löytämistä).[19]
- Kehon C-vitamiinitaso näyttää määräävän tuberkuloosin suolistotartunnan todennäköisyyden.[20]
- Yhdistelmä injektoitua ja suun kautta annettavaa C-vitamiinia yhdessä suuren sitrusmehumäärän kanssa laski kuumeen, lopetti tyypillisen tuberkuloosiyskän ja johti kymmenen kilon painonlisäykseen aktiivista tuberkuloosia sairastavalla potilaalla.[21]
- C-vitamiini, joka on lisätty tuberkuloosi bakteeriviljelmän kasvualustaan, estää kasvua.[22]
- Pieni oraalinen annos, vain 150 mg C-vitamiinia päivässä, tuotti selvän parannuksen 88 prosentilla lapsista ja 61% aikuisista, joilla on tuberkuloosi, ja samalla annoksella oli suurempi vaikutus pienemmässä kehossa.[23]

271

- Tarvitaan vähintään kaksinkertainen määrä C-vitamiinia päivittäin, jotta tuberkuloosipotilaiden plasmatasot pysyvät samoina kuin terveillä verrokeilla. Tutkimus tuberkuloosia sairastavista Navajo intiaaneista.[24]
- Vain 250 mg C-vitamiinia päivittäin riittää parantamaan hoidettavan tuberkuloosipotilaan "verenkuvaa".[25]
- Päivittäiset C-vitamiini-injektiot riittävät suojaamaan tuberkuloottiset marsut muuten tappavia tuberkuliini annoksia vastaan, joka olisivat helposti tappaneet C-vitamiinia vaille jääneet verrokkieläimet [26]

Tuhkarokko

Kuvaus: Tuhkarokko on erittäin tarttuva tauti, jonka aiheuttaa *rubeola* virus. Merkit ja oireet sisältävät tyypillisen ihottuman, yskän, vuodon, silmätulehduksen ja kuumeen. Komplikaatioita ovat: korvainfektio, keuhkokuume, kouristukset ja enkefaliitti. Tuhkarokkoon liittyvä enkefaliitti on tappava noin 10%: lla.[1]

Perinteinen lähestymistapa: "Ei ole erityistä hoitoa viruslääkkeellä, jonka teho olisi osoitettu tuhkarokkoa vastaan, vaikka ribaviriinia on käytetty joissain tapauksissa."[2]

Tutkimukset osoittavat:

- C-vitamiini tuottaa nopeammin tiettyjä tuhkarokkoon vaikuttavia lymfosyyttejä.[3]
- 10 kuukauden ikäiselle lapselle, jolla oli punoittavat silmät ja kurkku, korkea kuume (42 °C), yskä, vuotava nenä ja Koplikin täplät (täplät ovat tyypillisiä tuhkarokolle, joita nähdään suun sisällä oleville limakalvoille ennen ihotäpliä), annettiin lihakseen (1 000 mg) C-vitamiinia joka 4. tunti. 12 tunnin jälkeen yskä oli laantunut, silmät ja kurkku rauhoittuneet ja lämpötila oli laskenut normaaliksi. Ulkoista tuhkarokkoa ei koskaan kehittynyt ja vauva toipui täydellisesti ja nopeasti.[4]
- Laskimonsisäinen C-vitamiini (1 000 mg 6 tunnin välein) tarjoaa täydellisen suojan tartunnalta tuhkarokko epidemian aikana. Oraalinen C-vitamiini (1000 mg hedelmämehussa 2 tunnin välein) epäonnistui tarjoamaan täydellisen suojan.[5]
- C-vitamiini hoitaa tuhkarokon onnistuneesti.[6]

Typpidioksidimyrkytys

Kuvaus: Typpidioksidi (NO_2) kaasu ärsyttää voimakkaasti keuhkoja ja voi aiheuttaa nesteen kertymistä. Suurissa pitoisuuksissa hengitettynä se voi tuottaa keuhkopöhön ja aiheuttaa kuoleman. Kohtalainen altistus typpioksidille voi aiheuttaa hengenahdistusta, veristä yskää ja rintakipua. Korkeampi altistus voi aiheuttaa kohtalokkaan nesteen kertymisen keuhkoihin. Krooninen altistuminen typpioksidille voi altistaa henkilöitä kroonisille keuhkoahtaumasairauksille sekä keuhkoinfektioille. [1]

Perinteinen lähestymistapa: Hoitoon tulisi sisältyä "Potilaan poisto altistumisen lähteestä, lisähapen hankkiminen ja tarvittaessa hengitysteiden hallinta ja tekohengitys. Oma altistumisriski tulee tiedostaa potilaita hoidettaessa ja käyttää itsenäistä hengityslaitetta tarvittaessa." [2] [*Ei ole tehokasta hoitoa.*]

Tutkimukset osoittavat:

- C-vitamiini ja glutationi estävät typpidioksidia reagoimasta morfoliinin kanssa ja muodostamasta syöpää aiheuttavia yhdisteitä.[3]
- C-vitamiini vähentää typpidioksidin mutageenisuutta hiirissä.[4]
- C-vitamiini, E-vitamiini ja beetakaroteeni suojaavat yhdessä marsuja typpidioksidin myrkyllisyydeltä.[5]

Vanadiummyrkytys

Kuvaus: Kaikki vanadiiniyhdisteet vaikuttavat olevan myrkyllisiä. Suurin vaara ihmisille on vanadiinihöyryjen tai pölyn hengittäminen.[1] Vanadiinimyrkytykset voivat vaikuttaa haitallisesti sydämeen, verisuoniin, ruuansulatuskanavaan, munuaisiin, lisääntymisjärjestelmään ja keuhkoihin.[2] Vanadiinin aiheuttama myrkyllisyys näyttää olevan seurausta hapettumisvaurioista.[3]

Perinteinen lähestymistapa: Ei yleisesti hyväksyttyjä hoitoja, vaikka dimerkaproli ja C-vitamiini "voivat olla hyödyksi".[4]

Tutkimukset osoittavat:

- C-vitamiinilla on merkittävä suojaava, vastalääkevaikutus muuten tappavaan vanadiini annokseen hiirillä.[5]
- Tutkittaessa 18 erilaista vastalääkettä, C-vitamiini näytti lupaavimmalta vasta-aineelta kahta vanadiini yhdistettä vastaan hiirimallissa.[6]
- C-vitamiini on erittäin tehokas estämään vanadiinimyrkytystä annettuna heti vanadiinialtistuksen jälkeen hiirille.[7]
- Esikäsittely C-vitamiinilla vähentää merkittävästi - vanadiinin kliinistä myrkyllisyyttä hiirissä, josta osoituksena on vähentynyt hengityksen lamaantuminen ja raajojen halvaus.[8]
- C-vitamiini vähentää vanadiinin aiheuttamaa kasvun hidastumista kananpojissa.[9]
- C-vitamiini suojaa kanoja vanadiinin munien tuotantoa ja painoa vähentäviltä vaikutuksilta.[10]

- C-vitamiini suojaa munivien kanojen munia albumiinin (munavalkuainen) laadun huononemiselta, jota rehun ylimääräinen vanadiini aiheuttaa.[11]
- C-vitamiini lisää hiirille annetun vanadiinin erittymistä virtsaan.[12]
- C-vitamiini näyttää olevan yksi luonnollisista vanadiinia pelkistävistä aineista.[13]
- C-vitamiini pelkistää kemiallisesti vanadiiniyhdisteitä tehokkaammin kuin glutationi, toinen tärkeä antioksidantti.[14]
- C-vitamiini palauttaa ainakin osittain vanadiinin estämän tärkeän entsyymin toiminnan, joka auttaa neuronien kommunikointia aivoissa.[15]

Vyöruusu

Kuvaus: Virusrokko tapauksen jälkeen virus (*herpes zoster*) voi pysyä lepotilassa ihmisen hermossa. Kun virus aktivoituu uudelleen lukemattomista mahdollisista syistä, se tuottaa tuskallista, rakkuloita aiheuttavaa ihottumaa. Rakot rikkoutuvat muodostaen pieniä haavoja, jotka kuivuvat ja muodostavat ruvet. Ne putoavat 2 - 3 viikossa. Muita oireita voivat olla turvonneet rauhaset, nivelkipu, vilunväristykset, kuume, sukupuolielinten haavaumat, päänsärky, kuulovamma ja vatsakipu.[1]

Perinteinen lähestymistapa: Hoito suurilla viruslääkeannoksilla voi lyhentää taudin kulkua. Muuten tarjotaan vain oireenmukaista hoitoa helpottamaan oloa.[2]

Tutkimukset osoittavat:

- C-vitamiini injektioilla hoidettiin onnistuneesti 14 vyöruusutapausta.[3]
- Kahdeksan aikuista vyöruusupotilasta hoidettiin onnistuneesti antamalla 2 000 - 3 000 mg injektioilla C-vitamiinia 12 tunnin välein ja 1000 mg suun kautta joka 2. tunti. Voimakas ihovaurioihin (usein viikkojen ajan) liittyvä kipu loppui kokonaan seitsemällä potilaalla kahdeksasta 2 tunnin sisällä ensimmäisestä C-vitamiini-injektiosta.[4-6]
- C-vitamiinilla hoidettiin menestyksekkäästi 327/327-vyöruusutapausta - taudin täydellinen paraneminen kaikilla potilailla nähtiin 72 tunnin sisällä ensimmäisestä injektiosta.[7]

Viiteluettelo

LUKU YKSI

1 "Living Proof?" 60 Minutes, New Zealand.
2 "Why Can't We Try?" 60 Minutes, New Zealand.
3 Todar K, Todar's Online Textbook of Bacteriology 2008. Published online at www.textbookofbacteriology.net
4 Salaman MK, "Resistant Bacterial Infections Treated with Vitamin C" Published online at www.thenhf.com/article.php?id-1980, Jan 14, 2004.
5 Galloway T, Seifert M, "Bulbar poliomyelitis: favorable results in its treatment as a problem in respiratory obstruction" Journal of the American Medical Association 1949 141(1):1-8.
6 Landwehr R, "The origin of the 42-year stonewall of vitamin C" Journal of Orthomolecular Medicine 1991 6(2):99-103.
7 Holden M, Resnick R, "The in vitro action of synthetic crystalline vitamin C (ascorbic acid) on herpes virus" Journal of Immunology 1936 31:455-462.
8 Holden M, Molloy E, "Further experiments on the inactivation of herpes virus by vitamin C (L-ascorbic acid)" Journal of Immunology 1937 33:251-257.
9 Sagripanti J, et al, "Mechanism of copper-mediated inactivation of herpes simplex virus" Antimicrobial Agents and Chemotherapy 1997 41(4):812-817.
10 White L, et al, "In vitro effect of ascorbic acid on infectivity of herpesviruses and paramyxoviruses" Journal of Clinical Microbiology 1986 24(4):527-531.
11 Zureick M, "Treatment of shingles and herpes with vitamin C intravenously" Journal des Praticiens 1950 64:586.

12 Cathcart R, "Vitamin C in the treatment of acquired immune deficiency syndrome (AIDS)" Medical Hypotheses 1984 14(4):423-433.

13 Landwehr R, "The origin of the 42-year stonewall of vitamin C" Journal of Orthomolecular Medicine 1991 6(2):99-103.

14 Klenner F, "Significance of high daily intake of ascorbic acid in preventive medicine" Journal of the International Academy of Preventive Medicine 1974 1(1):45-69.

LUKU KAKSI

1 Klenner F, "Observations of the dose and administration of ascorbic acid when employed beyond the range of a vitamin in human pathology" Journal of Applied Nutrition 1971 23(3&4):61-88.

2 Klenner F, "The black widow spider: case history" Tri-State Medical Journal Dec 1957 pp.15-18.

3 Klenner F, "Observations of the dose and administration of ascorbic acid when employed beyond the range of a vitamin in human pathology" Journal of Applied Nutrition 1971 23(3&4):61-88.

4 Klenner F, "Significance of high daily intake of ascorbic acid in preventive medicine" Journal of the International Academy of Preventive Medicine 1974 1(1):45-69.

5 Klenner F, "Case history: cure of a 4-year-old child bitten by a mature highland moccasin with vitamin C" Tri-State Medical Journal July 1954.

6 Smith L, The Clinical Experiences of Frederick R. Klenner, M.D.: Clinical Guide to the Use of Vitamin C 1988 Portland, OR: Life Sciences Press.

7 Laing M, "A cure for mushroom poisoning" South African Medical Journal 1984 65(15):590.

8 Khaw K, et al, "Relation between ascorbic acid and mortality in men and women in EPIC-Norfolk prospective study: a prospective population study,

European Prospective Investigation into Cancer and
Nutrition" Lancet 2001 357(9257):657-663.

LUKU KOLME

1 Osborn T, Gear J, "Possible relation between ability to
   synthesize vitamin C and reaction to tubercle bacillus"
   Nature 1940 145:974.
2 Khaw K, et al, "Relation between ascorbic acid and
   mortality in men and women in EPIC-Norfolk
   prospective study: a prospective population study.
   European Prospective Investigation into Cancer and
   Nutrition" Lancet 2001 357(9257):657-663.
3 Nishikimi M, et al, "Occurrence in humans and guinea
   pigs of the gene related to their missing enzyme L-
   gulonolactone oxidase" Archives of Biochemistry and
   Biophysics 1988 267(2):842-846.
4 Wikipedia http://en.wikipedia.org/wiki/Hunza_people
5 Cummings M, "Can some people synthesize ascorbic
   acid?" The American Journal of Clinical Nutrition 1981
   34(2):297-298.
6 Kline A, Eheart M, "Variation in the ascorbic acid
   requirements for saturation of nine normal young
   women" Journal of Nutrition 1944 28:413-419.
7 Pijoan M, Lozner E, "Vitamin C economy in the human
   subject" Bulletin of the Johns Hopkins Hospital 1944
   75:303-314.
8 Chatterjee G, Pal D, "Metabolism of L-ascorbic acid in
   rats under in vivo administration of mercury: effect of
   L-ascorbic acid supplementation" International Journal
   for Vitamin and Nutrition Research 1975 45(3):284-
   292.
9 Stone I, "Homo sapiens ascorbicus, a biochemically
   corrected robust human mutant" Medical Hypotheses
   1979 5(6):711-721.
10 Conney A, et al, Annals of the New York Academy of
   Sciences 1961 92:115.

LUKU NELJÄ

1 American Heart Association Heart Disease and Stroke Statistics – 2010 Update Dallas, Texas: American Heart Association 2010.

2 Levy T, Curing the Incurable. Vitamin C, Infectious Diseases, and Toxins 2004, MedFox Publishing, Henderson, NV.

3 Clark E, Clark E, "On the reaction of certain cells in the tadpole's tail toward vital dyes" The Anatomical Record (1918) 15:151.

4 Clark E, Clark E, "Further observations on living lymphatic vessels in the transparent chamber in the rabbit's ear—their relation to the tissue spaces" American Journal of Anatomy 1933 52:273-305.

5 Laguesse E, "La structure lamelleuse et le developpement du tissu conjonctif lache chez les mammiferes en general et chez l'homme en particulier" Arch de Biol 1921 31:173-298.

6 Bensley S, "On the presence, properties and distribution of the intercellular ground substance of loose connective tissue" The Anatomical Record 1934 60:93-109.

7 McMasters P, Parsons R, 'Physiological conditions existing in connective tissue. II. The state of the fluid in the intradermal tissue" Journal of Experimental Medicine 1939 69:265-282.

8 Wolbach S, Howe P, "Intercellular substances in experimental scorbutus" Archives of Pathology and Laboratory Medicine 1926 1(1):1-24.

9 Kefalides N, "Isolation and characterization of the collagen from glomerular basement membrane" Biochemistry 1968 7(9):3103-3112.

10 Gore I, et al, "Endothelial changes produced by ascorbic acid deficiency in guinea pigs" Archives of Pathology 1965 80(4):371-376.

11 Pauling L, "Vitamin C and longevity" Agressologie 1983 24(7):317-319.

12 Pirani C, Catchpole H, "Serum glycoproteins in experimental scurvy" A.M.A. Archives of Pathology 1951 51:597-601.

13 Fisher E, et al, "Interaction of ascorbic acid and glucose on production of collagen and proteoglycan by fibroblasts" Diabetes 1991 40(3):371-376.

14 Wolbach, S. and P. Howe (1926) Intercellular substances in experimental scorbutus. Archives of Pathology and Laboratory Medicine 1(1):1-24.

15 Gersh I, Catchpole H, "The organization of ground substance and basement membrane and its significance in tissue injury, disease and growth" American Journal of Anatomy 1949 85:457-521.

16 Pirani C, Catchpole H, "Serum glycoproteins in experimental scurvy" A.M.A. Archives of Pathology 1951 51:597-601.

17 Fisher E, et al, "Interaction of ascorbic acid and glucose on production of collagen and proteoglycan by fibroblasts" Diabetes 1991 40(3):371-376.

18 Katz E, "Reduction of cholesterol and Lp(a) and regression of coronary artery disease: a case study" Journal of Orthomolecular Medicine 1996 11(3):173-179.

19 Ibid.

20 Horlick L, Katz L, "Retrogression of atherosclerotic lesions on cessation of cholesterol feeding in the chick" Journal of Laboratory and Clinical Medicine 1949 34:1427-1442.

21 Levy T, Curing the Incurable. Vitamin C, Infectious Diseases, and Toxins 2004, MedFox Publishing, Henderson, NV.

22 Beck J, et al, "Dental infections and atherosclerosis" American Heart Journal 1999 138(5 Pt 2):S528-533.

23 Muhlestein J, "Infectious agents, antibiotics, and coronary artery disease" Current Interventional Cardiology Reports 2000 2(4):342-348.

24 Emingil G, et al, "Association between periodontal disease and acute myocardial infarction" Journal of Periodontology 2000 71(12):1882-1886.

25 Huggins H, Levy T, Uninformed Consent: The Hidden Dangers in Dental Care 1999 Charlottesville, VA: Hampton Roads Publishing Company, Inc.

26 Kulacz R, Levy T, The Roots of Disease. Connecting Dentistry and Medicine 2002 Philadelphia, PA: Xlibris Corporation.

27 Ibid.

28 Leren P, "The Oslo Diet Heart Study: eleven-year report" Circulation 1970 42(5):935-942.

29 Coronary Drug Project Research Group, "Clofibrate and niacin in coronary heart disease" Journal of the American Medical Association 1975 231(4):360-381.

30 Carlson L, et al, "Reduction of myocardial reinfarction by the combined treatment with clofibrate and nicotinic acid" Atherosclerosis 1977 28(1):81-86.

31 Lipid Research Clinics Program, "The Lipid Research Clinics Coronary Primary Prevention Trial results. I. Reduction in incidence of coronary heart disease" Journal of the American Medical Association 1984 251(3):351-374.

32 Frick M, et al, "Helsinki Heart Study: primary-prevention with gemfibrozil in middle-aged men with dyslipemia" The New England Journal of Medicine 1987 317(20):1237-1245.

33 Dorr A, et al, "Colestipol hydrochloride in hypercholesterolemic patients-effect on serum cholesterol and mortality" Journal of Chronic Disease 1978 31(1):5-14.

34 Buchwald H, et al, "Effect of partial ileal bypass on mortality and morbidity from coronary heart disease in patients with hypercholesterolemia. Report of the Program on the Surgical Control of Hyperlipidemias (POSCH)" The New England Journal of Medicine 1990 323(14):946-955.

35 Brophy J, Brassard P, Bourgault C, "The benefit of cholesterol-lowering medications after coronary revascularization: a population study". American Heart Journal 2005 150(2):282-286.

36 Willis G, "An experimental study of the intimal ground substance in atherosclerosis" Canadian Medical Association Journal 1953 69:17-22.

37 Ibid.

38 Duff G, "Experimental cholesterol arteriosclerosis and its relationship to human arteriosclerosis" Archives of Pathology 1935 20:81-123, 259-304.

39 Turley S, West C, Horton B, "The role of ascorbic acid in the regulation of cholesterol metabolism and in the pathogenesis of atherosclerosis" Atherosclerosis 1976 24(1-2):1-18.

40 Ginter E, "Ascorbic acid in cholesterol and bile acid metabolism" Annals of the New York Academy of Sciences 1975 258:410-421.

41 Ginter E, et al, "Lowered cholesterol catabolism in guinea pigs with chronic ascorbic acid deficiency" American Journal of Clinical Nutrition 1971 24(10):1238-1245.

42 Banerjee S, Singh H, "Cholesterol metabolism in scorbutic guinea pigs" Journal of Biological Chemistry 1958 233(1):336-339.

43 Maeda N, et al, "Aortic wall damage in mice unable to synthesize ascorbic acid" Proceedings of the National Academy of Sciences of the United States of America 2000 97(2):841-846.

44 Dent F, Hayes R, Booker W, "Further evidence of cholesterol-ascorbic acid antagonism in blood; role of adrenocortical hormones" Federation Proceedings 1951 18:291.

45 Booker W, et al, "Cholesterol-ascorbic acid relationship; changes in plasma and cell ascorbic acid and plasma cholesterol following administration of

ascorbic acid and cholesterol" American Journal of Physiology 1957 189:75-77.

46 Sitaramayya C, Ali T, "Studies on experimental hypercholesterolemia and atherosclerosis" Journal of Physiology and Pharmacology 1962 6:192-204.

47 Sadava D, et al, "The effect of vitamin C on the rapid induction of aortic changes in rabbits" Journal of Nutritional Science and Vitaminology 1982 28(2):85-92.

48 Ginter E, Kajaba T, Nizner O, "The effect of ascorbic acid on cholesterolemia in healthy subjects with seasonal deficit of vitamin C" Nutrition and Metabolism 1970 2(2):76-86.

49 Ginter E, et al, "Effect of ascorbic acid on plasma cholesterol in humans in a long-term experiment" International Journal for Vitamin and Nutrition Research 1977 47(2):123-134.

50 Ginter E, "Marginal vitamin C deficiency, lipid metabolism, and atherogenesis" Advances in Lipid Research 1978 16:167-220.

51 Sokoloff B, et al, "Aging, atherosclerosis and ascorbic acid metabolism" Journal of the American Geriatrics Society 1966 14(12):1239-1260.

52 Willis G, "An experimental study of the intimal ground substance in atherosclerosis" Canadian Medical Association Journal 1953 69:17-22.

53 Datey K, et al, "Ascorbic acid and experimental atherosclerosis" Journal of the Association of Physicians of India 1968 16(9):567-570.

54 Stamler J, Stamler R, Liu K, "High blood pressure" In: Connor W, Bristow J (eds.), Coronary Heart Disease: Prevention, Complications, and Treatment 1985 Philadelphia, PA: J.P. Lippincott Company.

55 Hjerkinn E, et al, "Markers of endothelial cell activation in elderly men at high risk for coronary heart disease" Scandinavian Journal of Clinical and Laboratory Investigation 2005 65(3):201-209.

56 Kempler P, "Learning from large cardiovascular clinical trials: classical cardiovascular risk factors" Diabetes Research and Clinical Practice 2005 68(Suppl 1):S43-47.

57 Bates C, et al, "Does vitamin C reduce blood pressure? Results of a large study of people aged 65 or older" Journal of Hypertension 1998 16(7):925-932.

58 Fotherby M,et al, "Effect of vitamin C on ambulatory blood pressure and plasma lipids in older persons" Journal of Hypertension 2000 18(4):411-415.

59 May J, "How does ascorbic acid prevent endothelial dysfunction?" Free Radical Biology & Medicine 2000 28(9):1421-1429.

60 Moran J, et al, "Plasma ascorbic acid concentrations relate inversely to blood pressure in human subjects" The American Journal of Clinical Nutrition 1993 57(2):213-217.

61 Ness A, et al, "Vitamin C status and blood pressure" Journal of Hypertension 1996 14(4):503-508.

62 Ness A, Chee D, Elliott P, "Vitamin C and blood pressure—an overview" Journal of Human Hypertension 1997 11(6):343-350.

63 Sakai N, et al, "An inverse relationship between serum vitamin C and blood pressure in a Japanese community" Journal of Nutritional Science and Vitaminology 1998 44(6):853-867.

64 Duffy S, et al, "Treatment of hypertension with ascorbic acid" Lancet 1999 354(9195):2048-2049.

65 Galley H, et al, "Combination oral antioxidant supplementation reduces blood pressure" Clinical Science 1997 92(4):361-365.

66 Blanck T, Peterkofsky B, "The stimulation of collagen secretion by ascorbate as a result of increased proline hydroxylation in chick embryo fibroblasts" Archives of Biochemistry and Biophysics 1975 171(1):259-267.

67 Wendt M, et al, "Ascorbate stimulates type I and type III collagen in human Tenon's fibroblasts" Journal of Glaucoma 1997 6(6):402-407.

68 May J, Qu Z, "Transport and intracellular accumulation of vitamin C in endothelial cells: relevance to collagen synthesis" Archives of Biochemistry and Biophysics 2005 434(1):178-186.

69 Dahl-Jorgensen K, Larsen J, Hanssen K, "Atherosclerosis in childhood and adolescent type I diabetes: early disease, early treatment?" Diabetologia 2005 48(8):1445-1453.

70 Haffner S, "Rationale for new American Diabetes Association Guidelines: are national cholesterol education program goals adequate for the patient with diabetes mellitus?" The American Journal of Cardiology 2005 96(4A):33E-36E.

71 Online article: http://www.diabetes.org/living-with-diabetes/complications/heart-disease/

72 Kodama M, et al, "Diabetes mellitus is controlled by vitamin C treatment" In Vivo 1993 7(6A):535-542.

73 Dou C, Xu D, Wells W, "Studies on the essential role of ascorbic acid in the energy dependent release of insulin from pancreatic islets" Biochemical and Biophysical Research Communications 1997 231(3):820-822.

74 Ginter E, et al "Hypocholesterolemic effect of ascorbic acid in maturity-onset diabetes mellitus" International Journal for Vitamin and Nutrition Research 1978 48(4):368-373.

75 Som S, et al, "Ascorbic acid metabolism in diabetes mellitus" Metabolism: Clinical and Experimental 1981 30(6):572-577.

76 Stankova L, et al, "Plasma ascorbate concentrations and blood cell dehydroascorbate transport in patients with diabetes mellitus" Metabolism: Clinical and Experimental 1984 33(4):347-353.

77 Mooradian A, Morley J, "Micronutrient status in diabetes mellitus" The American Journal of Clinical Nutrition 1987 45(5):877-895.

78 Simon J, "Vitamin C and cardiovascular disease: a review" Journal of the American College of Nutrition 1992 11(2):107-125.

79 Bigley R, et al, "Interaction between glucose and dehydroascorbate transport in human neutrophils and fibroblasts" Diabetes 1983 32(6):545-548.

80 Kapeghian J, Verlangieri A, "The effects of glucose on ascorbic acid uptake in heart endothelial cells: possible pathogenesis of diabetic angiopathies" Life Sciences 1984 34(6):577-584.

81 Khatami M, Li W, Rockey J, "Kinetics of ascorbate transport by cultured retinal capillary pericytes. Inhibition by glucose" Investigative Ophthalmology & Visual Science 1986 27(11):1665-1671.

82 Sagun K, Carcamo J, Golde D, "Vitamin C enters mitochondria via facilitative glucose transporter 1 (Glut1) and confers mitochondrial protection against oxidative injury" The FASEB Journal: Official Publication of the Federation of American Societies for Experimental Biology 2005 19(12):1657-1667.

83 Wilson J, "Regulation of vitamin C transport" Annual Review of Nutrition 2005 25:105-125.

84 Cunningham J "The glucose/insulin system and vitamin C: implications in insulin-dependent diabetes mellitus" Journal of the American College of Nutrition 1998 17(2):105-108.

85 Belting C, Hinkler J, Dummett C, "Influence of diabetes mellitus on the severity of periodontal disease" Journal of Periodontology 1964 35:476.

86 Kodama M, et al, "Diabetes mellitus is controlled by vitamin C treatment" In Vivo 1993 7(6A):535-542.

LUKU VIISI

1 Rowland JH, et al, "Cancer Survivors — United States, 2007" Morbidity & Mortality Weekly Report 2011 60(9):269-272.

2 Online article: http://www.cancer.org/Cancer/CancerCauses/index

3 Ibid.

4 Khaw K, et al, "Mortality in men and women in EPIC-Norfolk prospective study: a prospective population study. European Prospective Investigation into Cancer and Nutrition" Lancet 2001 357(9257):657-663.

5 Kromhout D, et al, "Saturated fat, vitamin C and smoking predict long-term population all-cause mortality rates in the Seven Countries Study" Int J Epidemiol. 2000 Apr;29(2):260-5.

6 Riordan HD, et al, "Intravenous Vitamin C as a Chemotherapy Agent: A Report on Clinical Cases" Puerto Rico Health Sci J 2004 23-2:115.

7 Riordan HD, et al, "Intravenous Vitamin C as a Chemotherapy Agent: A Report on Clinical Cases" Puerto Rico Health Sci J 2004 23-2:117.

8 Riordan HD, et al, "Intravenous Vitamin C as a Chemotherapy Agent: A Report on Clinical Cases" Puerto Rico Health Sci J 2004 23-2:115.

9 Jackson JA, et al, "Sixteen-Year History with High Dose Intravenous Vitamin C Treatment for Various Types of Cancer and Other Diseases" J Orthomol Med 2002 17-2:117-119.

10 Padayatty SJ, et al, "Intravenously administered vitamin C as cancer therapy: three cases" Canadian Med Assoc Journal March 28, 2006 174(7).

11 Jackson JA, Riordan, HD, Schultz M, "High-dose intravenous vitamin C in the treatment of a patient with adenocarcinoma of the kidneys – a case study" J Orthomol Med 1990 5-1: 5-7.

12 Jackson JA, et al, "High-dose intravenous vitamin C and long time survival of a patient with cancer of the

head of the pancreas" J Orthomol Med 1995 10-2:87-88.

13 Riordan NH, Jackson JA, Riordan HD "Intravenous vitamin C in a terminal cancer patient" J Orthomol Med 1996 11-2:80-82.

14 Riordan HD, et al, "High-dose intravenous vitamin C in the treatment of a patient with renal cell carcinoma of the kidney" J Orthomol Med 1998 13-2:72-73.

15 Online article: http://www.oasisofhope.com/irt_ch17_survival_statistics.php

16 Online article: http://www.oasisofhope.com/irt_ch14_diet_exercise.php

17 Online article: http://www.oasisofhope.com/irt_ch16_caring_spirit.php

18 Online article: http://www.oasisofhope.com/alternative-cancer-treatments.php

19 Pauling L, "Vitamin C and longevity" Agressologie (1983) 24(7):317-319.

20 Pirani C, Catchpole H, "Serum glycoproteins in experimental scurvy" A.M.A. Archives of Pathology (1951) 51:597-601.

21 Fisher E, et al, "Interaction of ascorbic acid and glucose on production of collagen and proteoglycan by fibroblasts" Diabetes 1991 40(3):371-376.

22 Wolbach, S. and P. Howe (1926) Intercellular substances in experimental scorbutus. Archives of Pathology and Laboratory Medicine 1(1):1-24.

23 Gersh I, Catchpole H, "The organization of ground substance and basement membrane and its significance in tissue injury, disease and growth" American Journal of Anatomy 1949 85:457-521.

24 Pirani C, Catchpole H, "Serum glycoproteins in experimental scurvy" A.M.A. Archives of Pathology (1951) 51:597-601.

25 Fisher E, et al, "Interaction of ascorbic acid and glucose on production of collagen and proteoglycan by fibroblasts" Diabetes 1991 40(3):371-376.

26 Tian J, et al, "Metalloporphyrin synergizes with ascorbic acid to inhibit cancer cell growth through fenton chemistry" Cancer Biother Radiopharm 2010 Aug 25(4):439-48.

27 Riordan NH, Riordan HD, Jackson JA, "Intravenous ascorbate as a tumor cytotoxic chemo-therapeutic agent" Med Hypoth 1994 44-3: 7-213.

28 Casciari JP, et al, "Cytotoxicity of ascorbate, lipoic acid and other antioxidants in hollow fibre in vitro tumors" Brit J Canc 01 84-11:1544-1550.

29 Kurbacher, et al, "Ascorbic acid (vitamin C) improves the antineoplastic activity of doxorubicin, cisplatin, and paclitaxel in human breast carcinoma cells in vitro" Cancer Letters 1996 103(2):183-189.

30 Shimpo K, et al, "Ascorbic acid and adriamycin toxicity" The American Journal of Clinical Nutrition 1991 54(6 Suppl):1298S-1301S.

31 Padayatty SJ, et al, "Intravenously administered vitamin C as cancer therapy: three cases" Canadian Med Assoc Journal March 28, 2006; 174 (7).

LUKU KUUSI

1 Jomova K, Valko M, "Advances in metal-induced oxidative stress and human disease" Toxicology 2011 Mar 14.

2 Gabbay KH, et al, "Ascorbate synthesis pathway: dual role of ascorbate in bone homeostasis" J Biol Chem 2010 Jun 18 285(25):19510-20.

3 Yalin S, et al "Is there a role of free oxygen radicals in primary male osteoporosis?" Clin Exp Rheumatol 2005 Sep-Oct 23(5):689-92.

4 Park JB, "The Effects of Dexamethasone, Ascorbic Acid, and β-Glycerophosphate on Osteoblastic

Differentiation by Regulating Estrogen Receptor and Osteopontin Expression" J Surg Res 2010 Oct 8.

5   Hie M, Tsukamoto I, "Vitamin C-deficiency stimulates osteoclastogenesis with an increase in RANK expression" J Nutr Biochem 2011 Feb 22(2):164-71.

6   Sheweita SA, Khoshhal KI, "Calcium metabolism and oxidative stress in bone fractures: role of antioxidants" Curr Drug Metab 2007 Jun 8(5):519-25.

7   Saito M, "Nutrition and bone health. Roles of vitamin C and vitamin B as regulators of bone mass and quality" Clin Calcium 2009 Aug 19(8):1192-9.

8   Maehata Y, et al, "Type III collagen is essential for growth acceleration of human osteoblastic cells by ascorbic acid 2-phosphate, a long-acting vitamin C derivative" Matrix Biol 2007 Jun 26(5):371-81.

9   Hie M, Tsukamoto I, "Vitamin C-deficiency stimulates osteoclastogenesis with an increase in RANK expression" J Nutr Biochem 2011 Feb 22(2):164-71.

10 Chuin A, et al, "Effect of antioxidants combined to resistance training on BMD in elderly women: a pilot study" Osteoporos Int 2009 Jul 20(7):1253-8.

11 Sahni S, et al, "High vitamin C intake is associated with lower 4-year bone loss in elderly men" J Nutr 2008 Oct 138(10):1931-8.

12 Pasco JA, et al, "Antioxidant vitamin supplements and markers of bone turnover in a community sample of nonsmoking women" J Womens Health (Larchmt) 2006 Apr 15(3):295-300.

13 Sugiura M, et al, "Dietary patterns of antioxidant vitamin and carotenoid intake associated with bone mineral density: findings from post-menopausal Japanese female subjects" Osteoporos Int 2011 Jan 22(1):143-52.

14 Ruiz-Ramos M, et al, "Supplementation of ascorbic acid and alpha-tocopherol is useful to preventing bone loss linked to oxidative stress in elderly" J Nutr Health Aging 2010 Jun 14(6):467-72.

15 Zinnuroglu M, et al, "Prospective evaluation of free radicals and antioxidant activity following 6-month risedronate treatment in patients with postmenopausal osteoporosis" Rheumatol Int 2011 Jan 8.

16 Sahni S, et al, "Protective effect of total and supplemental vitamin C intake on the risk of hip fracture — a 17-year follow-up from the Framingham Osteoporosis Study" Osteoporos Int 2009 Nov 20(11):1853-61.

17 Falch JA, Mowé M, Bøhmer T, "Low levels of serum ascorbic acid in elderly patients with hip fracture" Scand J Clin Lab Invest 1998 May 58(3):225-8.

18 Bourne G, "Vitamin C and repair of injured tissues" Lancet 1942 2:661-664.

19 Morton D, Barrett-Connor E, Schneide D, "Vitamin C supplement use and bone mineral density in postmenopausal women" Journal of Bone and Mineral Research 2001 16(1):135-140.

20 Leveille S, et al, "Dietary vitamin C and bone mineral density in postmenopausal women in Washington State, USA" Journal of Epidemiology and Community Health 1997 51(5):479-485.

21 Khodyrev VN, et al, "The influence of the vitamin-mineral complex upon the blood vitamin, calcium and phosphorus of patients with ostreoarthrosis" Vopr Pitan 2006 75(2):44-7.

22 Yudoh K, et al, "Potential involvement of oxidative stress in cartilage senescence and development of osteoarthritis: oxidative stress induces chondrocyte telomere instability and downregulation of chondrocyte function" Arthritis Res Ther 2005 7(2):R380-91.

23 Lau H, Massasso D, Joshua F, "Skin, muscle and joint disease from the 17th century: scurvy" Int J Rheum Dis. 2009 Dec 12(4):361-5.

24 Kumar V, Choudhury P, "Scurvy — a forgotten disease with an unusual presentation" Trop Doct 2009 Jul 39(3):190-2.

25 Vitale A, et al, "Arthritis and gum bleeding in two children" J Paediatr Child Health 2009 Mar 45(3):158-60.

26 Regan EA, Bowler RP, Crapo JD, "Joint fluid antioxidants are decreased in osteoarthritic joints compared to joints with macroscopically intact cartilage and subacute injury" Osteoarthritis Cartilage 2008 Apr 16(4):515-21.

27 Choi HK, et al, "Dietary risk factors for rheumatic diseases" Curr Opin Rheumatol 2005 Mar 17(2):141-6.

28 Pattison DJ, et al, "Vitamin C and the risk of developing inflammatory polyarthritis: prospective nested case-control study" Ann Rheum Dis 2004 Jul 63(7):843-7.

29 Jaswal S, et al, "Antioxidant status in rheumatoid arthritis and role of antioxidant therapy" Clin Chim Acta 2003 Dec 338(1-2):123-9.

30 Wang Y, et al, "Effect of antioxidants on knee cartilage and bone in healthy, middle-aged subjects: a cross-sectional study" Arthritis Res Ther 2007 9(4):R66.

31 Sakai A, et al, "Large-dose ascorbic acid administration suppresses the development of arthritis in adjuvant-infected rats" Arch Orthop Trauma Surg 1999 119(3-4):121-6.

32 Gray SL, et al, "Antioxidant vitamin supplement use and risk of dementia or Alzheimer's disease in older adults" J Am Geriatr Soc 2008 Feb 56(2):291-5.

33 Fotuhi M, et al, "Better cognitive performance in elderly taking antioxidant vitamins E and C supplements in combination with nonsteroidal anti-inflammatory drugs: the Cache County Study" Alzheimers Dement 2008 May 4(3):223-7.

34 Cornelli U, "Treatment of Alzheimer's disease with a cholinesterase inhibitor combined with antioxidants" Neurodegener Dis 2010 7(1-3):193-202.

35 Harrison FE, et al, "Vitamin C deficiency increases basal exploratory activity but decreases scopolamine-

induced activity in APP/PSEN1 transgenic mice" Pharmacol Biochem Behav 2010 Feb 94(4):543-52.

36 Harrison FE, et al, "Antioxidants and cognitive training interact to affect oxidative stress and memory in APP/PSEN1 mice" Nutr Neurosci 2009 Oct 12(5):203-18.

37 Harrison FE, et al, "Ascorbic acid attenuates scopolamine-induced spatial learning deficits in the water maze" Behav Brain Res 2009 Dec 28 205(2):550-8.

38 Harrison FE, May JM, "Vitamin C function in the brain: vital role of the ascorbate transporter SVCT2" Free Radic Biol Med 2009 Mar 15 46(6):719-30.

LUKU SEITSEMÄN

1 Hayashi T, et al, "Fatal water intoxication in a schizophrenic patient--an autopsy case" J Clin Forensic Med. 2005 Jun;12(3):157-9. Epub 2005 Mar 16.

2 Levy T, Curing the Incurable. Vitamin C, Infectious Diseases, and Toxins 2004, MedFox Publishing, Henderson, NV.

3 Lazarou J, Pomeranz BH, Corey PN, "Incidence of adverse drug reactions in hospitalized patients: a meta-analysis of prospective studies" JAMA 1998 279:10-15.

4 Casciari J, et al, "Cytotoxicity of ascorbate, lipoic acid, and other antioxidants in hollow fibre in vitro tumours" British Journal of Cancer 2001 84(11):1544-1550.

5 Kalokerinos A, Dettman I, Dettman G, "Ascorbate— the proof of the pudding! A selection of case histories responding to ascorbate" Australas Nurses J. 1982 Mar;11(2):18-21.

6 Cathcart R, "Vitamin C, titrating to bowel tolerance, anascorbemia, and acute induced scurvy" Medical Hypotheses 1981 7(11):1359-1376.

7 Cathcart R, "Vitamin C in the treatment of acquired immune deficiency syndrome (AIDS)" Medical Hypotheses 1984 14(4):423-433.

8   Cathcart R, "Vitamin C: the nontoxic, nonrate-limited, antioxidant free radical scavenger" Medical Hypotheses 1985 18(1):61-77.

9   Cathcart R, "The third face of vitamin C" Journal of Orthomolecular Medicine 1993 7(4):197-200.

10 Creagan E, et al, "Failure of high-dose vitamin C (ascorbic acid) therapy to benefit patients with advanced cancer. A controlled trial" The New England Journal of Medicine 1979 301(13):687-690.

11 Moertel C, et al, "High-dose vitamin C versus placebo in the treatment of patients with advanced cancer who have had no prior chemotherapy. A randomized double-blind comparison" The New England Journal of Medicine 1985 312(3):137-141.

12 Ludvigsson J, Hansson L, Stendahl O, "The effect of large doses of vitamin C on leukocyte function and some laboratory parameters" International Journal of Vitamin and Nutrition Research 1979 49(2):160-165.

13 Bussey H, et al, "A randomized trial of ascorbic acid in polyposis coli" Cancer 1982 50(7):1434-1439.

14 McKeown-Eyssen G, et al, "A randomized trial of vitamins C and E in the prevention of recurrence of colorectal polyps" Cancer Research 1988 48(16):4701-4705.

15 Taylor A, et al, "Relationship in humans between ascorbic acid consumption and levels of total and reduced ascorbic acid in lens, aqueous humor, and plasma" Current Eye Research 1991 10(8):751-759.

16 Osilesi O, et al, "Blood pressure and plasma lipids during ascorbic acid supplementation in borderline hypertensive and normotensive adults" Nutrition Research 1991 11:405-412.

17 Lux B, May P, "Long-term observation of young cystinuric patients under ascorbic acid therapy" Urologia Internationalis 1983 38(2):91-94.

18 Melethil S, Mason D, Chang C, "Dose-dependent absorption and excretion of vitamin C in humans" International Journal of Pharmacology 1986 31:83-89.

19 Brox A, Howson-Jan K, Fauser A, "Treatment of idiopathic thrombocytopenic purpura with ascorbate" British Journal of Haematology 1988 70(3):341-344.

20 Godeau B, Bierling P, "Treatment of chronic autoimmune thrombocytopenic purpura with ascorbate" British Journal of Haemotology 1990 75(2):289-290.

21 Reaven P, et al, "Effect of dietary antioxidant combinations in humans. Protection of LDL by vitamin E but not by beta-carotene" Arteriosclerosis and Thrombosis 1993 13(4):590-600.

22 Sharma D, Mathur R, "Correction of anemia and iron deficiency in vegetarians by administration of ascorbic acid" Indian Journal of Physiology and Pharmacology 1995 39(4):403-406.

23 Bass W, et al, "Evidence for the safety of ascorbic acid administration to the premature infant" American Journal of Perinatology 1998 15(2):133-140.

24 Maikranz P, et al, "Gestational hypercalciuria causes pathological urine calcium oxalate supersaturations" Kidney International 1989 36(1):108-113.

25 Curhan G, et al, "Intake of vitamins B6 and C and the risk of kidney stones in women" Journal of the American Society of Nephrology 1999 10(4):840-845.

26 Gerster H, "No contribution of ascorbic acid to renal calcium oxalate stones" Annals of Nutrition & Metabolism 1997 41(5):269-282.

27 Padayatty SJ, et al, "Vitamin C: intravenous use by complementary and alternative medicine practitioners and adverse effects" PLoS One. 2010 Jul 7;5(7):e11414.Heaney ML, et al, "Vitamin C antagonizes the cytotoxic effects of antineoplastic drugs" Cancer Res 2008 Oct 1 68(19):8031-8.

28 Challem J, "Medical Journal Watch" Alternative and Complementary Therapies 2009 February 15(1): 42-46.

LUKU KAHDEKSAN

1 Lazarou J, Pomeranz BH, Corey PN, "Incidence of adverse drug reactions in hospitalized patients: a meta-analysis of prospective studies" JAMA 1998 Apr 15 279(15):1200-5.

2 Online article: http://www.wrongdiagnosis.com/a/adverse_reaction/prevalence.htm

3 Kaiser Family Foundation Newsletter May 2007 Menlo Park, CA 94025.

4 Lai M, et al, "2005 Annual Report of the American Association of Poison Control Centers' National Poisoning and Exposure Database" Clinical Toxicology 2006 (44):803-932.

5 Bronstein A, et al, "2006 Annual Report of the American Association of Poison Control Centers' National Poison Data System (NPDS)" Clinical Toxicology2007 (45):815-917.

6 Bronstein A, et al, "2007 Annual Report of the American Association of Poison Control Centers' National Poison Data System (NPDS): 25th Annual Report" Clinical Toxicology 2008 (46):927-1057.

7 Bronstein A, et al, "2008 Annual Report of the American Association of Poison Control Centers' National Poison Data System (NPDS): 26th Annual Report" Clinical Toxicology 2009 (47):911-1084.

8 Bronstein A, "2009 Annual Report of the American Association of Poison Control Centers' National Poison Data System (NPDS): 27th Annual Report" Clinical Toxicology 2010 (48):979-1178.

9 HHS1 FDA, Department of Health & Human Services, Prescription Drug Fee Rates for Fiscal Year 2010 Docket No. FDA-2009-N-0339 page 38451.

10 Cauchon D, "FDA Advisers Tied to Industry" USA Today September 25, 2000.

LUKU YHDEKSÄN

1   Groff JL, Gropper SS, Hunt SM, "Advanced Nutrition and Human Metabolism" West Publishing Co 1995, pages 222-237.
2   "Bio-Technology Breakthrough Promises Nearly 100% Bioavailability" USA Today December 19, 2006.
3   Bangham, A., Standish M, Watkins J, "Diffusion of univalent ions across the lamellae of swollen phospholipids" Journal of Molecular Biology 1965 13(1):238-252.
4   Gregoriadis G. [ed.] Liposome Technology. Third edition. Volume II: Entrapment of Drugs and Other Materials into Liposomes, New York, NY: Informa Healthcare USA, Inc. 2007.
5   Hickey S., Roberts H, Miller N, "Pharmacokinetics of oral vitamin C" Journal of Nutritional & Environmental Medicine July 31, 2009.
6   Cathcart R, "Vitamin C, titrating to bowel tolerance, anascorbemia, and acute induced scurvy" Medical Hypotheses 1981 7(11):1359-1376.

LIITE B

1   Siegel B, "Enhanced interferon response to murine leukemia virus by ascorbic acid" Infection and Immunity 1974 10(2):409-410.
2   Siegel B, "Enhancement of interferon production by poly(rI)-poly(rC) in mouse cell cultures by ascorbic acid" Nature 1975 254(5500):531-532.
3   Geber W, Lefkowitz S, Hung C, "Effect of ascorbic acid, sodium salicylate, and caffeine on the serum interferon level in response to viral infection" Pharmacology 1975 13(3):228-233.
4   Dahl H ,Degre M, "The effect of ascorbic acid on production of human interferon and the antiviral activity in vitro. Acta Pathologica et Microbiologica Scandinavica. Section B" Microbiology 1976 84(5):280-284.

5   Stone I, "The possible role of mega-ascorbate in the endogenous synthesis of interferon" Medical Hypotheses 1980 6(3):309-314.

6   Karpinska T, Kawecki Z, Kandefer-Szerszen M, "The influence of ultraviolet irradiation, L-ascorbic acid and calcium chloride on the induction of interferon in human embryo fibroblasts" Archivum Immunologiae et Therapiae Experimentalis 1982 30(1-2)33-37.

7   Nungester W, Ames A, "The relationship between ascorbic acid and phagocytic activity" Journal of Infectious Diseases 1948 83:50-54.

8   Goetzl E, et al, "Enhancement of random migration and chemotactic response of human leukocytes by ascorbic acid" The Journal of Clinical Investigation 1974 53(3):813-818.

9   Sandler J, Gallin J, Vaughan M, "Effects of serotonin, carbamylcholine, and ascorbic acid on leukocyte cyclic GMP and chemotaxis" The Journal of Cell Biology 1975 67(2 Pt 1):480-484.

10 Boxer L, et al, "Correction of leukocyte function in Chediak-Higashi syndrome by ascorbate" The New England Journal of Medicine 1976 295(19):1041-1045.

11 Ganguly R, Durieux M, Waldman R, "Macrophage function in vitamin C-deficient guinea pigs" The American Journal of Clinical Nutrition 1976 29(7):762-765.

12 Anderson R, Dittrich O, "Effects of ascorbate on leucocytes. Part IV. Increased neutrophil function and clinical improvement after oral ascorbate in 2 patients with chronic granulomatous disease" South African Medical Journal 1979 56(12):476-480.

13 Anderson R, Theron A, "Effects of ascorbate on leucocytes. Part III. In vitro and in vivo stimulation of abnormal neutrophil motility by ascorbate" South African Medical Journal 1979 56(11):429-433.

14 Anderson R, et al, "The effects of increasing weekly doses of ascorbate on certain cellular and humoral

immune functions in normal volunteers" The American Journal of Clinical Nutrition 1980 33(1):71-76.

15 Anderson R, et al, "The effect of ascorbate on cellular humoral immunity in asthmatic children" South African Medical Journal 1980 58(24):974-977.

16 Dallegri F, Lanzi G, Patrone F, "Effects of ascorbic acid on neutrophil locomotion" International Archives of Allergy and Applied Immunology 1980 61(1):40-45.

17 Corberand J, et al, "Malignant external otitis and polymorphonuclear leukocyte migration impairment. Improvement with ascorbic acid" Archives of Otolaryngology 1982 108(2):122-124.

18 Patrone F, et al, "Effects of ascorbic acid on neutrophil function. Studies on normal and chronic granulomatous disease neutrophils" Acta Vitaminologica et Enzymologica 1982 4(1-2):163-168.

19 Cunningham-Rundles S, "Effects of nutritional status on immunological function" The American Journal of Clinical Nutrition 1982 35(5 Suppl):1202-1210.

20 Oberritter H, et al, "Effect of functional stimulation on ascorbate content in phagocytes under physiological and pathological conditions" International Archives of Allergy and Applied Immunology 1986 81(1):46-50.

21 Levy R, Schlaeffer F, "Successful treatment of a patient with recurrent furunculosis by vitamin C: improvement of clinical course and of impaired neutrophil functions" International Journal of Dermatology 1993 32(11):832-834

22 Levy R, et al, "Vitamin C for the treatment of recurrent furunculosis in patients with impaired neutrophil functions" The Journal of Infectious Diseases 1996 173(6):1502-1505.

23 Ciocoiu M, et al, "The involvement of vitamins C and E in changing the immune response" [Article in Romanian] Revista Medico-Chirurgicala a Societatii de Medici si Naturalisti din Iasi 1998 102(1-2):93-96.

24 De la Fuente M, et al, "Immune function in aged women is improved by ingestion of vitamins C and E" Canadian Journal of Physiology and Pharmacology 1998 76(4):373-380.

25 Glick D, Hosoda S, "Histochemistry. LXXViii. Ascorbic acid in normal mast cells and macrophages and neoplastic mast cells" Proceedings of the Society for Experimental Biology and Medicine 1965 119:52-56.

26 Thomas W, Holt P, "Vitamin C and immunity: an assessment of the evidence" Clinical and Experimental Immunology 1978 32(2):370-379.

27 Evans R, Currie L, Campbell A, "The distribution of ascorbic acid between various cellular components of blood, in normal individuals, and its relation to the plasma concentration" The British Journal of Nutrition 1982 47(3):473-482.

28 Goldschmidt M, "Reduced bactericidal activity in neutrophils from scorbutic animals and the effect of ascorbic acid on these target bacteria in vivo and in vitro" The American Journal of Clinical Nutrition 1991 54(6 Suppl):1214S-1220S.

29 Washko P, Wang Y, Levine M, "Ascorbic acid recycling in human neutrophils" The Journal of Biological Chemistry 1993 268(21):15531-15535.

30 Siegel B, Morton J, "Vitamin C and the immune response" Experientia 1977 33(3):393-395.

31 Jeng K, et al, "Supplementation with vitamins C and E enhances cytokine production by peripheral blood mononuclear cells in healthy adults" The American Journal of Clinical Nutrition 1996 64(6):960-965.

32 Campbell J, et al, "Ascorbic acid is a potent inhibitor of various forms of T cell apoptosis" Cellular Immunology 1999 194(1):1-5.

33 Mizutani A, et al, "Ascorbate-dependent enhancement of nitric oxide formation in activated macrophages.

Nitric Oxide: Biology and Chemistry 1998 2(4):235-241.

34 Mizutani A. Tsukagoshi N, "Molecular role of ascorbate in enhancement of NO production in activated macrophage-like cell line, J774.1" Journal of Nutritional Science and Vitaminology 1999 45(4):423-435.

35 Fraser R, et al, "The effect of variations in vitamin C intake on the cellular immune response of guinea pigs" The American Journal of Clinical Nutrition 1980 33(4):839-847.

36 Kennes B, et al, "Effect of vitamin C supplements on cell-mediated immunity in old people" Gerontology 1983 29(5):305-310.

37 Wu C, Dorairajan T, Lin T, "Effect of ascorbic acid supplementation on the immune response of chickens vaccinated and challenged with infectious bursal disease virus" Veterinary Immunology and Immunopathology 2000 74(1-2):145-152.

38 Schwager J, Schulze J, "Influence of ascorbic acid on the response to mitogens and interleukin production of porcine lymphocytes" International Journal for Vitamin and Nutrition Research 1997 67(1):10-16.

39 Rotman D, "Sialoresponsin and an antiviral action of ascorbic acid" Medical Hypotheses 1978 4(1):40-43.

40 Ecker E, Pillemer L, "Vitamin C requirement of the guinea pig" Proceedings of the Society for Experimental Biology and Medicine 1940 44:262.

41 Bourne G, "Vitamin C and immunity" The British Journal of Nutrition 1949 2:342.

42 Prinz W, et al, "The effect of ascorbic acid supplementation on some parameters of the human immunological defence system" International Journal for Vitamin and Nutrition Research 1977 47(3):248-257.

43 Vallance S, "Relationships between ascorbic acid and serum proteins of the immune system" British Medical Journal 1977 2(6084):437-438.

44 Sakamoto M, et al, "The effect of vitamin C deficiency on complement systems and complement components" Journal of Nutritional Science and Vitaminology 1981 27(4):367-378.

45 Feigen G, et al, "Enhancement of antibody production and protection against systemic anaphylaxis by large doses of vitamin C" Research Communications in Chemical Pathology and Pharmacology 1982 38(2):313-333.

46 Li Y, Lovell T, "Elevated levels of dietary ascorbic acid increase immune responses in channel catfish" The Journal of Nutrition 1985 115(1):123-131.

47 Wahli T, Meier W, Pfister K, "Ascorbic acid induced immune-mediated decrease in mortality in Ichthyophthirius multifiliis infected rainbow-trout (Salmo gairdneri)" Acta Tropica 1986 43(3):287-289.

48 Johnston C, Kolb W, Haskell B, "The effect of vitamin C nutriture on complement component C1q concentrations in guinea pig plasma" The Journal of Nutrition 1987 117(4):764-768.

49 Haskell B, Johnston C, "Complement component C1q activity and ascorbic acid nutriture in guinea pigs" The American Journal of Clinical Nutrition 1991 54(6 Suppl):1228S-1230S.

50 Wu C, Dorairajan T, Lin T, "Effect of ascorbic acid supplementation on the immune response of chickens vaccinated and challenged with infectious bursal disease virus" Veterinary Immunology and Immunopathology 2000 74(1-2):145-152.

51 Heuser G, Vojdani A, "Enhancement of natural killer cell activity and T and B cell function by buffered vitamin C in patients exposed to toxic chemicals: the role of protein kinase-C" Immunopharmacology and Immunotoxicology 1997 19(3):291-312.

52 Horrobin D, et al, "The nutritional regulation of T lymphocyte function" Medical Hypotheses 1979 5(9):969-985.

53 Scott J, "On the biochemical similarities of ascorbic acid and interferon" Journal of Theoretical Biology 1982 98(2):235-238.

54 Siegel B, Morton J, "Vitamin C and immunity: influence of ascorbate on prostaglandin E2 synthesis and implications for natural killer cell activity" International Journal for Vitamin and Nutrition Research 1984 54(4):339-342.

55 Atkinson J, et al, "Effects of ascorbic acid and sodium ascorbate on cyclic nucleotide metabolism in human lymphocytes" Journal of Cyclic Nucleotide Research 1979 5(2):107-123.

56 Panush R, et al, "Modulation of certain immunologic responses by vitamin C. III. Potentiation of in vitro and in vivo lymphocyte responses" International Journal for Vitamin and Nutrition Research. Supplement 1982 23:35-47.

57 Strangeways W, "Observations on the trypanocidal action in vitro of solutions of glutathione and ascorbic acid" Annals of Tropical Medicine and Parasitology 1937 31:405-416.

58 Miller T, "Killing and lysis of gram-negative bacteria through the synergistic effect of hydrogen peroxide, ascorbic acid, and lysozyme" Journal of Bacteriology 1969 98(3):949-955.

59 Tappel A, "Lipid peroxidation damage to cell components" Federation Proceedings 1973 32(8):1870-1874.

60 Kraut E, Metz E, Sagone A, "In vitro effects of ascorbate on white cell metabolism and the chemiluminescence response" Journal of the Reticuloendothelial Society 1980 27(4):359-366.

61 Robertson W, Ropes M, Bauer W, "The degradation of mucins and polysaccharides by ascorbic acid and

hydrogen peroxide" The Biochemical Journal 1941
35:903.

62 Nandi B, et al, "Effect of ascorbic acid on
detoxification of histamine under stress conditions"
Biochemical Pharmacology 1974 23(3):643-647.

63 Johnston C, Martin L, Cai X, "Antihistamine effect of
supplemental ascorbic acid and neutrophil chemotaxis"
Journal of the American College of Nutrition 1992
11(2):172-176.

64 Kastenbauer S, et al, "Oxidative stress in bacterial
meningitis in humans" Neurology 2002 58(2):186-191.

65 Versteeg J, "Investigations on the effect of ascorbic
acid on antibody production in rabbits after injection of
bacterial and viral antigens by different routes.
Proceedings of the Koninklijke Nederlandse Akademie
van Wetenschappen. Series C" Biological and Medical
Sciences 1970 73(5):494-501.

66 Banic S, "Immunostimulation by vitamin C"
International Journal for Vitamin and Nutrition
Research. Supplement 1982 23:49-52.

67 Wu C, Dorairajan T, Lin T, "Effect of ascorbic acid
supplementation on the immune response of chickens
vaccinated and challenged with infectious bursal
disease virus" Veterinary Immunology and
Immunopathology 2000 74(1-2):145-152.

68 Ericsson Y, "The effect of ascorbic acid oxidation on
mucoids and bacteria in body secretions" Acta
Pathologica et Microbiologica Scandinavica 1954
35:573-583.

69 Rawal B, "Bactericidal action of ascorbic acid on
Pseudomonas aeruginosa: alteration of cell surface as a
possible mechanism" Chemotherapy 1978 24(3):166-
171.

LIITE C

1   Smith VH, "Vitamin C deficiency is an under-diagnosed contributor to degenerative disc disease in the elderly" Med Hypotheses 2010 Apr 74(4):695-7.
2   Duarte TL, Cooke MS, Jones GD, "Gene expression profiling reveals new protective roles for vitamin C in human skin cells" Free Radic Biol Med 2009 Jan 1 46(1):78-87.
3   Hashem MA, et al, "A rapid and sensitive screening system for human type I collagen with the aim of discovering potent anti-aging or anti-fibrotic compounds" Mol Cells 2008 Dec 31 26(6):625-30.
4   Qiao H, et al, "Ascorbic acid uptake and regulation of type I collagen synthesis in cultured vascular smooth muscle cells" J Vasc Res 2009 46(1):15-24.
5   Boyera N, Galey I, Bernard BA, "Effect of vitamin C and its derivatives on collagen synthesis and cross-linking by normal human fibroblasts" Int J Cosmet Sci 1998 Jun 20(3):151-8.
6   May JM, Qu ZC, "Transport and intracellular accumulation of vitamin C in endothelial cells: relevance to collagen synthesis" Arch Biochem Biophys 2005 Feb 1 434(1):178-86.
7   Saitoh Y, Nagai Y, Miwa N, "Fucoidan-Vitamin C complex suppresses tumor invasion through the basement membrane, with scarce injuries to normal or tumor cells, via decreases in oxidative stress and matrix metalloproteinases" Int J Oncol 2009 Nov 35(5):1183-9.
8   Mahmoodian F, Peterkofsky B, "Vitamin C deficiency in guinea pigs differentially affects the expression of type IV collagen, laminin, and elastin in blood vessels" J Nutr 1999 Jan 129(1):83-91.
9   Marionnet C, et al, "Morphogenesis of dermal-epidermal junction in a model of reconstructed skin: beneficial effects of vitamin C" Exp Dermatol 2006 Aug 15(8):625-33.

10 Boyce ST, et al, "Vitamin C regulates keratinocyte viability, epidermal barrier, and basement membrane in vitro, and reduces wound contraction after grafting of cultured skin substitutes" J Invest Dermatol 2002 Apr 118(4):565-72.

11 Heyman H, "Benefits of an oral nutritional supplement on pressure ulcer healing in long-term care residents" J Wound Care 2008 Nov 17(11):476-8, 480.

12 Otsuka M, et al, "Contribution of a high dose of L-ascorbic acid to carnitine synthesis in guinea pigs fed high-fat diets" J Nutr Sci Vitaminol (Tokyo). 1999 Apr 45(2):163-71.

13 Rebouche CJ, "Ascorbic acid and carnitine biosynthesis" Am J Clin Nutr 1991 Dec 54(6 Suppl):1147S-1152S.

14 Naidu KA, "Vitamin C in human health and disease is still a mystery? An overview" Nutr J 2003 Aug 21 2:7.

15 Gabbay KH, et al, "Ascorbate synthesis pathway: dual role of ascorbate in bone homeostasis" J Biol Chem 2010 Jun 18 285(25):19510-20.

16 Yalin S, et al, "Is there a role of free oxygen radicals in primary male osteoporosis?" Clin Exp Rheumatol 2005 Sep-Oct 23(5):689-92.

17 Park JB, "The Effects of Dexamethasone, Ascorbic Acid, and β-Glycerophosphate on Osteoblastic Differentiation by Regulating Estrogen Receptor and Osteopontin Expression" J Surg Res 2010 Oct 8.

18 Hie M, Tsukamoto I, "Vitamin C-deficiency stimulates osteoclastogenesis with an increase in RANK expression" J Nutr Biochem 2011 Feb 22(2):164-71.

19 Sheweita SA, Khoshhal KI, "Calcium metabolism and oxidative stress in bone fractures: role of antioxidants" Curr Drug Metab 2007 Jun 8(5):519-25.

20 Saito M, "Nutrition and bone health. Roles of vitamin C and vitamin B as regulators of bone mass and quality" Clin Calcium 2009 Aug 19(8):1192-9.

21 Maehata Y, et al, "Type III collagen is essential for growth acceleration of human osteoblastic cells by ascorbic acid 2-phosphate, a long-acting vitamin C derivative" Matrix Biol 2007 Jun 26(5):371-81.

22 Hie M, Tsukamoto I, "Vitamin C-deficiency stimulates osteoclastogenesis with an increase in RANK expression" J Nutr Biochem 2011 Feb 22(2):164-71. Epub 2010 May 4.

23 Chuin A, et al, "Effect of antioxidants combined to resistance training on BMD in elderly women: a pilot study" Osteoporos Int 2009 Jul 20(7):1253-8.

24 Sahni S, et al, "High vitamin C intake is associated with lower 4-year bone loss in elderly men" J Nutr 2008 Oct 138(10):1931-8.

25 Pasco JA, et al, "Antioxidant vitamin supplements and markers of bone turnover in a community sample of nonsmoking women" J Womens Health (Larchmt) 2006 Apr 15(3):295-300.

26 Sugiura M, et al, "Dietary patterns of antioxidant vitamin and carotenoid intake associated with bone mineral density: findings from post-menopausal Japanese female subjects" Osteoporos Int 2011 Jan 22(1):143-52

27 Ruiz-Ramos M, et al, "Supplementation of ascorbic acid and alpha-tocopherol is useful to preventing bone loss linked to oxidative stress in elderly" J Nutr Health Aging 2010 Jun 14(6):467-72.

28 Zinnuroglu M, et al, "Prospective evaluation of free radicals and antioxidant activity following 6-month risedronate treatment in patients with postmenopausal osteoporosis" Rheumatol Int 2011 Jan 8.

29 Sahni S, et al, "Protective effect of total and supplemental vitamin C intake on the risk of hip fracture — a 17-year follow-up from the Framingham Osteoporosis Study" Osteoporos Int 2009 Nov 20(11):1853-61.

30 Falch JA, Mowé M, Bøhmer T, "Low levels of serum ascorbic acid in elderly patients with hip fracture" Scand J Clin Lab Invest 1998 May 58(3):225-8.
31 Subramanian N, et al, "Effect of ascorbic acid on detoxification of histamine in rats and guinea pigs under drug treated conditions" Pharmacol 1974 Feb 1 23(3):637-41.
32 Johnston C, Martin L, Cai X, "Antihistamine effect of supplemental ascorbic acid and neutrophil chemotaxis" Journal of the American College of Nutrition 1992 11(2):172-176.
33 Johnston CS, Huang SN, "Effect of ascorbic acid nutriture on blood histamine and neutrophil chemotaxis in guinea pigs" J Nutr 1991 Jan 121(1):126-30.
34 Cathcart RF 3rd, "The vitamin C treatment of allergy and the normally unprimed state of antibodies" Med Hypotheses 1986 Nov 21(3):307-21.

LIITE D

1 Blanck T, Peterkofsky B, "The stimulation of collagen secretion by ascorbate as a result of increased proline hydroxylation in chick embryo fibroblasts" Archives of Biochemistry and Biophysics 1975 171(1):259-267.
2 Wendt M, et al, "Ascorbate stimulates type I and type III collagen in human Tenon's fibroblasts" Journal of Glaucoma 1997 6(6):402-407.
3 May J, Qu Z, "Transport and intracellular accumulation of vitamin C in endothelial cells: relevance to collagen synthesis" Archives of Biochemistry and Biophysics 2005 434(1):178-186.
4 Galley H, et al, "Combination oral antioxidant supplementation reduces blood pressure" Clinical Science 1997 92(4):361-365.
5 Duffy S, et al, "Treatment of hypertension with ascorbic acid" Lancet 1999 354(9195):2048-2049.
6 Moran J, et al, "Plasma ascorbic acid concentrations relate inversely to blood pressure in human subjects"

The American Journal of Clinical Nutrition 1993 57(2):213-217.

7 Ness A, "Vitamin C status and blood pressure" Journal of Hypertension 1996 14(4):503-508.

8 Ness A, Chee D, Elliott P, "Vitamin C and blood pressure—an overview" Journal of Human Hypertension 1997 11(6):343-350.

9 Sakai, N, et al, "An inverse relationship between serum vitamin C and blood pressure in a Japanese community" Journal of Nutritional Science and Vitaminology 1998 44(6):853-867.

10 Lanman T, Ingalls T, "Vitamin C deficiency and wound healing: an experimental and clinical study" Annals of Surgery 1937 105(4):616-625.

11 Stolman J, Goldman H, Gould B, "Ascorbic acid and blood vessels" Archives of Pathology 1961 72:535-545.

12 2. Abt A, von Schuching S, Roe J, "Connective tissue studies. II. The effect of vitamin C deficiency on healed wounds" Bulletin of the Johns Hopkins Hospital 1959 105:67-76.

13 Pirani C, Levenson S, "Effect of vitamin C deficiency on healed wounds" Proceedings of the Society for Experimental Biology and Medicine 1953 82:95-99.

14 Bates C, et al, "Does vitamin C reduce blood pressure? Results of a large study of people aged 65 or older" Journal of Hypertension 1998 16(7):925-932.

15 Fotherby M, et al, "Effect of vitamin C on ambulatory blood pressure and plasma lipids in older persons" Journal of Hypertension 2000 18(4):411-415.

16 May J, "How does ascorbic acid prevent endothelial dysfunction?" Free Radical Biology & Medicine 2000 28(9):1421-1429.

17 Figueiredo P, et al, "Serum high-density lipoprotein (HDL) inhibits in vitro enterohemolysin (EHly) activity produced by enteropathogenic Escherichia coli" FEMS Immunology and Medical Microbiology 2003 38(1):53-57.

18 Park, K., et al, "Low density lipoprotein inactivates Vibrio vulnificus cytolysin through the oligomerization of toxin monomer" Medical Microbiology and Immunology 2005 194(3):137-141.

19 Carlson L, Bottiger L, "Risk factors for ischaemic heart disease in men and women. Results of the 19-year follow-up of the Stockholm Prospective Study" Acta Medica Scandinavica 1985 218(2):207-211.

20 Alouf J, "Thiol-dependent cytolytic bacterial toxins: streptolysin O and prominent toxins" [French] Archives de l'Institut Pasteur de Tunis 1981 58(3):355-373.

21 Alouf J, "Cholesterol-binding cytolytic protein toxins" International Journal of Medical Microbiology 2000 290(4-5):351-356.

22 Chi M, et al, "Effects of T-2 toxin on brain catecholamines and selected blood components in growing chickens" Poultry Science 1981 60(1):137-141.

23 Watson K, Kerr E, "Functional role of cholesterol in infection and autoimmunity" Lancet 1975 1(7902):308-310.

24 Bloomer A, et al, "A study of pesticide residues in Michigan's general population, 1968-70" Pesticides Monitoring Journal 1977 11(3):111-115.

25 Tarugi P, et al "Heavy metals and experimental atherosclerosis. Effect of lead intoxication on rabbit plasma lipoproteins" Atherosclerosis 1982 45(2):221-234.

26 Yousef M, et al, "Influence of ascorbic acid supplementation on the haematological and clinical biochemistry parameters of male rabbits exposed to aflatoxin B1" Journal of Environmental Science and Health. Part B. Pesticides, Food Contaminants, and Agricultural Wastes 2003 38(2):193-209.

27 Ginter E, "Marginal vitamin C deficiency, lipid metabolism, and atherogenesis" Advances in Lipid Research 1978 16:167-220.

28 Willis G, "An experimental study of the intimal ground substance in atherosclerosis" Canadian Medical Association Journal 1953 69:17-22.

29 Datey K, et al, "Ascorbic acid and experimental atherosclerosis" Journal of the Association of Physicians of India 1968 16(9):567-570.

30 Duff G, "Experimental cholesterol arteriosclerosis and its relationship to human arteriosclerosis" Archives of Pathology 1935 20:81-123, 259-304.

31 Willis G, Fishman S, "Ascorbic acid content of human arterial tissue" Canadian Medical Association Journal 1955 72:500-503.

32 Zaitsv V, et al, "The effect of ascorbic acid on experimental atherosclerosis" Cor et Vasa 1964 6(1):19-25.

33 Beetens, et al, "Influence of vitamin C on the metabolism of arachidonic acid and the development of aortic lesions during experimental atherosclerosis in rabbits" Biomedica Biochimica Acta 1984 43(8-9):S273-S276.

34 Ginter E, The Role of Vitamin C in Cholesterol Catabolism and Atherogenesis 1975 Bratislava, Czechoslovakia: Veda, Vydavatelstvo Slovenskej Akademie Vied.

35 Dent F, Hayes R, Booker W, "Further evidence of cholesterol-ascorbic acid antagonism in blood; role of adrenocortical hormones" Federation Proceedings 1951 18:291.

36 Booker W, et al "Cholesterol-ascorbic acid relationship; changes in plasma and cell ascorbic acid and plasma cholesterol following administration of ascorbic acid and cholesterol" American Journal of Physiology 1957 189:75-77.

37 Turley S, West C, Horton B, "The role of ascorbic acid in the regulation of cholesterol metabolism and in the pathogenesis of atherosclerosis" Atherosclerosis 1976 24(1-2):1-18.

38 Banerjee S, Singh H, "Cholesterol metabolism in scorbutic guinea pigs" Journal of Biological Chemistry 1958 233(1):336-339.

39 Maeda N, et al, "Aortic wall damage in mice unable to synthesize ascorbic acid" Proceedings of the National Academy of Sciences of the United States of America 2000 97(2):841-846

40 Ginter E, "Cholesterol: vitamin C controls its transformation to bile acids" Science 1973 179(74):702-704.

41 Sitaramayya C, Ali T, "Studies on experimental hypercholesterolemia and atherosclerosis" Journal of Physiology and Pharmacology 1962 6:192-204.

42 Sadava D, et al, "The effect of vitamin C on the rapid induction of aortic changes in rabbits" Journal of Nutritional Science and Vitaminology 1982 28(2):85-92.

43 Ginter E, "Ascorbic acid in cholesterol and bile acid metabolism" Annals of the New York Academy of Sciences 1975 258:410-421.

44 Ginter E, et al, "Lowered cholesterol catabolism in guinea pigs with chronic ascorbic acid deficiency" American Journal of Clinical Nutrition 1971 24(10):1238-1245.

45 Ginter E, Kajaba T, Nizner O, "The effect of ascorbic acid on cholesterolemia in healthy subjects with seasonal deficit of vitamin C" Nutrition and Metabolism 1970 2(2):76-86.

46 Ginter E, et al, "Effect of ascorbic acid on plasma cholesterol in humans in a long-term experiment. International Journal for Vitamin and Nutrition Research 1977 47(2):123-134.

47 Sokoloff B, et al, "Aging, atherosclerosis and ascorbic acid metabolism" Journal of the American Geriatrics Society 1966 14(12):1239-1260.

48 Erden F, et al, "Ascorbic acid effect on some lipid fractions in human beings" Acta Vitaminologica et Enzymologica 1985 7(1-2):131-137.

49 Bishop N, Schorah C, Wales J, "The effect of vitamin C supplementation on diabetic hyperlipidaemia: a double blind, crossover study" Diabetic Medicine: A Journal of the British Diabetic Association 1985 2(2):121-124.

50 Ness A, et al, "Vitamin C status and serum lipids" European Journal of Clinical Nutrition 1996 50(11):724-729.

51 Bobek P, et al, "The effect of chronic marginal vitamin C deficiency on the rate of secretion and the removal of plasma triglycerides in guinea-pigs" Physiologia Bohemoslovaca 1980 29(4):337-343.

52 Ha T, Otsuka M, Arakawa N, "The effect of graded doses of ascorbic acid on the tissue carnitine and plasma lipid concentrations" Journal of Nutritional Science and Vitaminology 1990 36(3):227-234.

53 Adams C, et al, "Modification of aortic atheroma and fatty liver in saturated and polyunsaturated lecithins" Journal of Pathology and Bacteriology 1967 94(1):77-87.

54 Wilson T, Meservey C, Nicolosi R, "Soy lecithin reduces plasma lipoprotein cholesterol and early atherogenesis in hypercholesterolemic monkeys and hamsters: beyond lineoleate" Atherosclerosis 1998 140(1):147-153.

55 Mastellone I, et al, "Dietary soybean phosphatidylcholines lower lipidemia: Mechanisms at the levels of intestine, endothelial cell, and hepato-biliary axis" Journal of Nutritional Biochemistry 2000 11(9):461-466.

56 Polichetti E, et al, "Cholesterol-lowering effect of soyabean lecithin in normolipidaemic rats by stimulation of biliary lipid secretion" British Journal of Nutrition 1996 75(3):471-478.

57 Polichetti E, et al, "Dietary polyenylphosphatidylcholine decreases cholesterolemia in hypercholesterolemic rabbits: role of the hepato-biliary axis" Life Sciences 2000 67(21):2563-2576.

58 Altman R, et al, "Phospholipids associated with vitamin C in experimental atherosclerosis. Arzneimittelforschung 1980 30(4):627-630.

59 Pleiner J, et al, "Inflammation-induced vasoconstrictor hyporeactivity is caused by oxidative stress" Journal of the American College of Cardiology 2003 42(9):1656-1662.

60 Willis G, Fishman S, "Ascorbic acid content of human arterial tissue" Canadian Medical Association Journal 1955 72:500-503.

61 Yu H, Rifai N, "High-sensitivity C-reactive protein and atherosclerosis: from theory to therapy" Clinical Biochemistry 2000 33(8):601-610.

62 MacCallum P, "Markers of hemostasis and systemic inflammation in heart disease and atherosclerosis in smokers" Proceedings of the American Thoracic Society 2005 2(1):34-43.

63 Boos C, Lip G, "Blood clotting, inflammation, and thrombosis in cardiovascular events: perspectives" Frontiers in Bioscience: a Journal and Virtual Library 2006 11:328-336.

64 Becker A, de Boer O, van der Wal A, "The role of inflammation and infection in coronary heart disease" Annual Review of Medicine 2001 52:289-297.

65 Corti R, et al, "Evolving concepts in the triad of atherosclerosis, inflammation and thrombosis" Journal of Thrombosis and Thrombolysis 2004 17(1):35-44.

66 Licastro F, et al, "Innate immunity and inflammation in ageing: a key for understanding age-related diseases" Immunity & Ageing 2005 2:8.

67 Langlois M, et al, "Serum vitamin C concentration is low in peripheral arterial disease and is associated with

inflammation and severity of atherosclerosis"
Circulation 2001 103(14):1863-1868.

68 Beck J, et al, "Dental infections and atherosclerosis"
American Heart Journal 1999 138(5 Pt 2):S528-533.

69 Muhlestein J, "Infectious agents, antibiotics, and
coronary artery disease" Current Interventional
Cardiology Reports 2000 2(4):342-348.

70 Emingil G, et al, "Association between periodontal
disease and acute myocardial infarction" Journal of
Periodontology 2000 71(12):1882-1886.

71 Hajishengallis G, et al, "Interactions of oral pathogens
with toll-like receptors: possible role in atherosclerosis"
Annals of Periodontology 2002 7(1):72-78.

72 Soder P, et al, "Early carotid atherosclerosis in subjects
with periodontal diseases" Stroke: A Journal of
Cerebral Circulation 2005 36(6):1195-1200.

73 Willis G, Fishman S, "Ascorbic acid content of human
arterial tissue" Canadian Medical Association Journal
1955 72:500-503.

74 Becker A, de Boer O, van der Wal A, "The role of
inflammation and infection in coronary heart disease"
Annual Review of Medicine 2001 52:289-297.

75 Klotz O, "A discussion of the classification and
experimental production of arteriosclerosis" British
Medical Journal 1906 2:1767.

76 Klotz O, "The relation of experimental arterial disease
in animals to arteriosclerosis in man" Journal of
Experimental Medicine, N.Y. 1906 8:504.

77 Kiechl S, et al, "Chronic infections and the risk of
carotid atherosclerosis. Prospective results from a large
population study" Circulation 2001 103(8):1064-1070.

78 Leskov V, Zatevakhin I, "The role of the immune
system in the pathogenesis of atherosclerosis [article in
Russian] Angiologiia i Sosudistaia Khirurgiia 2005
11(2):9-14.

79 Wick G, et al, "Atherosclerosis, autoimmunity, and
vascular-associated lymphoid tissue" Federation of

American Societies for Experimental Biology Journal 1997 11(13):1199-1207.

80 Mayr M, et al, "Endothelial cytotoxicity mediated by serum antibodies to heat shock proteins of Escherichia coli and Chlamydia pneumoniae: immune reactions to heat shock proteins as a possible link between infection and atherosclerosis" Circulation 1999 99(12):1560-1566.

81 Xu Q, et al, "Association of serum antibodies to heat-shock protein 65 with carotid atherosclerosis: clinical significance determined in a follow-up study" Circulation 1999 100(11):1169-1174.

82 Xu Q, et al, "Serum soluble heat shock protein 60 is elevated in subjects with atherosclerosis in a general population" Circulation 2000 102(1):14-20.

83 de Leeuw K, Kallenberg C, Bijl M, "Accelerated atherosclerosis in patients with systemic autoimmune diseases" Annals of the New York Academy of Sciences 2005 1051:362-371.

84 Doria A, et al, "Inflammation and accelerated atherosclerosis: basic mechanisms" Rheumatic Diseases Clinics of North America 2005 31(2):355-362, viii.

85 Frostegard J, "Atherosclerosis in patients with autoimmune disorders" Arteriosclerosis, Thrombosis, and Vascular Biology 2005 25(9):1776-1785.

86 Kleindienst R, et al, "Atherosclerosis as an autoimmune condition" Israel Journal of Medical Sciences 1995 31(10):596-599.

87 Kodama M, et al, "Diabetes mellitus is controlled by vitamin C treatment" In Vivo 1993 7(6A):535-542.

88 Adam E, et al, "High levels of cytomegalovirus antibody in patients requiring vascular surgery for atherosclerosis" Lancet 1987 2(8554):291-293.

89 Cunningham M, Pasternak R, "The potential role of viruses in the pathogenesis of atherosclerosis" Circulation 1988 77(5):964-966.

90 Melnick J, Adam E, DeBakey M, "Cytomegalovirus and atherosclerosis" Bioessays 1995 17(10):899-903.

91 Eryol N, et al, "Are the high levels of cytomegalovirus antibodies a determinant in the development of coronary artery disease?" International Heart Journal 2005 46(2):205-209.

92 Fabricant C, et al, "Virus-induced atherosclerosis" Journal of Experimental Medicine 1978 148(1):335-340.

93 Minick C, et al, "Atheroarteriosclerosis induced by infection with a herpesvirus" American Journal of Pathology 1979 96(3):673-706.

94 Fabricant C,et al, "Herpesvirus-induced atherosclerosis in chickens" Federation Proceedings 1983 42(8):2476-2479.

95 Blum A, et al, "Viral load of the human immunodeficiency virus could be an independent risk factor for endothelial dysfunction" Clinical Cardiology 2005 28(3):149-153.

96 Nicholson A, Hajjar D, "Herpesviruses and thrombosis: activation of coagulation on the endothelium" Clinica Chimica Acta (International Journal of Clinical Chemistry) 1999 286(1-2):23-29.

97 Morrow D, Ridker P, "C-reactive protein, inflammation, and coronary risk" Medical Clinics of North America 2000 84(1):149-161, ix.

98 Ilhan F, et al, "Procalcitonin, C-reactive protein, and neopterin levels in patients with coronary atherosclerosis" Acta Cardiologica 2005 60(4):361-365.

99 Makita S, Nakamura M, Hiramori K, "The association of C-reactive protein levels with carotid intima-media complex thickness and plaque formation in the general population" Stroke: a Journal of Cerebral Circulation 2005 36(10):2138-2142.

100   Sun H, et al, "C-reactive protein in atherosclerotic lesions: its origin and pathophysiological significance"

The American Journal of Pathology 2005 167(4):1139-1148.

101   von Eckardstein A, et al, "Lipoprotein(a) further increases the risk of coronary events in men with high global cardiovascular risk" Journal of the American College of Cardiology 2001 37(2):434-439.

102   Stubbs P, et al, "A prospective study of the role of lipoprotein(a) in the pathogenesis of unstable angina" European Heart Journal 1997 18(4):603-607.

103   Rath M, Pauling L, "Hypothesis: lipoprotein(a) is a surrogate for ascorbate" Proceedings of the National Academy of Science USA 1990 87(16):6204-6207.

104   Rath M, et al, "Detection and quantification of lipoprotein(a) in the arterial wall of 107 coronary bypass patients" Arteriosclerosis 1989 9(5):579-592.

105   Rath M, Pauling L, "Solution to the puzzle of human cardiovascular disease: its primary cause is ascorbate deficiency leading to the deposition of lipoprotein(a) and fibrinogen/fibrin in the vascular wall" Journal of Orthomolecular Medicine 1991 6(3&4):125-134.

106   Niendorf A, et al, "Morphological detection and quantification of lipoprotein(a) deposition in atheromatous lesions of human aorta and coronary arteries" Virchows Arch A, Pathological Anatomy and Histopathology 1990 417(2):105-111.

107   Cushing G, et al, "Quantitation and localization of apolipoproteins(a) and B in coronary artery bypass vein grafts resected at re-operation" Arteriosclerosis 1989 9(5):593-603.

108   Pauling L, "Case report: lysine/ascorbate-related amelioration of angina pectoris" Journal of Orthomolecular Medicine 1991 6(3&4):144-146.

109   Pauling L, "Third case report on lysine-ascorbate amelioration of angina pectoris" Journal of Orthomolecular Medicine 1993 8(3):137-138.

110   McBeath M, Pauling L, "A case history: lysine/ascorbate-related amelioration of angina pectoris" Journal of Orthomolecular Medicine 1993 8(2):77-78.

111   Kaufmann P, et al, "Coronary heart disease in smokers: vitamin C restores coronary microcirculatory function" Circulation 2000 102(11):1233-1238.

112   Rath M, "Reducing the risk for cardiovascular disease with nutritional supplements" Journal of Orthomolecular Medicine 1992 7(3):153-162.

113   Katz E, "Reduction of cholesterol and Lp(a) and regression of coronary artery disease: a case study" Journal of Orthomolecular Medicine 1996 11(3):173-179.

114   Dahl-Jorgensen K, Larsen J, Hanssen K, "Atherosclerosis in childhood and adolescent type I diabetes: early disease, early treatment?" Diabetologia 2005 48(8):1445-1453.

115   Haffner S, "Rationale for new American Diabetes Association Guidelines: are national cholesterol education program goals adequate for the patient with diabetes mellitus?" The American Journal of Cardiology 2005 96(4A):33E-36E.

116   Ginter E, "Marginal vitamin C deficiency, lipid metabolism, and atherogenesis" Advances in Lipid Research 1978 16:167-220.

117   Hunt J, Bottoms M, Mitchinson M, "Ascorbic acid oxidation: a potential cause of the elevated severity of atherosclerosis in diabetes mellitus?" FEBS Letters 1992 311(2):161-164.

118   Gupta M, Chari S "Lipid peroxidation and antioxidant status in patients with diabetic retinopathy" Indian Journal of Physiology and Pharmacology 2005 49(2):187-192.

119   Wolff S, Jiang Z, Hunt J, "Protein glycation and oxidative stress in diabetes mellitus and ageing" Free Radical Biology & Medicine 1991 10(5):339-352.

120   Baynes J, "Role of oxidative stress in development of complications in diabetes" Diabetes 1991 40(4):405-412.

121   Sato Y, et al, "Lipid peroxide level in plasma of diabetic patients" Biochemical Medicine 1979 21(1):104-107.

122   Ginter E, "Marginal vitamin C deficiency, lipid metabolism, and atherogenesis" Advances in Lipid Research 1978 16:167-220.

123   Som S, et al, "Ascorbic acid metabolism in diabetes mellitus" Metabolism: Clinical and Experimental 1981 30(6):572-577.

124   Stankova L, et al, "Plasma ascorbate concentrations and blood cell dehydroascorbate transport in patients with diabetes mellitus" Metabolism: Clinical and Experimental 1984 33(4):347-353.

125   Mooradian A, Morley J, "Micronutrient status in diabetes mellitus "The American Journal of Clinical Nutrition 1987 45(5):877-895.

126   Simon J, "Vitamin C and cardiovascular disease: a review" Journal of the American College of Nutrition 1992 11(2):107-125.

127   Price K, Price C, Reynolds R, "Hyperglycemia-induced latent scurvy and atherosclerosis: the scorbutic-metaplasia hypothesis" Medical Hypotheses 1996 46(2):119-129.

128   Bigley R, et al, "Interaction between glucose and dehydroascorbate transport in human neutrophils and fibroblasts" Diabetes 1983 32(6):545-548.

129   Kapeghian J, Verlangieri A, "The effects of glucose on ascorbic acid uptake in heart endothelial cells: possible pathogenesis of diabetic angiopathies" Life Sciences 1984 34(6):577-584.

130   Khatami M, Li W, Rockey J, "Kinetics of ascorbate transport by cultured retinal capillary pericytes. Inhibition by glucose" Investigative

Ophthalmology & Visual Science 1986 27(11):1665-1671.

131   Sagun K, Carcamo J, Golde D, "Vitamin C enters mitochondria via facilitative glucose transporter 1 (Glut1) and confers mitochondrial protection against oxidative injury" The FASEB Journal: Official Publication of the Federation of American Societies for Experimental Biology 2005 19(12):1657-1667.

132   Wilson J, "Regulation of vitamin C transport" Annual Review of Nutrition 2005 25:105-125.

133   Cunningham J, "The glucose/insulin system and vitamin C: implications in insulin-dependent diabetes mellitus" Journal of the American College of Nutrition 1998 17(2):105-108.

134   Sherry S, Ralli E, "Further studies of the effects of insulin on the metabolism of vitamin C" Journal of Clinical Investigation 1948 27:217-225.

135   Will J, Byers T, "Does diabetes mellitus increase the requirement for vitamin C? Nutrition Reviews 1996 54(7):193-202.

136   Fisher E, et al, "Interaction of ascorbic acid and glucose on production of collagen and proteoglycan by fibroblasts" Diabetes 1991 40(3):371-376.

137   Chen M, et al, "Hyperglycemia-induced intracellular depletion of ascorbic acid in human mononuclear leukocytes" Diabetes 1983 32(11):1078-1081.

138   Karpen C, et al, "Interrelation of platelet vitamin E and thromboxane synthesis in type I diabetes mellitus" Diabetes 1984 33(3):239-243.

139   Sarji K, et al, "Decreased platelet vitamin C in diabetes mellitus: possible role in hyperaggregation" Thrombosis Research 1979 15(5/6):639-650.

140   Ibid.

141   Will J, Ford E, Bowman B, "Serum vitamin C concentrations and diabetes: findings from the Third National Health and Nutrition Examination Survey,

1988-1994" American Journal of Clinical Nutrition 1999 70(1):49-52.

142   Spittle C, "Vitamin C and deep-vein thrombosis" Lancet 1973 2(7822):199-201 & "The action of vitamin C on blood vessels" American Heart Journal 1974 88(3):387-388.

143   Dou C, Xu D, Wells W, "Studies on the essential role of ascorbic acid in the energy dependent release of insulin from pancreatic islets" Biochemical and Biophysical Research Communications 1997 231(3):820-822.

144   Kodama M, et al, "Diabetes mellitus is controlled by vitamin C treatment" In Vivo 1993 7(6A):535-542.

145   Belting C, Hinkler J, Dummett C, "Influence of diabetes mellitus on the severity of periodontal disease" Journal of Periodontology 1964 35:476.

146   Aleo J, "Diabetes and periodontal disease. Possible role of vitamin C deficiency: an hypothesis" Journal of Periodontology 1981 52(5):251-254.

147   Frank E, "Benefits of stopping smoking" The Western Journal of Medicine 1993 159(1):83-86.

148   Mennoti A, et al, "Forty-year mortality from cardiovascular diseases and all causes of death in the US Railroad cohort of the Seven Countries Study" European Journal of Epidemiology 2004 19(5):417-424.

149   Bourquin A, Musmanno E, "Preliminary report on the effect of smoking on the ascorbic acid content of whole blood" American Journal of Digestive Diseases 1953 20:75-77.

150   Strauss I, Scheer P, "Effect of nicotine on vitamin C metabolism" Internationale Zeitschrift fur Vitaminforschung 1939 9:39-49.

151   McCormick W, "Coronary thrombosis: a new concept of mechanism and etiology" Clinical Medicine 1957)July, pp. 839-845.

152   Durand C, Audinot M, Frajdenrajch S, "Hypovitaminose C latente et tabac" Concours Medical 1962 84:4801.

153   Strauss R, "Environmental tobacco smoke and serum vitamin C levels in children" Pediatrics 2001 107(3):540-542.

154   Preston A, et al, "Influence of environmental tobacco smoke on vitamin C status in children" The American Journal of Clinical Nutrition 2003 77(1):167-172.

155   Pelletier O, "Vitamin C and cigarette smokers" Annals of the New York Academy of Sciences 1975 258:156-167.

156   Pelletier O, "Vitamin C and tobacco" International Journal for Vitamin and Nutrition Research. Supplement 1977 16:147.

157   Maritz G, "Ascorbic acid. Protection of lung tissue against damage" Subcellular Biochemistry 1996 25:265-291.

158   McCormick W, "Coronary thrombosis: a new concept of mechanism and etiology" Clinical Medicine 1957 July, pp. 839-845.

159   Solomon H, Priore R, Bross I, "Cigarette smoking and periodontal disease" Journal of the American Dental Association 1968 77(5):1081-1084.

160   Shannon I, "Significant correlations between gingival scores and ascorbic acid status" Journal of Dental Research 1973 52(2):394.

161   Cohen M, "The effect of large doses of ascorbic acid on gingival tissue at puberty" Journal of Dental Research 1955 34(Abstract):750.

162   Teramoto K, et al, "Acute effect of oral vitamin C on coronary circulation in young healthy smokers" American Heart Journal 2005 148(2):300-305.

163   Gamble J, Grewal P, Gartside I, "Vitamin C modifies the cardiovascular and microvascular

responses to cigarette smoke inhalation in man" Clinical Science 2000 98(4):455-460.

164   Janoff A, "Elastases and emphysema. Current assessment of the protease-antiprotease hypothesis" The American Review of Respiratory Disease 1985 132(2):417-433.

165   Ross R, "Rous-Whipple Award Lecture. Atherosclerosis: a defense mechanism gone awry" American Journal of Pathology 1993 143(4):987-1002.

166   Weiss S, "Tissue destruction by neutrophils" The New England Journal of Medicine 1989 320(6):365-376.

167   Lehr H, Arfors K, "Mechanisms of tissue damage by leukocytes" Current Opinion in Hematology 1994 1(1):92-99.

168   Lehr H, Frei B, Arfors K, "Vitamin C prevents cigarette smoke-induced leukocyte aggregation and adhesion to endothelium in vivo" Proceedings of the National Academy of Sciences of the United States of America 1994 91(16):7688-7692.

169   Kannel W, et al, "Fibrinogen and risk of cardiovascular disease. The Framingham Study" The Journal of the American Medical Association 1987 258(9):1183-1186.

170   Tunstall-Pedoe H, et al, "Comparison of the prediction by 27 different factors of coronary heart disease and death in men and women of the Scottish heart health study: cohort study" BMJ 1997 315(7110):722-729.

171   Nyyssonen K, et al, "Vitamin C deficiency and risk of myocardial infarction: prospective population study of men from eastern Finland" BMJ 1997 314(7081):634-638.

172   Bielak L, et al, "Association of fibrinogen with quantity of coronary artery calcification measured by electron beam computed tomography" Arteriosclerosis,

Thrombosis, and Vascular Biology 2000 20(9):2167-2171.

173   Paramo J, et al, "Validation of plasma fibrinogen as a marker of carotid atherosclerosis in subjects free of clinical cardiovascular disease" Haematologica 2004 89(10):1226-1231.

174   Khaw K, Woodhouse P, "Interrelation of vitamin C, infection, haemostatic factors, and cardiovascular disease" BMJ (Clinical Research ed) 1995 310(6994):1559-1563.

175   Hume R, Vallance B, Muir M, "Ascorbate status and fibrinogen concentrations after cerebrovascular accident" Journal of Clinical Pathology 1982 35(2):195-199.

176   Bordia A, et al, "Acute effect of ascorbic acid on fibrinolytic activity" Atherosclerosis 1978 30(4):351-354.

177   Shimizu M, et al, "Effect of ascorbic acid on fibrinolysis" Acta Haemotologica Japonica 1970 33(1):137-148.

LIITE E

1   Hagler L, Herman R, "Oxalate metabolism. III" The American Journal of Clinical Nutrition 1973 26(9):1006-1010.

2   Ogawa Y, Miyazato T, Hatano T, "Oxalate and urinary stones" World Journal of Surgery 2000 24(10):1154-1159.

3   Oke O, "Oxalic acid in plants and in nutrition" World Review of Nutrition and Dietetics 1969 10:262-303.

4   Lawton J, et al, "Acute oxalate nephropathy after massive ascorbic acid administration" Archives of Internal Medicine 1985 145(5):950-951.

5   Noe H, "Hypercalciuria and pediatric stone recurrences with and without structural abnormalities" The Journal of Urology 2000 164(3 Pt 2):1094-1096.

6   Kinder J, et al, "Urinary stone risk factors in the siblings of patients with calcium renal stones" The Journal of Urology 2002 167(5):1965-1967.

7   Bushinsky D, et al, "Calcium oxalate stone formation in genetic hypercalciuric stone-forming rats" Kidney International 2002 61(3):975-987.

8   Borghi L, et al, "Comparison of two diets for the prevention of recurrent stones in idiopathic hypercalciuria" The New England Journal of Medicine 2002 346(2):77-84.

9   Swartz R, et al, "Hyperoxaluria and renal insufficiency due to ascorbic acid administration during total parenteral nutrition" Annals of Internal Medicine 1984 100(4):530-531.

10 Alvarez M, Traba M, Rapado A, "Hypocitraturia as a pathogenic risk factor in the mixed (calcium oxalate/uric acid) renal stones" Urologia Internationalis 1992 48(3):342-346.

11 Tekin A, et al, "A study of the etiology of idiopathic calcium urolithiasis in children: hypocitruria is the most important risk factor" The Journal of Urology 2000 164(1):162-165.

12 Yagisawa T, et al, "Contributory metabolic factors in the development of nephrolithiasis in patients with medullary sponge kidney" American Journal of Kidney Diseases 2001 37(6):1140-1143.

13 Martins M, et al, "Cystine: a promoter of the growth and aggregation of calcium oxalate crystals in normal undiluted human urine" The Journal of Urology 2002 167(1):317-321.

14 Prie D, et al, "Frequency of renal phosphate leak among patients with calcium nephrolithiasis" Kidney International 2001 60(1):272-276.

15 Koide T, "Hyperuricosuria and urolithiasis" [Article in Japanese] Nippon Rinsho 1996 54(12):3273-3276.

16 Yagisawa T, et al, "Metabolic characteristics of the elderly with recurrent calcium oxalate stones" BJU International 1999 83(9):924-928.

17 Khan S, Shevock P, Hackett R, "Presence of lipids in urinary stones: results of preliminary studies" Calcified Tissue International 1988 42(2):91-96.

18 Khan S, Glenton P, "Increased urinary excretion of lipids by patients with kidney stones" 1996 British Journal of Urology 77(4):506-511.

19 Mousson C, et al, "Piridoxilate-induced oxalate nephropathy can lead to end-stage renal failure" Nephron 1993 63(1):104-106.

20 Bellizzi V, et al, "Effects of water hardness on urinary risk factors for kidney stones in patients with idiopathic nephrolithiasis" Nephron 1999 81(Suppl 1):66-70.

21 Sakhaee K, et al, "Assessment of the pathogenetic role of physical exercise in renal stone formation" The Journal of Clinical Endocrinology and Metabolism 1987 65(5):974-979.

22 Borghi L, et al, "Urinary volume, water and recurrences in idiopathic calcium nephrolithiasis: a 5-year randomized prospective study" The Journal of Urology 1996 155(3):839-843.

23 Riobo P, et al, "Update on the role of diet in recurrent nephrolithiasis" [Article in Spanish] Nutricion Hospitalaria 1998 13(4):167-171.

24 Borghi L, et al, "Urine volume: stone risk factor and preventive measure" Nephron 1999a 81(Suppl 1):31-37.

25 Wall I, Tiselius H, "Long-term acidification of urine in patients treated for infected renal stones" Urologia Internationalis 1990 45(6):336-341.

26 Hokama S, et al, "Ascorbate conversion to oxalate in alkaline milieu and Proteus mirabilis culture" Molecular Urology 2000 4(4):321-328.

27 Murayama T, et al, "Role of the diurnal variation of urinary pH and urinary calcium in urolithiasis: a study

in outpatients" International Journal of Urology 2001 8(10):525-531.

28 Hsu T, et al, "Association of changes in the pattern of urinary calculi in Taiwanese with diet habit change between 1956 and 1999" Journal of the Formosan Medical Association 2002 101(1):5-10.

29 Curhan G, et al, "Comparison of dietary calcium with supplemental calcium and other nutrients as factors affecting the risk for kidney stones in women" Annals of Internal Medicine 1997 126(7):497-504.

30 Powell R, "Pure calcium carbonate gallstones in a two year old in association with prenatal calcium supplementation" Journal of Pediatric Surgery 1985 20(2):143-144.

31 Black J, "Oxaluria in British troops in India" British Medical Journal 1945 1:590.

32 Hodgkinson A, Zarembski P, "Oxalic acid metabolism in man: a review" Calcified Tissue Research 1968 2(2):115-132.

33 Broadus A, et al, "The importance of circulating 1,25-dihydroxyvitamin D in the pathogenesis of hypercalciuria and renal-stone formation in primary hyperparathyroidism" The New England Journal of Medicine 1980 302(8):421-426.

34 Ichioka K, et al, "A case of urolithiasis due to vitamin D intoxication in a patient with idiopathic hypoparathyroidism" [Article in Japanese] Hinyokika Kiyo. Acta Urologica Japonica 2002 48(4):231-234.

35 Williams H, Smith L, "Disorders of oxalate metabolism" The American Journal of Medicine 1968 45(5):715-735.

36 Oren A, et al, "Calcium oxalate kidney stones in patients on continuous ambulatory peritoneal dialysis" Kidney International 1984 25(3):534-538.

37 Chen S, et al, "Renal excretion of oxalate in patients with chronic renal failure or nephrolithiasis" Journal of the Formosan Medical Association 1990 89(8):651-656.

38 Daudon M, et al, "Urolithiasis in patients with end stage renal failure" The Journal of Urology 1992 147(4):977-980.

39 Khan S, Thamilselvan S, "Nephrolithiasis: a consequence of renal epithelial cell exposure to oxalate and calcium oxalate crystals" Molecular Urology 2000 4(4):305-312.

40 Bakane B, Nagtilak S, Patil B, "Urolithiasis: a tribal scenario" Indian Journal of Pediatrics 1999 66(6):863-865.

41 Massey L, Palmer R, Horner H, "Oxalate content of soybean seeds (Glycine max: Leguminosae), soyfoods, and other edible legumes" Journal of Agricultural and Food Chemistry 2001 49(9):4262-4266.

42 McKay D, et al, "Herbal tea: an alternative to regular tea for those who form calcium oxalate stones" Journal of the American Dietetic Association 1995 95(3):360-361.

43 Curhan G, et al, "Prospective study of beverage use and the risk of kidney stones" American Journal of Epidemiology 1996 143(3):240-247.

44 Terris M, Issa M, Tacker J, "Dietary supplementation with cranberry concentrate tablets may increase the risk of nephrolithiasis" Urology 2001 57(1):26-29.

45 Shields M, Simmons R, "Urinary calculus during methazolamide therap". American Journal of Ophthalmology 1976 81(5):622-624.

46 Fleisch H, "Inhibitors and promoters of stone formation" Kidney International 1978 13(5):361-371.

47 Ettinger B, Oldroyd N, Sorgel F, "Triamterene nephrolithiasis" The Journal of the American Medical Association 1980 244(21):2443-2445.

48 Wolf C, et al, "Calcium oxalate stones and hyperoxaluria secondary to treatment with pyridoxilate" [Article in French] Annales d'urologie 1985 19(5):313-317.

49 Ahlstrand C, Tiselius H, "Urine composition and stone formation during treatment with acetazolamide" Scandinavian Journal of Urology and Nephrology 1987 21(3):225-228.

50 Daudon M, et al, "Piridoxilate-induced calcium oxalate calculi: a new drug-induced metabolic nephrolithiasis" The Journal of Urology 1987 138(2):258-261.

51 Michelacci Y, et al, "Possible role for chondroitin sulfate in urolithiasis: in vivo studies in an experimental model" Clinica Chimica Acta 1992 208(1-2):1-8.

52 Kohan A, Armenakas N, Fracchia J, "Indinavir urolithiasis: an emerging cause of renal colic in patients with human immunodeficiency virus" The Journal of Urology 1999 161(6):1765-1768.

53 Sundaram C, Saltzman B, "Urolithiasis associated with protease inhibitors" Journal of Endourology 1999 13(4):309-312.

54 Gonzalez C, et al, "Renal colic and lithiasis in HIV(+)-patients treated with protease inhibitors" [Article in Spanish] Actas Urologicas Espanolas 2000 24(3):212-218.

55 Wu D, Stoller M, "Indinavir urolithiasis" Current Opinion in Urology 2000 10(6):557-561.

56 Conyers R, Bais R, Rofe A, "The relation of clinical catastrophes, endogenous oxalate production, and urolithiasis" Clinical Chemistry 1990 36(10):1717-1730.

57 Muthukumar A, Selvam R, "Role of glutathione on renal mitochondrial status in hyperoxaluria" Molecular and Cellular Biochemistry 1998 185(1-2):77-84.

58 Friedman A, et al, "Secondary oxalosis as a complication of parenteral alimentation in acute renal failure" American Journal of Nephrology 1983 3(5):248-252.

59 Swartz R, et al, "Hyperoxaluria and renal insufficiency due to ascorbic acid administration during total

parenteral nutrition" Annals of Internal Medicine 1984 100(4):530-531.

60 Gershoff S, et al, "Vitamin B6 deficiency and oxalate nephrocalcinosis in the cat" The American Journal of Medicine 1959 27:72.

61 Faber S, et al, "The effects of an induced pyridoxine and pantothenic acid deficiency on excretions of oxalic and xanthurenic acids in the urine" The American Journal of Clinical Nutrition 1963 12:406.

62 Gershoff S, "Vitamin B6 and oxalate metabolism" Vitamins and Hormones 1964 22:581.

63 Mitwalli A, et al, "Control of hyperoxaluria with large doses of pyridoxine in patients with kidney stones" International Urology and Nephrology 1988 20(4):353-359.

64 Alkhunaizi A, Chan L, "Secondary oxalosis: a cause of delayed recovery of renal function in the setting of acute renal failure" Journal of the American Society of Nephrology 1996 7(11):2320-2326.

65 Curhan G, et al, "Intake of vitamins B6 and C and the risk of kidney stones in women" Journal of the American Society of Nephrology 1999 10(4):840-845.

66 Buckle R, "The glyoxylic acid content of human blood and its relationship to thiamine deficiency" Clinical Science 1963 25:207.

67 Gregory J, Park K, Schoenberg H, "Oxalate stone disease after intestinal resection" The Journal of Urology 1977 117(5):631-634.

68 Drenick E, et al, "Renal damage with intestinal bypass" Annals of Internal Medicine 1978 89(5):594-599.

69 Nightingale J, "Management of patients with a short bowel" Nutrition 1999 15(7-8):633-637.

70 Nightingale J, "Management of patients with a short bowel" World Journal of Gastroenterology 2001 7(6):741-751.

71 Trinchieri A, et al, "Clinical observations on 2086 patients with upper urinary tract stone" Archivio Italiano di Urologia, Andrologia 1996 68(4):251-262.

72 Dewan B, et al, "Upper urinary tract stones & Ureaplasma urealyticum" The Indian Journal of Medical Research 1997 105:15-21.

73 Daskalova S, et al, "Are bacterial proteins part of the matrix of kidney stones?" Microbial Pathogenesis 1998 25(4):197-201.

74 Hokama S, et al, "Ascorbate conversion to oxalate in alkaline milieu and Proteus mirabilis culture" Molecular Urology 2000 4(4):321-328.

75 Sohshang H, et al, "Biochemical and bacteriological study of urinary calculi" The Journal of Communicable Diseases 2000 32(3):216-221.

76 Kim H, Cheigh J, Ham H, "Urinary stones following renal transplantation" The Korean Journal of Internal Medicine 2001 16(2):118-122.

77 Scheid C, et al, "Oxalate toxicity in LLC-PK1 cells: role of free radicals" Kidney International 1996 49(2):413-419.

78 Muthukumar A, Selvam R, "Role of glutathione on renal mitochondrial status in hyperoxaluria" Molecular and Cellular Biochemistry 1998 185(1-2):77-84.

79 Daudon M, et al, "Unusual morphology of calcium oxalate calculi in primary hyperoxaluria" Journal of Nephrology 1998 11(Suppl 1):51-55.

80 Ralph-Edwards A, et al, "A jejuno-ileal bypass patient presenting with recurrent renal stones due to primary hyperparathyroidism" Obesity Surgery 1992 2(3):265-268.

81 Yamaguchi S, et al, "Early stage of urolithiasis formation in experimental hyperparathyroidism" The Journal of Urology 2001 165(4):1268-1273.

82 Nikakhtar B, et al, "Urolithiasis in patients with spinal cord injury" Paraplegia 1981 19(6):363-366.

83 Sarkissian A, et al, "Pediatric urolithiasis in Armenia: a study of 198 patients observed from 1991 to 1999" Pediatric Nephrology 2001 16(9):728-732.

84 Torres V, et al, "The association of nephrolithiasis and autosomal dominant polycystic kidney disease" American Journal of Kidney Diseases 1988 11(4):318-325.

85 Torres V, et al, "Renal stone disease in autosomal dominant polycystic kidney disease" American Journal of Kidney Diseases 1993 22(4):513-519.

86 Shiraishi K, et al, "Urolithiasis associated with Crohn's disease: a case report" [Article in Japanese] Hinyokika Kiyo. Acta Urologica Japonica. 1998 44(10):719-723.

87 Buno A, et al, "Lithogenic risk factors for renal stones in patients with Crohn's disease" Archivos Espanoles de Urologia 2001 54(3):282-292.

88 McConnell N, et al, "Risk factors for developing renal stones in inflammatory bowel disease" BJU International 2002 89(9):835-841.

89 Turner M, Goldwater D, David T, "Oxalate and calcium excretion in cystic fibrosis" Archives of Disease in Childhood 2000 83(3):244-247.

90 Perez-Brayfield M, et al, "Metabolic risk factors for stone formation in patients with cystic fibrosis" The Journal of Urology 2002 167(2 Pt 1):480-484.

91 Sharma O, "Vitamin D, calcium, and sarcoidosis" Chest 1996 109(2):535-539.

92 Rodman J, Mahler R, "Kidney stones as a manifestation of hypercalcemic disorders. Hyperparathyroidism and sarcoidosis" The Urologic Clinics of North America 2000 27(2):275-285, viii.

93 Bohles H, et al, "Antibiotic treatment-induced tubular dysfunction as a risk factor for renal stone formation in cystic fibrosis" Journal of Pediatrics 2002 140(1):103-109.

94 Singh P, et al, "Evidence suggesting that high intake of fluoride provokes nephrolithiasis in tribal populations" Urological Research 2001 29(4):238-244.

95 Hwang T, et al, "Effect of prolonged bedrest on the propensity for renal stone formation" The Journal of Clinical Endocrinology and Metabolism 1988 66(1):109-112.

96 Torrecilla C, et al, "Incidence and treatment of urinary lithiasis in renal transplantation" [Article in Spanish] Actas Urologicas Espanolas 2001 25(5):357-363.

97 Borghi L, et al, "Essential arterial hypertension and stone disease" Kidney International 1999 55(6):2397-2406.

98 Hall W, et al, "Risk factors for kidney stones in older women in the southern United States" The American Journal of the Medical Sciences 2001 322(1):12-18.

99 Hughes J, Norman R, "Diet and calcium stones. Canadian Medical Association Journal 1992 146(2):137-143.

100   Burns J, Burch H, King C, "The metabolism of 1-C14-L-ascorbic acid in guinea pigs" The Journal of Biological Chemistry 1951 191:501.

101   Nguyen N, et al, "Urinary calcium and oxalate excretion during oral fructose or glucose load in man" Hormone and Metabolic Research 1989 21(2):96-99.

102   Hildebrandt R, Shanklin D, "Oxalosis and pregnancy" American Journal of Obstetrics and Gynecology 1962 84:65.

103   Maikranz P, et al, "Gestational hypercalciuria causes pathological urine calcium oxalate supersaturations" Kidney International 1989 36(1):108-113.

104   Mazze R, Shue G, Jackson S, "Renal dysfunction associated with methoxyflurane anesthesia. A randomized, prospective clinical evaluation" The Journal of the American Medical Association 1971 216(2):278-288.

105   Mazze R, Trudell J, Cousins M "Methoxyflurane metabolism and renal dysfunction: clinical correlation in man" Anesthesiology 1971 35(3):247-252.

106   Silverberg D, et al, "Oxalic acid excretion after methoxyflurane and halothane anaesthesia" Canadian Anaesthetists' Society Journal 1971 18(5):496-504.

107   Furth S, et al, "Risk factors for urolithiasis in children on the ketogenic diet" Pediatric Nephrology 2000 15(1-2):125-128.

108   Whitson P, Pietrzyk R, Pak C, "Renal stone risk assessment during Space Shuttle flights" The Journal of Urology 1997 158(6):2305-2310.

109   Whitson P, Pietrzyk R, Pak C, "Space flight and the risk of renal stones" Journal of Gravitational Physiology 1999 6(1):P87-P88.

110   Pru C, Eaton J, Kjellstrand C, "Vitamin C intoxication and hyperoxalemia in chronic hemodialysis patients" Nephron 1985 39(2):112-116.

111   Urivetzky M, Kessaris D, Smith A, "Ascorbic acid overdosing: a risk factor for calcium oxalate nephrolithiasis" The Journal of Urology 1992 147(5):1215-1218.

112   Auer B, Auer D, Rodgers A, "Relative hyperoxaluria, crystalluria and haematuria after megadose ingestion of vitamin C" European Journal of Clinical Investigation 1998 28(9):695-700.

113   Kalokerinos A, Dettman I, Dettman G, "Vitamin C. The dangers of calcium and safety of sodium ascorbate" The Australasian Nurses Journal 1981 10(3):22.

114   Tsugawa N, et al, "Intestinal absorption of calcium from calcium ascorbate in rats" Journal of Bone and Mineral Metabolism 1999 17(1):30-36.

LIITE H

Aflatoksiini

1   Cecil Medicine, 23rd Edition, Saunders, an imprint of Elsevier Inc., 2008, Chap. 206.
2   Online article at: http://en.wikipedia.org/wiki/Aflatoxin
3   Netke S, et al, "Ascorbic acid protects guinea pigs from acute aflatoxin toxicity" Toxicology and Applied Pharmacology 1997 143(2):429-435.
4   Salem M, et al, "Protective role of ascorbic acid to enhance semen quality of rabbits treated with sublethal doses of aflatoxin B(1)" Toxicology 2001 162(3):209-218.
5   Verma R, Shukla R, Mehta D, "Interaction of aflatoxin with L-ascorbic acid: a kinetic and mechanistic approach" Natural Toxins 1999 7(1):25-29.
6   Bose S, Sinha S, "Aflatoxin-induced structural chromosomal changes and mitotic disruption in mouse bone marrow" 1991 Mutation Research 261(1):15-19.
7   Raina V, Gurtoo H, "Effects of vitamins A, C, and E on aflatoxin B1-induced mutagenesis in Salmonella typhimurium TA-98 and TA-100" 1985 Teratogenesis, Carcinogenesis, and Mutagenesis 5(1):29-40.
8   Bhattacharya R, Francis A, Shetty T, "Modifying role of dietary factors on the mutagenicity of aflatoxin B1: in vitro effect of vitamins" 1987 Mutation Research 188(2):121-128.

AIDS

1   Cecil Medicine, 23rd Edition, "History," Saunders, an imprint of Elsevier Inc., 2008, Chap. 412.
2   Cecil Medicine, 23rd Edition, "Treatment," Saunders, an imprint of Elsevier Inc., 2008, Chap. 412.
3   Cathcart R, "Vitamin C in the treatment of acquired immune deficiency syndrome (AIDS)" Medical Hypotheses 1984 14(4):423-433.
4   Cathcart R, "Letter to the Editor" Lancet 1990 335:235.
5   Everall I, Hudson L, Kerwin R, "Decreased absolute levels of ascorbic acid and unaltered vasoactive intestinal polypeptide receptor binding in the frontal

cortex in acquired immunodeficiency syndrome" Neuroscience Letters 1997 224(2):119-122.

6   Allard J, et al, "Effects of vitamin E and C supplementation on oxidative stress and viral load in HIV infected subjects" AIDS 1998 12(13):1653-1659.

7   Kotler D, "Antioxidant therapy and HIV infection: 1998 [editorial]" The American Journal of Clinical Nutrition 1998 67:7-9.

8   Cathcart R, "Letter to the Editor" Lancet 1990 335:235.

9   Harakeh S, Jariwalla R, "Comparative study of the anti-HIV activities of ascorbate and thiol-containing reducing agents in chronically HIV-infected cells" The American Journal of Clinical Nutrition 1991 54(6 Suppl):1231S-1235S.

10 Harakeh S, Jariwalla R, Pauling L, "Suppression of human immunodeficiency virus replication by ascorbate in chronically and acutely infected cells" Proceedings of the National Academy of Sciences of the United States of America (1990) 87(18):7245-7249.

11 Muller R, et al, "Virological and immunological effects of antioxidant treatment in patients with HIV infection" European Journal of Clinical Investigation 2000 30(10):905-914.

12 Tang A, et al, "Dietary micronutrient intake and risk of progression to acquired immunodeficiency syndrome (AIDS) in human immunodeficiency virus type 1 (HIV-1)-infected homosexual men" American Journal of Epidemiology 1993 138(11):937-951.

13 Treitinger A, et al, "Decreased antioxidant defence in individuals infected by the human immunodeficiency virus" European Journal of Clinical Investigation 2000 30(5):454-459.

14 Kataoka A, et al, "Intermittent high-dose vitamin C therapy in patients with HTLV-1 associated myelopathy" Journal of Neurology, Neurosurgery, and Psychiatry 1993 56(11):1213-1216.

15 Kataoka A, et al, "Intermittent high-dose vitamin C therapy in patients with HTLV-1-associated myelopathy" [Article in Japanese] Rinsho Shinkeigaku. Clinical Neurology 1993 33(3):282-288.
16 De la Asuncion J, et al, "AZT treatment induces molecular and ultrastructural oxidative damage to muscle mitochondria. Prevention by antioxidant vitamins" The Journal of Clinical Investigation 1998 102(1):4-9.

Aivokalvon tulehdus

1 Online article at: http://www.ncbi.nlm.nih.gov/pubmedhealth/PMH0002388/
2 Cecil Medicine, 23rd Edition, "Acute Viral Encephalitis," Saunders, an imprint of Elsevier Inc., 2008, Chap. 439.
3 Klenner F, "The treatment of poliomyelitis and other virus diseases with vitamin C" Southern Medicine & Surgery 1949 Jul 111(7):209-214.
4 Klenner F, "Massive doses of vitamin C and the virus diseases" Southern Medicine & Surgery 1951 Apr 103(4):101-107.
5 Klenner F, "The use of vitamin C as an antibiotic" Journal of Applied Nutrition 1953 6:274-278.
6 Klenner F, "An 'insidious' virus" Tri-State Medical Journal 1957 Jul pp.10-12.
7 Klenner F, "The clinical evaluation and treatment of a deadly syndrome caused by an insidious virus" Tri-State Medical Journal 1958 Oct pp.11-15.
8 Klenner F, "Virus encephalitis as a sequela of the pneumonias" Tri-State Medical Journal 1960 Feb pp.7-11.
9 Klenner F, "Observations of the dose and administration of ascorbic acid when employed beyond the range of a vitamin in human pathology" Journal of Applied Nutrition 1971 23(3&4):61-88.

Alkoholi

1   Miquel M, Aguilar M, Aragon C, "Ascorbic acid antagonizes ethanol-induced locomotor activity in the open-field" Pharmacology, Biochemistry, and Behavior 1999 62(2):361-366.

2   Susick Jr R, Zannoni V, "Effect of ascorbic acid on the consequences of acute alcohol consumption in humans" Clinical Pharmacology and Therapeutics 1987 41(5):502-509.

3   Busnel R, Lehmann A, "Antagonistic effect of sodium ascorbate on ethanol-induced changes in swimming of mice" Behavioural Brain Research 1980 1(4):351-356.

4   Klenner F, "Observations on the dose and administration of ascorbic acid when employed beyond the range of a vitamin in human pathology" Journal of Applied Nutrition 1971 23(3&4):61-88.

5   Meagher E, et al, "Alcohol-induced generation of lipid peroxidation products in humans" The Journal of Clinical Investigation 1999 104(6):805-813.

6   Zhou J, Chen P, "Studies on the oxidative stress in alcohol abusers in China" Biomedical and Environmental Sciences 2001 14(3):180-188.

7   Faizallah R, ET AL, "Alcohol enhances vitamin C excretion in the urine" Alcohol and Alcoholism 1986 21(1):81-84.

8   van der Gaag M, et al, "Moderate consumption of beer, red wine and spirits has counteracting effects on plasma antioxidants in middle-aged men" European Journal of Clinical Nutrition 2000 54(7):586-591.

9   Wickramasinghe S, Hasan R, "In vivo effects of vitamin C on the cytotoxicity of post-ethanol serum" Biochemical Pharmacology 1994 48(3):621-624.

10 Krasner N, et al, "Ascorbic-acid saturation and ethanol metabolism" Lancet 1974 2(7882):693-695.

11 Moldowan M, Acholonu W, "Effect of ascorbic acid or thiamine on acetaldehyde, disulfiram-ethanol- or

disulfiram-acetaldehyde-induced mortality" Agents and Actions 1982 12(5-6):731-736.

12 Yunice A, Lindeman R, "Effect of ascorbic acid and zinc sulfate on ethanol toxicity and metabolism" Proceedings of the Society for Experimental Biology and Medicine 1977 154(1):146-150.

13 Tamura T, et al, "Studies on the antidotal action of drugs. Part 1. Vitamin C and its antidotal effect against alcoholic and nicotine poisoning" The Journal of Nihon University School of Dentistry 1969 11(4):149-151.

14 Navasumrit P, et al, "Ethanol-induced free radicals and hepatic DNA strand breaks are prevented in vivo by antioxidants: effects of acute and chronic ethanol exposure" Carcinogenesis 2000 21(1):93-99.

15 Suresh M, Menon B, Indira M, "Effects of exogenous vitamin C on ethanol toxicity in rats" Indian Journal of Physiology and Pharmacology 2000 44(4):401-410.

16 Ginter E, Zloch Z, "Influence of vitamin C status on the metabolic rate of a single dose of ethanol-1-(14)C in guinea pigs" Physiological Research 1999 48(5):369-373.

17 Ginter E, Zloch Z, Ondreicka R, "Influence of vitamin C status on ethanol metabolism in guinea-pigs" Physiological Research 1998 47(2):137-141.

18 Suresh M, et al, "Interaction of ethanol and ascorbic acid on lipid metabolism in guinea pigs" Indian Journal of Experimental Biology 1997 35(10):1065-1069.

19 Susick Jr R, Zannoni V, "Ascorbic acid and elevated SGOT levels after an acute dose of ethanol in the guinea pig" Alcoholism, Clinical and Experimental Research 1987 11(3):265-268.

20 Zannoni V, et al, "Ascorbic acid, alcohol, and environmental chemicals" Annals of the New York Academy of Sciences 1987 498:364-388.

Alumiini

1   Cecil Medicine, 23rd Edition, "History," Saunders, an imprint of Elsevier Inc., 2008, Chap. 20.
2   Anane R, Creppy E, "Lipid peroxidation as pathway of aluminium cytotoxicity in human skin fibroblast cultures: prevention by superoxide dismutase+catalase and vitamins E and C" Human & Experimental Toxicology 2001 20(9):477-481.
3   Swain C, Chainy G, "In vitro stimulation of chick brain lipid peroxidation by aluminium, and effects of Tiron, EDTA and some antioxidants" Indian Journal of Experimental Biology 2000 38(12):1231-1235.
4   Fulton B, Jeffery E, "Absorption and retention of aluminum from drinking water. Effect of citric and ascorbic acids on aluminum tissue levels in rabbits" Fundamental and Applied Toxicology 1990 14(4):788-796.
5   Dhir H, et al, "Modification of clastogenicity of lead and aluminium in mouse bone marrow cells by dietary ingestion of Phyllanthus emblica fruit extract" Mutation Research 1990 241(3):305-312.
6   Roy A, Dhir H, Sharma A, "Modification of metal-induced micronuclei formation in mouse bone marrow erythrocytes by Phyllanthus fruit extract and ascorbic acid" Toxicology Letters 1992 62(1):9-17.

Alzheimer / dementia

1   Cecil Medicine, 23rd Edition, "Dementia Definition," Saunders, an imprint of Elsevier Inc., 2008, Chap. 425.
2   Bennett S, Grant MM, Aldred S, "Oxidative stress in vascular dementia and Alzheimer's disease: a common pathology," J Alzheimers Dis. 2009;17(2):245- 57.
3   Cecil Medicine, 23rd Edition, "Prevention and Treatment," Saunders, an imprint of Elsevier Inc., 2008, Chap. 425.
4   Harrison FE, et al, "Vitamin C deficiency increases basal exploratory activity but decreases scopolamine-

induced activity in APP/PSEN1 transgenic mice," Pharmacol Biochem Behav. 2010 Feb; 94(4):543-52.
5   Harrison FE, et al, "Antioxidants and cognitive training interact to affect oxidative stress and memory in APP/PSEN1 mice," Nutr Neurosci. 2009 Oct;12(5):203-18.
6   Harrison FE, et al, "Ascorbic acid attenuates scopolamine-induced spatial learning deficits in the water maze," Behav Brain Res. 2009 Dec 28;205(2):550-8.
7   Fotuhi M, et al. "Better cognitive performance in elderly taking antioxidant vitamins E and C supplements in combination with nonsteroidal anti-inflammatory drugs: the Cache County Study," Alzheimers Dement. 2008 May;4(3):223-7.
8   Cornelli U, "Treatment of Alzheimer's disease with a cholinesterase inhibitor combined with antioxidants," Neurodegener Dis. 2010;7(1-3):193-202

Amfetamiini

1   Online article at http://emedicine.medscape.com/article/812518-treatment#a1126
2   Beyer C, "Rapid recovery from Ecstasy intoxication" South African Medical Journal 2001 91(9):708-709.
3   Wagner G, Carelli R, Jarvis M, "Pretreatment with ascorbic acid attenuates the neurotoxic effects of methamphetamine in rats" Research Communications in Chemical Pathology and Pharmacology 1985 47(2):221-228.
4   Miquel M, Aguilar M, Aragon C, "Ascorbic acid antagonizes ethanol-induced locomotor activity in the open-field" Pharmacology, Biochemistry, and Behavior 1999 62(2):361-366.
5   De Vito M, Wagner G, "Methamphetamine-induced neuronal damage: a possible role for free radicals" Neuropharmacology 1989 28(10):1145-1150.

6   Rebec G, et al, "Ascorbic acid and the behavioral response to haloperidol: implications for the action of antipsychotic drugs" Science 1985 227(4685):438-440.

7   White L, et al, "Ascorbate antagonizes the behavioral effects of amphetamine by a central mechanism" Psychopharmacology 1988 94(2):284-287.

Arsenikki

1   Cecil Medicine, 23rd Edition, "Arsenic," Saunders, an imprint of Elsevier Inc., 2008, Chap. 20.

2   Cecil Medicine, 23rd Edition, "Arsenic: Treatment," Saunders, an imprint of Elsevier Inc., 2008, Chap. 20.

3   Lahiri K, "Advancement in the treatment of arsenical intolerance" Indian Journal of Venereal Diseases and Dermatology 1943 9(1):115-117.

4   Chattopadhyay S, et al, "Protection of sodium arsenite-induced ovarian toxicity by coadministration of L-ascorbate (vitamin C) in mature Wistar strain rat" Archives of Environmental Contamination and Toxicology 2001 41(1):83-89.

5   Grad J, et al, "Ascorbic acid enhances arsenic trioxide-induced cytotoxicity in multiple myeloma cells" Blood 2001 98(3):805-813.

6   Gao F, et al, "Ascorbic acid enhances the apoptosis of U937 cells induced by arsenic trioxide in combination with DMNQ and its mechanism" [Article in Chinese] Zhonghua Xueyexue Zazhi 2002 23(1):9-11.

7   Bachleitner-Hofmann T, et al, "Arsenic trioxide and ascorbic acid: synergy with potential implications for the treatment of acute myeloid leukaemia?" British Journal of Haematology 2001 112(3):783-786.

Barbituraatit

1   Article online at:
    http://en.wikipedia.org/wiki/Barbiturate_overdose

2   Article online at:
    http://emedicine.medscape.com/article/813155-
    treatment#a1126
3   Klenner F, "Observations on the dose and
    administration of ascorbic acid when employed beyond
    the range of a vitamin in human pathology" Journal of
    Applied Nutrition 1971 23(3&4):61-88.
4   Kao H, Jai S, Young Y, "A study of the therapeutic
    effect of large dosage of injection ascorbici acidi on the
    depression of the central nervous system as in acute
    poisoning due to barbiturates" [Article in Chinese] Acta
    Pharmaceutica Sinica 1965 12(11):764-765.

Bentsantroni

1   Article onlline at:
    http://en.wikipedia.org/wiki/Benzanthrone
2   Article online at:
    http://toxnet.nlm.nih.gov/cgi-bin/sis/search/a?
    dbs+hsdb:@term+@DOCNO+5245
3   Dwivedi N, Das M, Khanna S, "Role of biological
    antioxidants in benzanthrone toxicity" Archives of
    Toxicology 2001 75(4):221-226.
4   Pandya K, SinghG, Joshi N, "Effect of benzanthrone on
    the body level of ascorbic acid in guinea pigs" Acta
    Pharmacologica et Toxicologica 1970 28(6):499-506.
5   Das M, et al, "Attenuation of benzanthrone toxicity by
    ascorbic acid in guinea pigs" Fundamental and Applied
    Toxicology 1994 22(3):447-456.
6   Dwivedi N, et al, "Modulation by ascorbic acid of the
    cutaneous and hepatic biochemical effects induced by
    topically applied benzanthrone in mice" Food and
    Chemical Toxicology 1993 31(7):503-508.
7   Garg K, et al, "Effect of extraneous supplementation of
    ascorbic acid on the bio-disposition of benzanthrone in
    guinea pigs" Food and Chemical Toxicology 1992
    30(11):967-971.

8   Das M, et al, "Bio-elimination and organ retention profile of benzanthrone in scorbutic and non-scorbutic guinea pigs" Biochemical and Biophysical Research Communications 1991 178(3):1405-1412.

Bentseeni

1   Online article at: http://www.nlm.nih.gov/medlineplus/ency/article/0027 20.htm
2   Online article at: http://www.atsdr.cdc.gov/csem/benzene/treatment_man agement.html
3   Meyer A, "Benzene poisoning" The Journal of the American Medical Association 1937 108(11):911.
4   Cathala J, Bolgert M, Grenet P, "Scorbut chez un sujet soumis a une intoxication benzolique professionelle" Bull et Mem Soc d Hop de Paris 1936 52:1648.
5   Lurie J, "Benzene intoxication and vitamin C" The Transactions of the Association of Industrial Medical Officers 1965 15:78-79.
6   Wu J, Karlsson K, Danielsson A, "Protective effects of trolox C, vitamin C, and catalase on bromobenzene-induced damage to rat hepatocytes" Scandinavian Journal of Gastroenterology 1996 31(8):797-803.
7   Gontea I, et al, "Influence of chronic benzene intoxication on vitamin C in the guinea pig and rat" Igiena 1969 18:1-11.

Elohopea

1   Online article at: http://en.wikipedia.org/wiki/Mercury_poisoning
2   Cecil Medicine, 23rd Edition, "Chronic Poisoning: Trace Metals," Saunders, an imprint of Elsevier Inc., 2008, Chap.20.
3   Ruskin A, Ruskin B, "Effect of mercurial diuretics upon the respiration of the rat heart and kidney. III. The protective action of ascorbic acid against Mercuhydrin

in vitro" Texas Reports on Biology and Medicine 1952 10:429-438.

4   Huggins H, Levy T, Uninformed Consent: The Hidden Dangers in Dental Care, Charlottesville, VA: Hampton Roads Publishing Company, Inc. 1999.

5   Chapman D, Shaffer C, "Mercurial diuretics. A comparison of acute cardiac toxicity in animals and the effect of ascorbic acid on detoxification in their intravenous administration" Archives of Internal Medicine 1947 79:449-456.

6   Ruskin A, Johnson J, "Cardiodepressive effects of mercurial diuretics. Cardioprotective value of BAL, ascorbic acid and thiamin" Proceedings of the Society for Experimental Biology and Medicine 1949 72:577-583.

7   Blackstone S, Hurley R, Hughes R, "Some inter-relationships between vitamin C (L-ascorbic acid) and mercury in the guinea-pig" Food and Cosmetics Toxicology 1974 12(4):511-516.

8   Carroll R, Kovacs K, Tapp E, "Protection against mercuric chloride poisoning of the rat kidney" Arzneimittelforschung 1965 15(11):1361-1363.

9   Vauthey M, "Protective effect of vitamin C against poisons" Praxis (Bern) 1951 40:284-286.

10 Mokranjac M, Petrovic, "Vitamin C as an antidote in poisoning by fatal doses of mercury" Comptes Rendus Hebdomadaires des Seances de l'Academie des Sciences 1964 258:1341-1342.

11 Panda B, Subhadra A, Panda K "Prophylaxis of antioxidants against the genotoxicity of methyl mercuric chloride and maleic hydrazide in Allium micronucleus assay" Mutation Research 1995 343(2-3):75-84.

12 Gage J, "Mechanisms for the biodegradation of organic mercury compounds: the actions of ascorbate and of soluble proteins" Toxicology and Applied Pharmacology 1975 32(2):225-238.

Eläinmyrkyt

1. Cecil Medicine, 23rd Edition, "Arthropods and Leeches," Saunders, an imprint of Elsevier Inc., 2008, Chap.380.
2. Cecil Medicine, 23rd Edition, "Venoms and Poisons from Marine Organisms," Saunders, an imprint of Elsevier Inc., 2008, Chap 382.
3. Cilento P, et al, "Venomous bites and vitamin C status" The Australasian Nurses Journal 1980 9(6):19.
4. Klenner F, "Significance of high daily intake of ascorbic acid in preventive medicine" Journal of the International Academy of Preventive Medicine 1974 1(1):45-69.
5. Klenner F, "The black widow spider: case history" Tri-State Medical Journal 1957 Dec pp.15-18.
6. Klenner F, "Observations of the dose and administration of ascorbic acid when employed beyond the range of a vitamin in human pathology" Journal of Applied Nutrition 1971 23(3&4):61-88.
7. Klenner F, "Case history: cure of a 4-year-old child bitten by a mature highland moccasin with vitamin C" Tri-State Medical Journal 1954 Jul.
8. Smith L, "The Clinical Experiences of Frederick R. Klenner, M.D.: Clinical Guide to the Use of Vitamin C" Portland, OR: Life Sciences Press 1988.

Fenoli

1. Online article at: http://medical-dictionary.thefreedictionary.com/phenol+poisoning
2. Todorović V, "Acute phenol poisoning" [article in Serbian] Med Pregl. 2003;56 Suppl 1:37-41.
3. Skvortsova R, Pozniakovskii V, Agarkova I, "Role of the vitamin factor in preventing phenol poisoning" [Article in Russian] Voprosy Pitaniia 1981 2:32-35.
4. Valentovic M, et al, "2-Amino-5-chlorophenol toxicity in renal cortical slices from Fisher 344 rats: effect of

antioxidants and sulfhydryl agents" Toxicology and Applied Pharmacology 1999 161(1):1-9.

5   Hong S, et al, "4-Amino-2,6-dichlorophenol nephrotoxicity in the Fisher 344 rat: protection by ascorbic acid, AT-125, and aminooxyacetic acid" Toxicology and Applied Pharmacology 1997 147(1):115-125.

6   Nagyova A, Ginter E, "The influence of ascorbic acid on the hepatic cytochrome P-450, and glutathione in guinea-pigs exposed to 2,4-dichlorophenol" Physiological Research 1995 44(5):301-305.

7   Satoh K, et al, "Effect of antioxidants on radical intensity and cytotoxic activity of eugenol" Anticancer Research 1998 18(3A):1549-1552.

8   Song H, Lang C, Chen T, "The role of glutathione in p-aminophenol-induced nephrotoxicity in the mouse" Drug and Chemical Toxicology 1999 22(3):529-544.

9   Lock E, Cross T, Schnellmann R, "Studies on the mechanism of 4-aminophenol-induced toxicity to renal proximal tubules" Human & Experimental Toxicology 1993 12(5):383-388.

Fensyklidiini

1   Online article at:
    http://en.wikipedia.org/wiki/Phencyclidine

2   Aronow R, Miceli J, Done A "A therapeutic approach to the acutely overdosed PCP patient" Journal of Psychedelic Drugs 1980 12(3-4):259-267.

3   Rappolt R, Gay G, Farris R, "Emergency management of acute phencyclidine intoxication" JACEP 1979 8(2):68-76.

4   Giannini A, et al, "Augmentation of haloperidol by ascorbic acid in phencyclidine intoxication" The American Journal of Psychiatry 1987 144(9):1207-1209.

5 Welch M, Correa G, "PCP intoxication in young children and infants" Clinical Pediatrics 1980 19(8):510-514.

Fluori

1 Online article at: http://www.fluoridation.com/skeletal.htm
2 Gupta S, Gupta R, Seth A, "Reversal of clinical and dental fluorosis" Indian Pediatrics 1994 31(4):439-443.
3 Gupta S, et al, "Reversal of fluorosis in children" Acta Paediatrica Japonica 1996 38(5):513-519.
4 Narayana M, Chinoy N, "Reversible effects of sodium fluoride ingestion on spermatozoa of the rat" International Journal of Fertility and Menopausal Studies 1994 39(6):337-346.

Hepatiitti,akuutti virus

1 Cecil Medicine, 23rd Edition, "Acute Vital Hepatitis," Saunders, an imprint of Elsevier Inc., 2008, Chap. 151.
2 Calleja H, Brooks R, "Acute hepatitis treated with high doses of vitamin C" The Ohio State Medical Journal 1960 56:821-823.
3 Cathcart R, "Vitamin C, titrating to bowel tolerance, anascorbemia, and acute induced scurvy" Medical Hypotheses 1981 7(11):1359-1376.
4 Komar V, Vasil'ev V, "The use of water-soluble vitamins in viral hepatitis A" [Article in Russian] Klinicheskaia Meditsina 1992 70(1):73-75.
5 Morishige F, Murata A, "Vitamin C for prophylaxis of viral hepatitis B in transfused patients" Journal of the International Academy of Preventive Medicine 1978 5(1):54-58.
6 Baur H, Staub H, "Therapy of hepatitis with ascorbic acid infusions" [Article in German] Schweizerische Medizinische Wochenschrift 1954 84:595-597.
7 Baetgen D, Results of the treatment of epidemic hepatitis in children with high doses of ascorbic acid in

the years 1957-1958" [Article in German] Medizinische Monatschrift 1961 15:30-36.

8   Dalton W, "Massive doses of vitamin C in the treatment of viral diseases" Journal of the Indiana State Medical Association 1962 Aug pp.1151-1154.

9   Orens S, "Hepatitis B — a ten day cure: a personal history" Bulletin Philadelphia Cty Dental Society 1983 48(6):4-5.

Herpes

1   Online article at: http://www.medicinenet.com/acyclovir/article.htm

2   Cecil Medicine, 23rd Edition, "Herpes Simplex Virus Infections," Saunders, an imprint of Elsevier Inc., 2008, Chap. 307.

3   Terezhalmy G, Bottomley W, Pelleu G, "The use of water-soluble bioflavonoid-ascorbic acid complex in the treatment of recurrent herpes labialis" Oral Surgery, Oral Medicine, Oral Pathology 1978 45(1):56-62.

4   White L, et al, "In vitro effect of ascorbic acid on infectivity of herpesviruses and paramyxoviruses" Journal of Clinical Microbiology 1986 24(4):527-531.

5   Sagripanti J, et al, "Mechanism of copper-mediated inactivation of herpes simplex virus" Antimicrobial Agents and Chemotherapy 1997 41(4):812-817.

6   Hovi T, et al, "Topical treatment of recurrent mucocutaneous herpes with ascorbic acid-containing solution" Antiviral Research 1995 27(3):263-270.

Hiilitetrakloridi

1   Online article at: http://en.wikipedia.org/wiki/Carbon_tetrachloride_pois oning

2   Cecil Medicine, 23rd Edition, "Acute Poisoning," Saunders, an imprint of Elsevier Inc., 2008, Chap. 111.

3   Sheweita S, El-Gabar M, Bastawy M, "Carbon tetrachloride changes the activity of cytochrome P450

system in the liver of male rats: role of antioxidants" Toxicology 2001 169(2):83-92.

Sheweita S, El-Gabar M, Bastawy M, "Carbon tetrachloride-induced changes in the activity of phase II drug-metabolizing enzyme in the liver of male rats: role of antioxidants" 2001 Toxicology 165(2-3):217-224.

Ademuyiwa O, Adesanya O, Ajuwon O, "Vitamin C in CCl4 hepatotoxicityča preliminary report" Human & Experimental Toxicology 1994 13(2):107-109.

Soliman M, et al, "Vitamin C as prophylactic drug against experimental hepatotoxicity" The Journal of the Egyptian Medical Association 1965 48(11):806-812.

Chatterjee A, "Role of ascorbic acid in the prevention of gonadal inhibition by carbon tetrachloride" Endokrinologie 1967 51(5-6):319-322.

Hinkuyskä

Online article at: http://www.ncbi.nlm.nih.gov/pubmedhealth/PMH0002528/

Meier K, "Vitamin C treatment of pertussis" Annales de Pediatrie (Paris) 1945 164:50-53.

Ormerod M, Unkauf B, "Ascorbic acid (vitamin C) treatment of whooping cough" Canadian Medical Association Journal 1937 37(2):134-136.

Omerod M, et al, "A further report on the ascorbic acid treatment of whooping cough" Canadian Medical Association Journal 1937 37(3):268-272

Otani T, "On the vitamin C therapy of pertussis" Klinische Wochenschrift 1936 15(51):1884-1885.

Sessa T, "Vitamin C therapy of whooping cough" Riforma Medica 1940 56:38-43.

Vermillion E, Stafford G, "A preliminary report on the use of cevitaminic acid in the treatment of whooping cough" Journal of the Kansas Medical Society 1938 39(11):469, 479.

Hyönteis- ja kasvimyrkyt

1 Online article at: http://en.wikipedia.org/wiki/Diquat
2 Online article at:
http://en.wikipedia.org/wiki/Endosulfan
3 Online article at:
http://en.wikipedia.org/wiki/Phosphamido
4 Online article at:
http://pmep.cce.cornell.edu/profiles/extoxnet/haloxyfop
-methylparathion/mancozeb-ext.html
5 Online article at:
http://pmep.cce.cornell.edu/profiles/extoxnet/dienochlo
r-glyphosate/dimethoate-ext.html
6 Online article at:
http://en.wikipedia.org/wiki/Malathion
7 Online article at: http://en.wikipedia.org/wiki/Parathion
8 Online article at: http://en.wikipedia.org/wiki/Lindane.
9 Klenner F, "Observations on the dose and
administration of ascorbic acid when employed beyond
the range of a vitamin in human pathology" Journal of
Applied Nutrition 1971 23(3&4):61-88.
10 Nakagawa Y, Cotgreave I, Moldeus P, "Relationships
between ascorbic acid and alpha-tocopherol during
diquat-induced redox cycling in isolated rat
hepatocytes" Biochemical Pharmacology 1991
42(4):883-888.
11 Khan P, Sinha S, "Ameliorating effect of vitamin C on
murine sperm toxicity induced by three pesticides
(endosulfan, phosphamidon and mancozeb)"
Mutagenesis 1996 11(1):33-36.
12 Khan P, Sinha S, "Impact of higher doses of vitamin C
in modulating pesticide genotoxicity" Teratogenesis,
Carcinogenesis, and Mutagenesis 1994 14(4):175-181.
13 Geetanjali D, Rita P, Reddy P, "Effect of ascorbic acid
in the detoxification of the insecticide dimethoate in the
bone marrow erythrocytes of mice" Food and Chemical
Toxicology 1993 31(6):435-437.

14 Hoda Q, Sinha S, "Minimization of cytogenetic toxicity of malathion by vitamin C" Journal of Nutritional Science and Vitaminology 1991 37(4):329-339.

15 Hoda Q, Sinha S, "Vitamin C-mediated minimisation of Rogor-induced genotoxicity" Mutation Research 1993 299(1):29-36.

16 Chakraborty D, et al, "Studies on L-ascorbic acid metabolism in rats under chronic toxicity due to organophosphorus insecticides: effects of supplementation of L-ascorbic acid in high doses" The Journal of Nutrition 1978 108(6):973-980.

17 Hoda Q, Azfer M, Sinha S, "Modificatory effect of vitamin C and vitamin B-complex on meiotic inhibition induced by organophosphorus pesticide in mice Mus musculus" International Journal for Vitamin and Nutrition Research 1993 63(1):48-51.

18 Tiwari R, Bandyopadhyayn S, Chatterjee G, "Protective effect of L-ascorbic acid in lindane intoxicated rats" Acta Vitaminologica et Enzymologica 1982 4(3):215-220.

19 Koner B, Banerjee B, Ray A, "Organochlorine pesticide-induced oxidative stress and immune suppression in rats" Indian Journal of Experimental Biology 1998 36(4):395-398.

Jäykkäkouristus

1 Online article at: http://www.ncbi.nlm.nih.gov/pubmedhealth/PMH0001640/

2 Cecil Medicine, 23rd Edition, "Clostridial Infections," Saunders, an imprint of Elsevier Inc., 2008, Chap.319.

3 Jungeblut C, "Inactivation of tetanus toxin by crystalline vitamin C (L-ascorbic acid)" Journal of Immunology 1937 33:203-214.

4 Kligler I, Guggenheim K, Warburg F, "Influence of ascorbic acid on the growth and toxin production of Cl.

tetani and on the detoxication of tetanus toxin" Journal of Pathology 1938 46:619-629.

5   Klenner F, "Case history: cure of a 4-year-old child bitten by a mature highland moccasin with vitamin C" Tri-State Medical Journal 1954 Jul.

6   Dey P, "Efficacy of vitamin C in counteracting tetanus toxicity" Die Naturwissenschaften 1966 53(12):310.

7   Dey P, "Protective action of ascorbic acid & its precursors on the convulsive & lethal actions of strychnine" Indian Journal of Experimental Biology 1967 5(2):110-112.

8   Klenner F, "Case history: cure of a 4-year-old child bitten by a mature highland moccasin with vitamin C" Tri-State Medical Journal 1954 Jul.

9   Jahan K, Ahmad K, Ali M, "Effect of ascorbic acid in the treatment of tetanus" Bangladesh Medical Research Council Bulletin 1984 10(1):24-28.

Kadmium

1   Online article at: http://en.wikipedia.org/wiki/Cadmium_poisoning

2   Cecil Medicine, 23rd Edition, "Chronic Poisoning: Trace Metals," Saunders, an imprint of Elsevier Inc., 2008, Chap. 20.

3   Nagyova A, Galbavy S, Ginter E, "Histopathological evidence of vitamin C protection against Cd-nephrotoxicity in guinea pigs" Experimental and Toxicologic Pathology 1994 46(1):11-14.

4   Kubova J, et al, "The influence of ascorbic acid on selected parameters of cell immunity in guinea pigs exposed to cadmium" Zeitschrift fur Ernahrungswissenschaft 1993 32(2):113-120.

5   Hudecova A, Ginter E, "The influence of ascorbic acid on lipid peroxidation in guinea pigs intoxicated with cadmium" Food and Chemical Toxicology 1992 30(12):1011-1013.

6   Kadrabova J, Madaric A, Ginter, "The effect of
    ascorbic acid on cadmium accumulation in guinea pig
    tissues" Experientia 1992 48(10):989-991.
7   Shiraishi N, Uno H, Waalkes M, "Effect of L-ascorbic
    acid pretreatment on cadmium toxicity in the male
    Fischer (F344/NCr) rat" Toxicology 1993 85(2-3):85-
    100.
8   Fahmy M, Aly F, "In vivo and in vitro studies on the
    genotoxicity of cadmium chloride in mice" Journal of
    Applied Toxicology 2000 20(3):231-238.
9   Rambeck W, Guillot I, "Bioavailability of cadmium:
    effect of vitamin C and phytase in broiler chickens"
    [Article in German] Tierarztliche Praxis 1996
    24(5):467-470.
10 Rothe S, et al, "The effect of vitamin C and zinc on the
    copper-induced increase of cadmium residues in swine"
    [Article in German] Zeitschrift fur
    Ernahrungswissenshaft 1994 33(1):61-67.

Keuhkokuume

1   Online article at:
    http://www.ncbi.nlm.nih.gov/pubmedhealth/PMH00012
    00/
2   Locke A, et al, "Fitness, sulfanilamide and
    pneumococcus infection in the rabbit" Science 1937
    86(2227):228-229.
3   Kaiser A, Slavin B, "The incidence of hemolytic
    streptococci in the tonsils of children as related to the
    vitamin C content of tonsils and blood" Journal of
    Pediatrics 1938 13:322-333.
4   Sabin A, "Vitamin C in relation to experimental
    poliomyelitis with incidental observations on certain
    manifestations in Macacus rhesus monkeys on a
    scorbutic diet" Journal of Experimental Medicine 1939
    69:507-515.
5   Gander J, Niederberger W, Munchener Medizinische
    Wochenschrift 1936 83:1386.

6 Vogl A, Munchener Medizinische Wochenschrift 1937 84:1569.
7 Bonnholtzer E, Deutsches Med Wochenschrift 1937 26:1001.
8 Hochwald A, Deutsches Med Wochenschrift 1937 63:182.
9 Gunzel W, Kroehnert G, "Experiences in the treatment of pneumonia with vitamin C" Fortschrifte der Therapie 1937 13:460-463.
10 Sennewald K, Fortschrifte der Therapie 1938 14:139.
11 Szirmai F, "Value of vitamin C in treatment of acute infectious diseases" Deutsches Archive fur Klinische Medizin 1940 85:434-443.
12 Kimbarowski J, Mokrow N, "Colored precipitation reaction of the urine according to Kimbarowski (FARK) as an index of the effect of ascorbic acid during treatment of viral influenza" [Article in German] Das Deutsche Gesundheitswesen 1967 22(51):2413-2418.
13 Slotkin G, Fletcher R, "Ascorbic acid in pulmonary complications following prostatic surgery: a preliminary report" Journal of Urology 1944 52:566-569.
14 Hamdy A, et al, "Effect of vitamin C on lamb pneumonia and mortality" The Cornell Veterinarian 1967 57(1):12-20.
15 Esposito A, "Ascorbate modulates antibacterial mechanisms in experimental pneumococcal pneumonia" The American Review of Respiratory Disease 1986 133(4):643-647.
16 Pitt H, Costrini A, "Vitamin C prophylaxis in marine recruits" Journal of the American Medical Association 1979 241(9):908-911.
17 Dalton W, "Massive doses of vitamin C in the treatment of viral diseases" Journal of the Indiana State Medical Association (1962) Aug pp.1151-1154.

18 Klenner F, "Virus pneumonia and its treatment with vitamin C" Southern Medicine & Surgery 1948 Feb 110(2):36-38,46.
19 Klenner F, "The use of vitamin C as an antibiotic" Journal of Applied Nutrition 1953 6:274-278.

Kolesteroli

1   Cecil Medicine, 23rd Edition, "Disorders of Lipid Metabolism," Saunders, an imprint of Elsevier Inc., 2008, Chap. 217.
2   Taylor F, et al, "Statins for the primary prevention of cardiovascular disease " Cochrane Database Syst Rev. 2011 Jan 19;(1):CD004816.
3   Willis G, "An experimental study of the intimal ground substance in atherosclerosis" Canadian Medical Association Journal 1953 69:17-22.
4   Duff G, "Experimental cholesterol arteriosclerosis and its relationship to human arteriosclerosis" Archives of Pathology 1935 20:81-123, 259-304.
5   Turley S, West C, Horton B, "The role of ascorbic acid in the regulation of cholesterol metabolism and in the pathogenesis of atherosclerosis" Atherosclerosis 1976 24(1-2):1-18.
6   Ginter E, "Ascorbic acid in cholesterol and bile acid metabolism" Annals of the New York Academy of Sciences 1975 258:410-421.
7   Ginter E, et al, "Lowered cholesterol catabolism in guinea pigs with chronic ascorbic acid deficiency" American Journal of Clinical Nutrition 1971 24(10):1238-1245.
8   Banerjee S, Singh H, "Cholesterol metabolism in scorbutic guinea pigs" Journal of Biological Chemistry 1958 233(1):336-339.
9   Maeda N, et al, "Aortic wall damage in mice unable to synthesize ascorbic acid" Proceedings of the National Academy of Sciences of the United States of America 2000 97(2):841-846.

10 Dent F, Hayes R, Booker W, "Further evidence of cholesterol-ascorbic acid antagonism in blood; role of adrenocortical hormones" Federation Proceedings 1951 18:291.

11 Booker W, et al, "Cholesterol-ascorbic acid relationship; changes in plasma and cell ascorbic acid and plasma cholesterol following administration of ascorbic acid and cholesterol" American Journal of Physiology 1957 189:75-77.

12 Sitaramayya C, Ali T, "Studies on experimental hypercholesterolemia and atherosclerosis" Journal of Physiology and Pharmacology 1962 6:192-204.

13 Sadava D, et al, "The effect of vitamin C on the rapid induction of aortic changes in rabbits" Journal of Nutritional Science and Vitaminology 1982 28(2):85-92.

14 Ginter E, Kajaba T, Nizner O, "The effect of ascorbic acid on cholesterolemia in healthy subjects with seasonal deficit of vitamin C" Nutrition and Metabolism 1970 2(2):76-86.

15 Ginter E, et al, "Effect of ascorbic acid on plasma cholesterol in humans in a long-term experiment" International Journal for Vitamin and Nutrition Research 1977 47(2):123-134.

16 Ginter E, "Marginal vitamin C deficiency, lipid metabolism, and atherogenesis" Advances in Lipid Research 1978 16:167-220.

17 Sokoloff B, et al, "Aging, atherosclerosis and ascorbic acid metabolism" Journal of the American Geriatrics Society 1966 14(12):1239-1260.

18 Turley S, West C, Horton B, "The role of ascorbic acid in the regulation of cholesterol metabolism and in the pathogenesis of atherosclerosis" Atherosclerosis 1976 24(1-2):1-18

19 Ginter E, et al, "Lowered cholesterol catabolism in guinea pigs with chronic ascorbic acid deficiency"

American Journal of Clinical Nutrition 1971 24(10):1238-1245.

20 Willis G, "An experimental study of the intimal ground substance in atherosclerosis" Canadian Medical Association Journal 1953 69:17-22.

21 Datey K, et al, "Ascorbic acid and experimental atherosclerosis" Journal of the Association of Physicians of India 1968 16(9):567-570.

Korkea verenpaine

1 Online article at: www.ncbi.nlm.nih.gov/pubmedhealth/PMH0001502/

2 Cecil Medicine, 23rd Edition, "Arterial Hypertension," Saunders, an imprint of Elsevier Inc., 2008, Chap.66.

3 Bates C, et al, "Does vitamin C reduce blood pressure? Results of a large study of people aged 65 or older" Journal of Hypertension 1998 16(7):925-932.

4 Fotherby M, et al, "Effect of vitamin C on ambulatory blood pressure and plasma lipids in older persons" Journal of Hypertension 2000 18(4):411-415.

5 May J, "How does ascorbic acid prevent endothelial dysfunction?" Free Radical Biology & Medicine 2000 28(9):1421-1429.

6 Moran J, et al, "Plasma ascorbic acid concentrations relate inversely to blood pressure in human subjects" The American Journal of Clinical Nutrition 1993 57(2):213-217.

7 Ness A, et al, "Vitamin C status and blood pressure" Journal of Hypertension 1996 14(4):503-508.

8 Ness A, Chee D, Elliott P, "Vitamin C and blood pressure—an overview" Journal of Human Hypertension 1997 11(6):343-350.

9 Sakai N, et al, "An inverse relationship between serum vitamin C and blood pressure in a Japanese community" Journal of Nutritional Science and Vitaminology 1998 44(6):853-867.

10 Galley H, et al, "Combination oral antioxidant supplementation reduces blood pressure" Clinical Science 1997 92(4):361-365.
11 Duffy S, et al, "Treatment of hypertension with ascorbic acid" Lancet 1999 354(9195):2048-2049.

Kromi

1   Online article at: http://www.weitzlux.com/exposedchromiumpoisoning_712.html
2   Cecil Medicine, 23rd Edition, "Chronic Poisoning: Trace Metals," Saunders, an imprint of Elsevier Inc., 2008, Chap. 20.
3   Samitz M, Shrager J, Katz S, "Studies on the prevention of injurious effects of chromates in industry" Industrial Medicine and Surgery 1962 31:427-432.
4   Pirozzi D, Gross P, SamitzM, "The effect of ascorbic acid on chrome ulcers in guinea pigs" Archives of Environmental Health 1968 17(2):178-180.
5   Samitz M, Katz S, "Protection against inhalation of chromic acid mist. Use of filters impregnated with ascorbic acid" Archives of Environmental Health 1965 11(6):770-772.
6   Korallus U, Harzdorf C, Lewalter J, "Experimental bases for ascorbic acid therapy of poisoning by hexavalent chromium compounds" International Archives of Occupational and Environmental Health 1984 53(3):247-256.
7   Na K, Jeong S, Lim C, "The role of glutathione in the acute nephrotoxicity of sodium dichromate" Archives of Toxicology 1992 66(9):646-651.
8   Ginter E, Chorvatovicova D, Kosinova A, "Vitamin C lowers mutagenic and toxic effect of hexavalent chromium in guinea pigs" International Journal for Vitamin and Nutrition Research 1989 59(2):161-166.
9   Tandon S, Gaur J, "Chelation in metal intoxication. IV. Removal of chromium from organs of experimentally

poisoned animals" Clinical Toxicology 1977 11(2):257-264.

Kurkkumätä

1 Cecil Medicine, 23rd Edition, Chap. 315, Saunders, an imprint of Elsevier Inc., 2008.
2 Harde E, Philippe M, "Observations sur le pouvoir antigene du melange toxine diphtherique et vitamin C" Compt Rend Acad d Sc 1934 199:738-739.
3 Greenwald C, Harde E, "Vitamin C and diphtheria toxin" Proceedings of the Society for Experimental Biology and Medicine 1935 32:1157-1160.
4 ungeblut C, Zwemer R, "Inactivation of diphtheria toxin in vivo and in vitro by crystalline vitamin C (ascorbic acid)" Proceedings of the Society for Experimental Biology and Medicine 1935 32:1229-1234.
5 King C, Menten M, "Influence of vitamin level on resistance to diphtheria toxin" Journal of Nutrition 1935 10:129-155.
6 Hanzlik P, Terada B, "Protective measures in diphtheria intoxication" Journal of Pharmacology and Experimental Therapeutics 1936 56:269-277.
7 Klenner F, "The treatment of poliomyelitis and other virus diseases with vitamin C" Southern Medicine & Surgery 1949 Jul 111(7):209-214.
8 Klenner F, "Observations of the dose and administration of ascorbic acid when employed beyond the range of a vitamin in human pathology" Journal of Applied Nutrition 1971 23(3&4):61-88.

Kylmettyminen

1 Cecil Medicine, 23rd Edition, Chap. 384, Saunders, an imprint of Elsevier Inc., 2008.
2 Carr A, et al, "Vitamin C and the common cold: using identical twins as controls" The Medical Journal of Australia 1981 2(8):411-412.

3   Cathcart R, "Vitamin C, titrating to bowel tolerance, anascorbemia, and acute induced scurvy" Medical Hypotheses 1981 7(11):1359-1376.
4   Gorton H, Jarvis K, "The effectiveness of vitamin C in preventing and relieving the symptoms of virus-induced respiratory infections" Journal of Manipulative and Physiological Therapeutics 1999 22(8):530-533.
5   Hemila H, "Does vitamin C alleviate the symptoms of the common cold? — a review of current evidence" Scandinavian Journal of Infectious Disease 1994 26(1):1-6.
6   Hemila H, "Vitamin C, the placebo effect, and the common cold: a case study of how preconceptions influence the analysis of results" Journal of Clinical Epidemiology 1996 49(10):1079-1084.
7   Murphy B, et al, "Ascorbic acid (vitamin C) and its effects on parainfluenza type III virus infection in cotton-topped marmosets" Laboratory Animal Science 1974 24(1):229-232.

Lavantauti

1   Online article at: http://www.ncbi.nlm.nih.gov/pubmedhealth/PMH0002308/
2   Drummond J, "Recent advances in the treatment of enteric fever" Clinical Proceedings (South Africa) 1943 2:65-93.
3   Farah N, "Enteric fever treated with suprarenal cortex extract and vitamin C intravenously" Lancet 1938 1:777-779.
4   Foster D, Obineche E, Traub N, "The effect of pyridoxine, folic acid and ascorbic acid therapy on the incidence of sideroblastic anaemia in Zambians with chloramphenicol treated typhoid. A preliminary report" East African Medical Journal 1974 51(1):20-25.

5   Hill C, Garren H, "The effect of high levels of vitamins on the resistance of chicks to fowl typhoid" Annals of the New York Academy of Sciences 1955 63:186-194.

Lepra

1   Online article at: http://www.ncbi.nlm.nih.gov/pubmedhealth/PMH00023 23/
2   Cecil Medicine, 23rd Edition, "Leprosy," Saunders, an imprint of Elsevier Inc., 2008, Chap.347.
3   Sinha S, et al, "A study of blood ascorbic acid in leprosy" International Journal of Leprosy and Other Mycobacterial Diseases 1984 52(2):159-162.
4   Bechelli L, "Vitamin C therapy of the lepra reaction" Revista Brasileira de Leprologia (Sao Paulo) 1939 7:251-255.
5   Ferreira D, "Vitamin C in leprosy" Publicacoes Medicas 1950 20:25-28.
6   Gatti C, Gaona R, "Ascorbic acid in the treatment of leprosy" Archiv Schiffe- und Tropenhygiene 1939 43:32-33.
7   Hastings R, et al, "Activity of ascorbic acid in inhibiting the multiplication of M. leprae in the mouse foot pad" International Journal of Leprosy and Other Mycobacterial Diseases 1976 44(4):427-430.

Luomistauti

1   Cecil Medicine, 23rd Edition, Chap. 331, Saunders, an imprint of Elsevier Inc., 2008.
2   Boura P, et al, "Monocyte locomotion in anergic chronic brucellosis patients: the in vivo effect of ascorbic acid" Immunopharmacology and Immunotoxicology 1989 11(1):119-129.
3   Mick E, "Brucellosis and its treatment. Observations preliminary report" Archives of Pediatrics 1955 72:119-125.

Lyijy

1   Online article at:
    http://www.mayoclinic.com/health/lead-poisoning/FL0
    0068
2   Cecil Medicine, 23rd Edition, "Chronic Poisoning:
    Lead Poisoning," Saunders, an imprint of Elsevier Inc.,
    2008, Chap.20.
3   Holmes H, Campbell K, Amberg E, "Effect of vitamin
    C on lead poisoning" Journal of Laboratory and
    Clinical Medicine 1939 24:1119-1127.
4   Tandon S, et al, "Lead poisoning in Indian silver
    refiners" The Science of the Total Environment 2001
    281(1-3):177-182.
5   Altmann P, et al, "Lead detoxication effect of a
    combined calcium phosphate and ascorbic acid therapy
    in pregnant women with increased lead burden"
    [Article in German] Wiener Medizinische
    Wochenschrift 1981 [131(12):311-314.
6   Flora S, Tandon S, "Preventive and therapeutic effects
    of thiamine, ascorbic acid and their combination in lead
    intoxication" Acta Pharmacologica et Toxicologica
    1986 Copenh) 58(5):374-378.
7   Morton A, Partridge S, Blair J, "The intestinal uptake of
    lead" Chemistry in Britain 1985 15:923-927.
8   Niazi S, Lim J, Bederka J, "Effect of ascorbic acid on
    renal excretion of lead in the rat" Journal of
    Pharmaceutical Sciences 1982 71(10):1189-1190.
9   Goyer R, Cherian M, "Ascorbic acid and EDTA
    treatment of lead toxicity in rats" Life Sciences 1979
    24(5):433-438.
10 Dhawan M, Kachru D, Tandon S, "Influence of
    thiamine and ascorbic acid supplementation on the
    antidotal efficacy of thiol chelators in experimental lead
    intoxication" Archives of Toxicology 1988 62(4):301-
    304.
11 Vij A, Satija N, Flora S, "Lead induced disorders in
    hematopoietic and drug metabolizing enzyme system

and their protection by ascorbic acid supplementation"
Biomedical and Environmental Sciences 1998 11(1):7-
14.

12 Simon J, Hudes E, "Relationship of ascorbic acid to
    blood lead levels" The Journal of the American Medical
    Association 1999 281(24):2289-2293.
13 Houston D, Johnson M, "Does vitamin C intake protect
    against lead toxicity?" Nutrition Reviews 2000 58(3 Pt
    1):73-75.
14 Cheng Y, et al, "Relation of nutrition to bone lead and
    blood lead levels in middle-aged to elderly men: The
    Normative Aging Study" American Journal of
    Epidemiology 1998 147(12):1162-1174.
15 Flanagan P, Chamberlain M, Valberg L, "The
    relationship between iron and lead absorption in
    humans" The American Journal of Clinical Nutrition
    1982 36(5):823-829.
16 Dalley J, et al, "Interaction of L-ascorbic acid on the
    disposition of lead in rats" Pharmacology & Toxicology
    1989 64(4):360-364.
17 Dawson E, et al, "The effect of ascorbic acid
    supplementation on the blood lead levels of smokers"
    Journal of the American College of Nutrition 1999
    18(2):166-170.

Lääkeaineiden myrkyllisyys

1 Online article at:
   http://www.ncbi.nlm.nih.gov/pubmedhealth/PMH00005
   21/
2 Online article at:
   http://en.wikipedia.org/wiki/Acetaminophen
3 eterson F, Knodell R, "Ascorbic acid protects against
   acetaminophen- and cocaine-induced hepatic damage in
   mice" Drug-Nutrient Interactions 1984 3(1):33-41.
4 Ilkiw J, Ratcliffe R, "Paracetamol toxicity in a cat"
   Australian Veterinary Journal 1987 64(8):245-247.

5   Axelrod J, Udenfriend S, Brodie B, "Ascorbic acid in aromatic hydroxylation. III. Effect of ascorbic acid on hydroxylation of acetanilide, aniline and antipyrine in vivo" The Journal of Pharmacology and Experimental Therapeutics 1954 111:176-181.

6   Online article at: http://en.wikipedia.org/wiki/Arsphenamine

7   Sulzberger M, Oser B, "The influence of ascorbic acid in diet on sensitization of guinea pigs to neoarsphenamine" Proceedings of the Society for Experimental Biology and Medicine 1935 32:716.

8   Dainow I, "Desensitizing action of L-ascorbic acid" Ann Dermat et Syph. 1935 6:830.

9   Online article at: http://en.wikipedia.org/wiki/Chloroform

10 Tamura T, et al, "Studies on the antidotal action of drugs. Part 2. Vitamin C and its antidotal effect against chloroform and carbon tetrachloridum" The Journal of Nihon University School of Dentistry 1970 12(1):25-28.

11 Online article at: http://www.nlm.nih.gov/medlineplus/druginfo/meds/a6 84036. Html

12 Nefic H, "Anticlastogenic effect of vitamin C on cisplatin induced chromosome aberrations in human lymphocyte cultures" Mutation Research 2001 498(1-2):89-98.

13 Giri A, Khynriam D, Prasad S, "Vitamin C mediated protection on cisplatin induced mutagenicity in mice" Mutation Research 1998 421(2):139-148.

14 Greggi Antunes L, Darin J, Bianchi M, "Protective effects of vitamin C against cisplatin-induced nephrotoxicity and lipid peroxidation in adult rats: a dose-dependent study" 2000 Pharmacological Research 41(4):405-411.

15 Appenroth D, et al, "Protective effects of vitamin E and C on cisplatin nephrotoxicity in developing rats" Archives of Toxicology 1997 71(11):677-683.

16 Lopez-Gonzalez M, et al, "Ototoxicity caused by cisplatin is ameliorated by melatonin and other antioxidants" Journal of Pineal Research 2000 28(2):73-80.

17 Rybak L, Whitworth C, Somani S, "Application of antioxidants and other agents to prevent cisplatin ototoxicity" The Laryngoscope 1999 109(11):1740-1744.

18 Olas B, Wachowicz B, Buczynski A, "Vitamin C suppresses the cisplatin toxicity on blood platelets" Anti-cancer Drugs 2000 11(6):487-493.

19 Online article at: http://www.nlm.nih.gov/medlineplus/druginfo/meds/a6 82080. html

20 Lee C, et al, "Fatal cyclophosphamide cardiomyopathy: its clinical course and treatment" Bone Marrow Transplantation 1996 18(3):573-577.

21 Ghosh S, et al, "Effect of ascorbic acid supplementation on liver and kidney toxicity in cyclophosphamide-treated female albino rats" The Journal of Toxicological Sciences 1999 24(3):141-144.

22 Vasavi H, et al, "The salubrious effects of ascorbic acid on cyclophosphamide instigated lipid abnormalities in fibrosarcoma bearing rats" Cancer Biochemistry Biophysics 1998 16(1-2):71-83.

23 Vijayalaxmi K, Venu R, "In vivo anticlastogenic effects of L-ascorbic acid in mice" Mutation Research 1999 438(1):47-51.

24 Ghaskadbi S, et al, "Modulation of cyclophosphamide mutagenicity by vitamin C in the in vivo rodent micronucleus assay" Teratogenesis, Carcinogenesis, and Mutagenesis 1992 12(1):11-17.

25 Kola I, Vogel R, Spielmann H, "Co-administration of ascorbic acid with cyclophosphamide (CPA) to

pregnant mice inhibits the clastogenic activity of CPA in preimplantation murine blastocysts" Mutagenesis 1989 4(4):297-301.

26 Vogel R, Spielmann H, "Beneficial effects of ascorbic acid on preimplantation mouse embryos after exposure to cyclophosphamide in vivo" Teratogenesis, Carcinogenesis, and Mutagenesis 1989 9(1):51-59.

27 Pillans P, Ponzi S, Parker M, "Effects of ascorbic acid on the mouse embryo and on cyclophosphamide-induced cephalic DNA strand breaks in vivo" Archives of Toxicology 1990 64(5):423-425.

28 Online article at: http://www.nlm.nih.gov/medlineplus/druginfo/meds/a6 01207. html

29 Durak I, et al, (1998) Impaired antioxidant defense system in the kidney tissues from rabbits treated with cyclosporine. Protective effects of vitamins E and C. Nephron 1990 78(2):207-211.

30 Rojas M, et al, "Differential modulation of apoptosis and necrosis by antioxidants in immunosuppressed human lymphocytes" Toxicology and Applied Pharmacology 2002 180(2):67-73.

31 Slakey D, et al, "Delayed cardiac allograft rejection due to combined cyclosporine and antioxidant therapy" Transplantation 1993 56(6):1305-1309.

32 Slakey D, et al, "Ascorbic acid and alpha-tocopherol prolong rat cardiac allograft survival" Transplantation Proceedings 1993 25(1):610-611.

33 Online article at: http://www.nlm.nih.gov/medlineplus/druginfo/meds/a6 82301.html

34 De K, et al, "Evaluation of alpha-tocopherol, probucol and ascorbic acid as suppressors of digoxin induced lipid peroxidation" Acta Poloniae Pharmaceutica 2001 58(5):391-400.

35 Online article at:
    http://www.nlm.nih.gov/medlineplus/druginfo/meds/a6
    82221.html
36 Geetha A, Catherine J, Shyamala Devi C, "Effect of
    alpha-tocopherol on the microsomal lipid peroxidation
    induced by doxorubicin: influence of ascorbic acid"
    Indian Journal of Physiology and Pharmacology 1989
    33(1):53-58.
37 Fujita K, et al, "Reduction of adriamycin toxicity by
    ascorbate in mice and guinea pigs" Cancer Research
    1982 42(1):309-316.
38 Kurbacher C, et al, "Ascorbic acid (vitamin C)
    improves the antineoplastic activity of doxorubicin,
    cisplatin, and paclitaxel in human breast carcinoma
    cells in vitro" Cancer Letters 1996 103(2):183-189.
39 Kojima S, et al, "Antioxidative activity of
    benzylideneascorbate and its effect on adriamycin-
    induced cardiotoxicity" Anticancer Research 1994
    14(5A):1875-1880.
40 Shimpo K, et al, "Ascorbic acid and adriamycin
    toxicity" The American Journal of Clinical Nutrition
    1991 54(6 Suppl):1298S-1301S.
41 Hajarizadeh H, et al, "Protective effect of doxorubicin
    in vitamin C or dimethyl sulfoxide against skin
    ulceration in the pig" Annals of Surgical Oncology
    1994 1(5):411-414.
42 Tavares D, et al, "Protective effects of the amino acid
    glutamine and of ascorbic acid against chromosomal
    damage induced by doxorubicin in mammalian cells"
    Teratogenesis, Carcinogenesis, and Mutagenesis 1998
    18(4):153-161.
43 Antunes L, Takahashi C, "Effects of high doses of
    vitamins C and E against doxorubicin-induced
    chromosomal damage in Wistar rat bone marrow cells"
    Mutation Research 1998 419(1-3):137-143.

44 Online Article at:
http://www.britannica.com/EBchecked/topic/293288/ip
roniazid

45 Matsuki Y, et al, "Effects of ascorbic acid on the
metabolic fate and the free radical formation of
iproniazid" [Article in Japanese] Yakugaku Zasshi.
Journal of the Pharmaceutical Society of Japan 1992
112(12):926-933.

46 Matsuki Y, et al, "Effects of ascorbic acid on
iproniazid-induced hepatitis in phenobarbital-treated
rats" Biological & Pharmaceutical Bulletin 1994
17(8):1078-1082.

47 Online article at:
http://en.wikipedia.org/wiki/Isoprenaline

48 Ramos K, Acosta D, "Prevention by L(-)ascorbic acid
of isoproterenol-induced cardiotoxicity in primary
cultures of rat myocytes" Toxicology 1983 26(1):81-90.

49 Acosta D, Combs A, Ramos K, "Attenuation by
antioxidants of Na+/K+ ATPase inhibition by toxic
concentrations of isoproterenol in cultured rat
myocardial cells" Journal of Molecular and Cellular
Cardiology 1984 16(3):281-284.

50 Persoon-Rothert M, et al, "Isoproterenol-induced
cytotoxicity in neonatal rat heart cell cultures is
mediated by free radical formation" Journal of
Molecular and Cellular Cardiology 1989 21(12):1285-
1291.

51 Mohan P, Bloom S, "Lipolysis is an important
determinant of isoproterenol-induced myocardial
necrosis" Cardiovascular Pathology 1999 8(5):255-261.

52 Ramos K, Combs A, Acosta D, "Role of calcium in
isoproterenol cytotoxicity to cultured myocardial cells"
Biochemical Pharmacology 1984 33(12):1989-1992.

53 Laky D, et al, "Morphophysiological studies in
experimental myocardial stress induced by
isoproterenol. Note II. The myocardioprotector effect of

magnesium ascorbate" Morphologie et Embryologie 1984 30(1):55-59.

54 Online article at: http://en.wikipedia.org/wiki/Neosalvarsan

55 Cormia F, "Experimental arsphenamine dermatitis: the influence of vitamin C in the production of arsphenamine sensitiveness" Canadian Medical Association Journal 1937 36:392.

56 McChesney E, Barlow O, Klinck Jr G, "The detoxication of neoarsphenamine by means of various organic acids" The Journal of Pharmacology and Experimental Therapeutics 1942 80:81-92.

57 McChesney E, "Further studies on the detoxication of the arsphenamines by ascorbic acid" The Journal of Pharmacology and Experimental Therapeutics 1945 84:222-235.

58 Bundesen H, et al, "The detoxifying action of vitamin C (ascorbic acid) in arsenical therapy. I. Ascorbic acid as a preventive of reactions of human skin to neoarsphenamine" The Journal of the American Medical Association 1941 117(20):1692-1695.

59 Ruskin S, Silberstein R, "Practical therapeutics. The influence of vitamin C on the therapeutic activity of bismuth, antimony and the arsenic group of metals" Medical Record 1938 153:327-330.

60 Online article at: http://en.wikipedia.org/wiki/Sulfonamide_%28medicine%29

61 Schropp J, "Case reports: sulfapyridine sensitivity checked by ascorbic acid" Canadian Medical Association Journal 1943 49:515.

62 McCormick W, "Sulfonamide sensitivity and C-avitaminosis" Canadian Medical Association Journal 1945 52:68-70.

63 Landauer W, Sopher D, "Succinate, glycerophosphate and ascorbate as sources of cellular energy and as

antiteratogens" Journal of Embryology and Experimental Morphology 1970 24(1):187-202.

64 Online article at: http://www.nlm.nih.gov/medlineplus/druginfo/meds/a682098.html

65 Polec R, Yeh S, Shils M, "Protective effect of ascorbic acid, isoascorbic acid and mannitol against tetracycline-induced nephrotoxicity" The Journal of Pharmacology and Experimental Therapeutics 1971 178(1):152-158.

66 Online article at: http://www.nlm.nih.gov/medlineplus/druginfo/meds/a682412.html

67 Jurima-Romet M, et al, "Cytotoxicity of unsaturated metabolites of valproic acid and protection by vitamins C and E in glutathione-depleted rat hepatocytes" Toxicology 1996 112(1):69-85.

Malaria

1 Online article at: http://www.ncbi.nlm.nih.gov/pubmedhealth/PMH0001646/

2 Lotze H, "Clinical experimental investigations in benign tertian malaria" [Article in German] Arch f Schiffs-u Trop-Hyg 1938 42(7):287-305. Also cited in: Tropical Diseases Bulletin 1938 35:733.

3 Bourke G, Coleman R, Rencricca N, "Effect of ascorbic acid on host resistancein virulent rodent malaria" Clinical Research 1980 28(3):642A.

4 Marva E, et al, "Deleterious synergistic effects of ascorbate and copper on the development of Plasmodium falciparum: an in vitro study in normal and in G6PD-deficient erythrocytes" International Journal of Parasitology 1989 19(7):779-785.

5 Marva E, et al, "The effects of ascorbate-induced free radicals on Plasmodium falciparum" Tropical Medicine and Parasitology 1992 43(1):17-23.

6   Mohr W, "Vitamin C-stoffwechsel und malaria. Malaria and assimilation of vitamin C" [Article in German] Deut Trop Zeitschrift 1941 45(13):404-405. Also cited in: Tropical Diseases Bulletin 1943 40(1):13-14.

7   Naraqi S, et al, "Quinine blindness" Papua and New Guinea Medical Journal 1992 35(4):308-310.

8   Winter R, et al, "Potentiation of an antimalarial oxidant drug" Antimicrobial Agents and Chemotherapy 1997 41(7):1449-1454.

Mononukleoosi

1   Online article at: http://www.ncbi.nlm.nih.gov/pubmedhealth/PMH0001617/

2   Cathcart R, "Vitamin C, titrating to bowel tolerance, anascorbemia, and acute induced scurvy" Medical Hypotheses 1981 7(11):1359-1376.

3   Dalton W, "Massive doses of vitamin C in the treatment of viral diseases" Journal of the Indiana State Medical Association 1962 Aug pp.1151-1154.

4   Klenner F, "Observations of the dose and administration of ascorbic acid when employed beyond the range of a vitamin in human pathology" Journal of Applied Nutrition 1971 23(3&4):61-88.

Nikkeli

1   Cecil Medicine, 23rd Edition, "Chronic Poisoning: Trace Metals," Saunders, an imprint of Elsevier Inc., 2008, Chap.20.

2   Online article at: http://www.ehow.com/how_2085600_treat-nickel-poisoning.html

3   Chen C, Lin T, "Effects of nickel chloride on human platelets: enhancement of lipid peroxidation, inhibition of aggregation and interaction with ascorbic acid"

Journal of Toxicology and Environmental Health. Part A 2001 62(6):431-438.

4   Chen C, Lin T, "Nickel toxicity to human term placenta: in vitro study on lipid peroxidation" Journal of Toxicology and Environmental Health. Part A 1998 54(1):37-47.

5   Wozniak K, Blasiak J, "Free radicals-mediated induction of oxidized DNA bases and DNA-protein cross-links by nickel chloride" Mutation Research 2002 514(1-2):233-243.

6   Osipova T, et al, "Repair processes in human cultured cells upon exposure to nickel salts and their modification" [Article in Russian] Genetika 1998 34(6):852-856.

7   Perminova I, et al, "Individual sensitivity to genotoxic effects of nickel and antimutagenic activity of ascorbic acid" Bulletin of Experimental Biology and Medicine 2001 131(4):367-370.

8   Chatterjee K, et al, "Biochemical studies on nickel toxicity in weanling rats — influence of vitamin C supplementation" International Journal for Vitamin and Nutrition Research 1979 49(3):264-275.

9   Das K, Das S, Das Gupta S "The influence of ascorbic acid on nickel-induced hepatic lipid peroxidation in rats" Journal of Basic and Clinical Physiology and Pharmacology 2001 12(3):187-195.

10 Chen C, Huang Y, Lin T, "Association between oxidative stress and cytokine production in nickel-treated rats" Archives of Biochemistry and Biophysics 1998 356(2):127-132.

11 Chen C, Huang Y, Lin T, "Lipid peroxidation in liver of mice administered with nickel chloride: with special reference to trace elements and antioxidants" Biological Trace Element Research 1998 61(2):193-205.

12 Memon A, Molokhia M, Friedmann P, "The inhibitory effects of topical chelating agents and antioxidants on nickel-induced hypersensitivity reactions" Journal of

the American Academy of Dermatology 1994
30(4):560-565.

Nitraatti/Nitriitti

1   Whiteman M, Halliwell B, "Protection against
    peroxynitrite-dependent tyrosine nitration and alpha 1-
    antiproteinase inactivation by ascorbic acid. A
    comparison with other biological antioxidants" Free
    Radical Research 1996 25(3):275-283.
2   Sandoval M, et al, "Peroxynitrite-induced apoptosis in
    T84 and RAW 264.7 cells: attenuation by L-ascorbic
    acid" Free Radical Biology & Medicine 1997
    22(3):489-495.
3   Bohm F, et al, "Beta-carotene with vitamins E and C
    offers synergistic cell protection against NOx" FEBS
    Letters 1998 436(3):387-389.
4   Shi X, et al, "Generation of thiyl and ascorbyl radicals
    in the reaction of peroxynitrite with thiols and ascorbate
    at physiological pH" Journal of Inorganic Biochemistry
    1994 56(2):77-86.
5   Kirsch M, de Groot H, "Ascorbate is a potent
    antioxidant against peroxynitrite induced oxidation
    reactions. Evidence that ascorbate acts by re-reducing
    substrate radicals produced by peroxynitrite" The
    Journal of Biological Chemistry 2000 275(22):16702-
    16708.
6   Carnes C, et al, "Ascorbate attenuates atrial pacing-
    induced peroxynitrite formation and electrical
    remodeling and decreases the incidence of
    postoperative atrial fibrillation" Circulation Research
    2001 89(6):E32-E38.
7   Garcia-Roche M, et al, "Effect of ascorbic acid on the
    hepatoxicity due to the daily intake of nitrate, nitrite
    and dimethylamine" Die Nahrung 1987 31(2):99-104.
8   Fink B, et al, "Tolerance to nitrates with enhanced
    radical formation suppressed by carvedilol" Journal of
    Cardiovascular Pharmacology 1999 34(6):800-805.

9   Cummings J, "Dietary factors in the aetiology of gastrointestinal cancer" Journal of Human Nutrition 1978 32(6):455-465.

10 Schmahl D, Eisenbrand G, "Influence of ascorbic acid on the endogenous (intragastral) formation of N-nitroso compounds" International Journal for Vitamin and Nutrition Research. Supplement 1982 23:91-102.

11 Ohshima H, Bartsch H, "Monitoring endogenous nitrosamine formation in man" IARC Scientific Publications 1984 59:233-246.

12 Bartsch H, "N-nitroso compounds and human cancer: where do we stand?" IARC Scientific Publications 1991 105:1-10.

13 Sierra R, et al, "Exposure to N-nitrosamines and other risk factors for gastric cancer in Costa Rican children" IARC Scientific Publications 1991 105:162-167.

14 Srivatanakul P, et al, "Endogenous nitrosamines and liver fluke as risk factors for cholangiocarcinoma in Thailand" IARC Scientific Publications 1991 105:88-95.

15 Perez A, et al, "Mutagenicity of N-nitrosomorpholine biosynthesized from morpholine in the presence of nitrate and its inhibition by ascorbic acid" Die Nahrung 1990 34(7):661-664.

Okratoksiini

1   Online article at:
    http://en.wikipedia.org/wiki/Ochratoxin

2   Pfohl-Leszkowicz A, "Ochratoxin A, ubiquitous mycotoxin contaminating human food" [Article in French] Comptes Rendus des Seances de la Societe de Biologie et de Ses Filiales 1994 188(4):335-353.

3   Grosse Y, et al, "Retinol, ascorbic acid and alpha-tocopherol prevent DNA adduct formation in mice treated with the mycotoxins ochratoxin A and zearalenone" Cancer Letters 1997 114(1-2):225-229.

4   Marquardt R, Frohlich A, "A review of recent advances in understanding ochratoxicosis" Journal of Animal Science 1992 70(12):3968-3988.

5   Bose S, Sinha S, "Modulation of ochratoxin-produced genotoxicity in mice by vitamin C" Food and Chemical Toxicology 1994 32(6):533-537.

Osteoporoosi

1   Online article at: http://www.ncbi.nlm.nih.gov/pubmedhealth/PMH0001400/

2   Cecil Medicine, 23rd Edition, "Osteoporosis," Saunders, an imprint of Elsevier Inc., 2008, Chap.264.

3   Gabbay KH, et al, "Ascorbate synthesis pathway: dual role of ascorbate in bone homeostasis" J Biol Chem. 2010 Jun 18;285(25):19510-20.

4   Yalin S, et al. "Is there a role of free oxygen radicals in primary male osteoporosis?" Clin Exp Rheumatol. 2005 Sep-Oct;23(5):689-92.

5   Park JB, "The effects of dexamethasone, ascorbic acid, and β-glycerophosphate on osteoblastic differentiation by regulating estrogen receptor and osteopontin expression" J Surg Res. 2010 Oct 8.

6   Hie M, Tsukamoto I, "Vitamin C-deficiency stimulates osteoclastogenesis with an increase in RANK expression" J Nutr Biochem. 2011 Feb;22(2):164-71. 5.

7   Sheweita SA, Khoshhal KI, "Calcium metabolism and oxidative stress in bone fractures: role of antioxidants" Curr Drug Metab. 2007 Jun;8(5):519-25.

8   Saito M, "Nutrition and bone health. Roles of vitamin C and vitamin B as regulators of bone mass and quality" [article in Japanese] Clin Calcium. 2009 Aug;19(8):1192-9.

9   Chuin A, et al, "Effect of antioxidants combined to resistance training on BMD in elderly women: a pilot study" Osteoporos Int. 2009 Jul;20(7):1253-8.

10 Sahni S, et al, "High vitamin C intake is associated with lower 4-year bone loss in elderly men"J Nutr. 2008 Oct;138(10):1931-8.

11 Pasco JA, et al, "Antioxidant vitamin supplements and markers of bone turnover in a community sample of nonsmoking women" J Womens Health (Larchmt). 2006 Apr;15(3):295-300.

12 Sugiura M, et al, "Dietary patterns of antioxidant vitamin and carotenoid intake associated with bone mineral density: findings from post-menopausal Japanese female subjects" Osteoporos Int. 2011 Jan;22(1):143-52.

13 Ruiz-Ramos M, et al, "Supplementation of ascorbic acid and alpha-tocopherol is useful to preventing bone loss linked to oxidative stress in elderly" J Nutr Health Aging 2010 Jun;14(6):467-72.

14 Zinnuroglu M, et al, "Prospective evaluation of free radicals and antioxidant activity following 6-month risedronate treatment in patients with postmenopausal osteoporosis" Rheumatol Int. 2011 Jan 8.

15 Sahni S, et al, "Protective effect of total and supplemental vitamin C intake on the risk of hip fracture — a 17-year follow-up from the Framingham Osteoporosis Study" Osteoporos Int. 2009 Nov;20(11):1853-61.

16 Falch JA, Mowé M, Bøhmer T, "Low levels of serum ascorbic acid in elderly patients with hip fracture" Scand J Clin Lab Invest. 1998 May;58(3):225-8.

17 Bourne, G. "Vitamin C and repair of injured tissues" Lancet 1942 2:661-664.

18 Morton D, Barrett-Connor E, Schneider D, "Vitamin C supplement use and bone mineral density in postmenopausal women" Journal of Bone and Mineral Research 2001 16(1):135-140.

19 Leveille S, et al, "Dietary vitamin C and bone mineral density in postmenopausal women in Washington State,

USA" Journal of Epidemiology and Community Health 1997 51(5):479-485.

Otsoni

1   Yeadon M, Payne A, "Ascorbic acid prevents ozone-induced bronchial hyperreactivity in guinea-pigs" British Journal of Pharmacology 1989 98 Suppl:790P.
2   Cotovio J, et al, "Generation of oxidative stress in human cutaneous models following in vitro ozone exposure" Toxicology In Vitro 2001 15(4-5):357-362.
3   Menzel D, "The toxicity of air pollution in experimental animals and humans: the role of oxidative stress" Toxicology Letters 1994 72(1-3):269-277.

Paraquat

1   Online article at:
    http://www.ncbi.nlm.nih.gov/pubmedhealth/PMH00020 76/
2   Matkovics B, et al, "In vivo study of the mechanism of protective effects of ascorbic acid and reduced glutathione in paraquat poisoning" General Pharmacology 1980 11(5):455-461.
3   Hong S, et al, "Effect of vitamin C on plasma total antioxidant status in patients with paraquat intoxication" Toxicology Letters 2002 126(1):51-59.
4   Cappelletti G, Maggioni M, Maci R, "Apoptosis in human lung epithelial cells: triggering by paraquat and modulation by antioxidants" Cell Biology International 1998 22(9-10):671-678.
5   Vismara C, Vailati G, Bacchetta R "Reduction in paraquat embryotoxicity by ascorbic acid in Xenopus laevis" Aquatic Toxicology 2001 51(3):293-303.
6   Fujimoto Y, et al, "Inhibition of paraquat accumulation in rabbit kidney cortex slices by ascorbic acid" Research Communications in Clinical Pathology and Pharmacology 1989 65(2):245-248.

PCB

1 . Online article al:
   http://en.wikipedia.org/wiki/Polychlorinated_biphenyl
2 Online article at: http://www.atsdr.cdc.gov/csem/pcb/
3 Kawai-Kobayashi K, Yoshidan A, "Effect of dietary ascorbic acid and vitamin E on metabolic changes in rats and guinea pigs exposed to PCB" The Journal of Nutrition 1986 116(1):98-106.
4 Saito M, "Polychlorinated biphenyls-induced lipid peroxidation as measured by thiobarbituric acid-reactive substances in liver subcellular fractions of rats" Biochimica et Biophysica Acta 1990 1046(3):301-308.
5 Horio F, et al, "Ascorbic acid requirement for the induction of microsomal drug metabolizing enzymes in a rat mutant unable to synthesize ascorbic acid" The Journal of Nutrition 1986 116(11):2278-2289.
6 Suzuki H, et al, "Ascorbate-dependent elevation of mRNA levels for cytochrome P450s induced by polychlorinated biphenyls" Biochemical Pharmacology 1993 46(1):186-189.
7 Matsushita N, et al, "Ascorbic acid deficiency reduces the level of mRNA for cytochrome P-450 on the induction of polychlorinated biphenyls" Journal of Nutritional Science and Vitaminology 1993 39(4):289-302.
8 Chakraborty D, et al, "Biochemical studies on polychlorinated biphenyl toxicity in rats: manipulation by vitamin C" International Journal for Vitamin and Nutrition Research 1978 48(1):22-31.

Penikkatauti

1 http://en.wikipedia.org/wiki/Canine_distemper
2 Belfield W, "Vitamin C in treatment of canine and feline distemper complex" Veterinary Medicine/Small Animal Clinician 1967 62(4):345-348.
3 Klenner F, "Significance of high daily intake of ascorbic acid in preventive medicine" Journal of the

International Academy of Preventive Medicine 1974 1(1):45-69.

4   Leveque J, "Ascorbic acid in treatment of the canine distemper complex" Veterinary Medicine/Small Animal Clinician 1969 64(11):997-999, 1001.

Punatauti (ameeba)

1   Cecil Medicine, 23rd Edition, Chap. 373, Saunders, an imprint of Elsevier Inc., 2008.

2   Sadun E, et al, "Effect of single inocula of Endamoeba histolytica trophozoites on guinea-pigs" Proceedings of the Society for Experimental Biology and Medicine 1950 73:362-366.

3   Sadun E, Bradin Jr J, Faust E, "The effect of ascorbic acid deficiency on the resistance of guinea-pigs to infection with Endamoeba histolytica of human origin" American Journal of Tropical Medicine 1951 31:426-437.

4   Veselovskaia T, "Effect of vitamin C on the clinical picture of dysentery" Voenno-Meditsinskii Zhurnal 1957 (Moskva) 3:32-37.

5   Sokolova V, "Application of vitamin C in treatment of dysentery" Terapevticheskii Arkhiv 1958 (Moskva) 30:59-64.

Punatauti (bakteeri)

1   Cecil Medicine, 23rd Edition, "Shigellosis," Saunders, an imprint of Elsevier Inc., 2008, Chap. 330

2   Online article at: http://en.wikipedia.org/wiki/Shigellosis

3   Klenner F, "The treatment of poliomyelitis and other virus diseases with vitamin C" Southern Medicine & Surgery 1949 Jul 111(7):209-214.

4   Honjo S, Imaizumi K, "Ascorbic acid content of adrenal and liver in cynomolgus monkeys suffering from bacillary dysentery" Japanese Journal of Medical Science & Biology 1967 20(1):97-102.

5   Honjo S, et al, "Shigellosis in cynomolgus monkeys (Macaca irus) VII. Experimental production of dysentery with a relatively small dose of Shigella flexneri 2a in ascorbic acid deficient monkeys" Japanese Journal of Medical Science & Biology 1969 22(3):149-162.

Polio

1   Online article at: http://www.ncbi.nlm.nih.gov/pubmedhealth/PMH0002375/

2   ungeblut C, "Inactivation of poliomyelitis virus in vitro by crystalline vitamin C (ascorbic acid)" Journal of Experimental Medicine 1935 62:517-521.

3   Jungeblut C, "Vitamin C therapy and prophylaxis in experimental poliomyelitis" Journal of Experimental Medicine 1937 65:127-146.

4   Jungeblut C, "A further contribution to vitamin C therapy in experimental poliomyelitis" Journal of Experimental Medicine 1939 70:315-332.

5   Klenner F, "The treatment of poliomyelitis and other virus diseases with vitamin C" Southern Medicine & Surgery 1949 Jul 111(7):209-214.

6   Baur H, "Poliomyelitis therapy with ascorbic acid" [German] Helvetia Medica Acta 1952 19:470-474.

7   Greer E, "Vitamin C in acute poliomyelitis" Medical Times 1955 83(11):1160-1161.

8   Peloux Y, et al, "Inactivation du virus polio-myelitique par des systemes chimique generateurs du radical libre hydroxide Mechanism de l'activite virulicide du peroxide d'hydrogene et de l'acide ascorbique" Annls Inst Pasteur, Paris 1962 102:6.

9   Klenner F, "Massive doses of vitamin C and the virus diseases" Southern Medicine & Surgery 1951 Apr 103(4):101-107.

Pseudomonas

1   Online article at:
    http://emedicine.medscape.com/article/970904-
    overview
2   Online article at:
    http://emedicine.medscape.com/article/970904-
    treatment
3   Carlsson S, et al, "Effects of pH, nitrite, and ascorbic
    acid on nonenzymatic nitric oxide generation and
    bacterial growth in urine" Nitric Oxide: Biology and
    Chemistry 2001 5(6):580-586.
4   Klenner F, "Observations of the dose and
    administration of ascorbic acid when employed beyond
    the range of a vitamin in human pathology" Journal of
    Applied Nutrition 1971 23(3&4):61-88.
5   Nakanishi T, "A report on a clinical experience of
    which has successfully made several antibiotics-
    resistant bacteria (MRSA etc.) negative on a bedsore"
    [Article in Japanese] Igaku Kenkyu. Acta Medica 1992
    62(1):31-37.
6   Nakanishi T, "A report on the therapeutical experiences
    of which have successfully made several antibiotics-
    resistant bacteria (MRSA etc.) negative on bedsores and
    respiratory organs" [Article in Japanese] Igaku Kenkyu.
    Acta Medica 1993 63(3):95-100.
7   Rawal B, "Bactericidal action of ascorbic acid on
    Pseudomonas aeruginosa: alteration of cell surface as a
    possible mechanism" Chemotherapy 1978 24(3):166-
    171.
8   Rawal B, Charles B, "Inhibition of Pseudomonas
    aeruginosa by ascorbic acid-sulphamethoxazole-
    trimethoprim combination" The Southeast Asian
    Journal of Tropical Medicine and Public Health 1972
    3(2):225-228.
9   Rawal B, McKay G, Blackhall M, "Inhibition of
    Pseudomonas aeruginosa by ascorbic acid acting singly
    and in combination with antimicrobials: in-vitro and in-

vivo studies" Medical Journal of Australia 1974
1(6):169-174.

Raivotauti

1   Online article at:
    http://www.ncbi.nlm.nih.gov/pubmedhealth/PMH00023
    10/
2   Amato, G. "Azione dell'acido ascorbico sul virus fisso
    della rabbia e sulla tossina tetanica" Giornale di
    Batteriologia, Virologia et Immunologia (Torino) 1937
    19:843-847.
3   Banic S, "Prevention of rabies by vitamin C" Nature
    1975 258(5531):153-154.

Reuma

1   Yudoh K, et al, "Potential involvement of oxidative
    stress in cartilage senescence and development of
    osteoarthritis: oxidative stress induces chondrocyte
    telomere instability and downregulation of chondrocyte
    function" Arthritis Res Ther. 2005;7(2):R380-91.
2   Jaswal S, et al, "Antioxidant status in rheumatoid
    arthritis and role of antioxidant therapy" Clin Chim
    Acta. 2003 Dec;338(1-2):123-9.
3   Cecil Medicine, 23rd Edition, "Medical Therapy"
    Saunders, an imprint of Elsevier Inc., 2008, Chap. 285.
4   Cecil Medicine, 23rd Edition, "Medical Therapy"
    Saunders, an imprint of Elsevier Inc., 2008, Chap. 286.
5   Khodyrev VN, et al, "The influence of the vitamin-
    mineral complex upon the blood vitamin, calcium and
    phosphorus of patients with ostreoarthrosis" Vopr
    Pitan. 2006;75(2):44-7.
6   Lau H, Massasso D, Joshua F, "Skin, muscle and joint
    disease from the 17th century: scurvy" Int J Rheum Dis.
    2009 Dec;12(4):361-5.
7   Kumar V, Choudhury P, "Scurvy — a forgotten disease
    with an unusual presentation" Trop Doct. 2009
    Jul;39(3):190-2.

8   Vitale A, et al, "Arthritis and gum bleeding in two children" J Paediatr Child Health. 2009 Mar;45(3):158-60. Regan EA, Bowler RP, Crapo JD, "oint fluid antioxidants are decreased in osteoarthritic joints compared to joints with macroscopically intact cartilage and subacute injury" Osteoarthritis Cartilage 2008 Apr;16(4):515-21.

9   Choi HK, et al, "Dietary risk factors for rheumatic diseases," Curr Opin Rheumatol. 2005 Mar;17(2):141-6.

10 Pattison DJ, et al, "Vitamin C and the risk of developing inflammatory polyarthritis: prospective nested case-control study" Ann Rheum Dis. 2004 Jul;63(7):843-7.

11 Wang Y, et al, "Effect of antioxidants on knee cartilage and bone in healthy, middle-aged subjects: a cross-sectional study" Arthritis Res Ther. 2007;9(4):R66.

12 Sakai A, at al, "Large-dose ascorbic acid administration suppresses the development of arthritis in adjuvant-infected rats" Arch Orthop Trauma Surg. 1999;119(3-4):121-6.

Seleeni

1   Cecil Medicine, 23rd Edition, "Chronic Poisoning: Trace Metals," Saunders, an imprint of Elsevier Inc., 2008, Chap.20.

2   Civil I, McDonald M, "Acute selenium poisoning: case report" New Zealand Medical Journal 1978 87(612):354-356.

3   Svirbely J, "Vitamin C studies in the rat. The effect of selenium dioxide, sodium selenate and tellurate" The Biochemical Journal 1938 32:467-473.

4   Terada A, et al, "Influence of combined use of selenious acid and SH compounds in parenteral preparations" Journal of Trace Elements in Medicine and Biology 1997 11(2):105-109.

5   Hill C, "Studies on the ameliorating effect of ascorbic acid on mineral toxicities in the chick" The Journal of Nutrition 1979 109(1):84-90.
6   acques-Silva M, et al, "Diphenyl diselenide and ascorbic acid changes deposition of selenium and ascorbic acid in liver and brain of mice" Pharmacology & Toxicology 2001 88(3):119-125.

Sienimyrkytys

1   Online article at: http://emedicine.medscape.com/article/167398-overview
2   http://en.wikipedia.org/wiki/Mushroom_poisoning
3   Online article at: http://emedicine.medscape.com/article/167398-treatment
4   Laing M, "A cure for mushroom poisoning" South African Medical Journal 1984 65(15):590.

Sikotauti

1   Online article at: http://www.ncbi.nlm.nih.gov/pubmedhealth/PMH0002524/
2   Klenner F, "The treatment of poliomyelitis and other virus diseases with vitamin C" Southern Medicine & Surgery 1949 Jul 111(7):209-214.

Stafylokokki

1   Online article at: http://www.emedicinehealth.com/staphylococcus/article_em.htm
2   Cecil Medicine, 23rd Edition, "Staphylococcal Infections," Saunders, an imprint of Elsevier Inc., 2008, Chap.310.

3   Andreasen C, Frank D, "The effects of ascorbic acid on in vitro heterophil function" Avian Diseases 1999 43(4):656-663.
4   Gupta G, Guha B, "The effect of vitamin C and certain other substances on the growth of microorganisms" Annals of Biochemistry and Experimental Medicine 1941 1(1):14-26.
5   Klenner F, "Significance of high daily intake of ascorbic acid in preventive medicine" Journal of the International Academy of Preventive Medicine 1974 1(1):45-69.
6   Kodama T, Kojima T, "Studies of the staphylococcal toxin, toxoid and antitoxin; effect of ascorbic acid on staphylococcal lysins and organisms" Kitasato Archives of Experimental Medicine 1939 16:36-55.
7   Ledermann E, "Vitamin-C deficiency and ulceration of the face" The Lancet 1962 2:1382.
8   Nakanishi T, "A report on a clinical experience of which has successfully made several antibiotics-resistant bacteria (MRSA etc.) negative on a bedsore" [Article in Japanese] Igaku Kenkyu. Acta Medica 1992 62(1):31-37.
9   Nakanishi T, "A report on the therapeutical experiences of which have successfully made several antibiotics-resistant bacteria (MRSA etc.) negative on bedsores and respiratory organs" [Article in Japanese] Igaku Kenkyu. Acta Medica 1993 63(3):95-100.
10 Nelson J, et al, "Metabolic and immune effects of enteral ascorbic acid after burn trauma" Burns: Journal of the International Society for Burn Injuries 1992 18(2):92-97.

Streptokokki

1   Article online at: http://www.nlm.nih.gov/medlineplus/streptococcalinfections.html

2   Cecil Medicine, 23rd Edition, "Streptococcal
    Infections," Saunders, an imprint of Elsevier Inc., 2008,
    Chap.312.

3   Gnarpe H, Michaelsson M, Dreborg S, "The in vitro
    effect of ascorbic acid on the bacterial growth in urine"
    Acta Pathologica et Microbiologica Scandinavica 1968
    74(1):41-50.

4   Klenner F, "Significance of high daily intake of
    ascorbic acid in preventive medicine" Journal of the
    International Academy of Preventive Medicine 1974
    1(1):45-69.

5   Witt W, Hubbard G, Fanton J, "Streptococcus
    pneumoniae arthritis and osteomyelitis with vitamin C
    deficiency in guinea pigs" Laboratory Animal Science
    1988 38(2):192-194.

6   Devasena T, Lalitha S, Padma K, "Lipid peroxidation,
    osmotic fragility and antioxidant status in children with
    acute post-streptococcal glomerulonephritis" Clinica
    Chimica Acta 2001 308(1-2):155-161.

7   Ruskin S, "Contribution to the study of grippe otitis,
    myringitis bullosa hemorrhagica, and its relationship to
    latent scurvy" Laryngoscope 1938 48:327-334.

8   Massell B, et al, "Antirheumatic activity of ascorbic
    acid in large doses. Preliminary observations on seven
    patients with rheumatic fever" The New England
    Journal of Medicine 1950 242(16):614-615.

9   Glazebrook A, Thomson S, "The administration of
    vitamin C in a large institution and its effect on general
    health and resistance to infection" Journal of Hygiene
    1942 42(1):1-19.

10 McCormick W, "Vitamin C in the prophylaxis and
    therapy of infectious diseases" Archives of Pediatrics
    1951 68(1):1-9.

11 Cathcart R, "Vitamin C, titrating to bowel tolerance,
    anascorbemia, and acute induced scurvy" Medical
    Hypotheses 1981 7(11):1359-1376.

12 Coulehan J, et al, "Vitamin C and acute illness in Navajo school children" The New England Journal of Medicine 1976 295(18):973-977.

Strykniini

1 Online article at: http://en.wikipedia.org/wiki/Strychnine_poisoning
2 Dey P, "Protective action of lemon juice and ascorbic acid against lethality and convulsive property of strychnine" Die Naturwissenschaften 1965 52:164.
3 Dey P, "Protective action of ascorbic acid & its precursors on the convulsive & lethal actions of strychnine" Indian Journal of Experimental Biology 1967 5(2):110-112.
4 Jahan K, Ahmad K, Ali M, "Effect of ascorbic acid in the treatment of tetanus" Bangladesh Medical Research Council Bulletin 1984 10(1):24-28.

Syöpä

1 Online article at: http://en.wikipedia.org/wiki/Cancer
2 Definition," Saunders, an imprint of Elsevier Inc., 2008, Chap. 192
3 Riordan HD, et al, "Intravenous Vitamin C as a Chemotherapy Agent: A Report on Clinical Cases" Puerto Rico Health Sci. J 2004, 23-2:115.
4 Riordan HD, et al, "Intravenous Vitamin C as a Chemotherapy Agent: A Report on Clinical Cases" Puerto Rico Health Sci. J 2004, 23-2:117.
5 Riordan HD, et al, "Intravenous Vitamin C as a Chemotherapy Agent: A Report on Clinical Cases" Puerto Rico Health Sci. J 2004, 23-2:115.
6 Jackson JA, et al, "Sixteen-Year History with High Dose Intravenous Vitamin C Treatment for Various Types of Cancer and Other Diseases," J Orthomol Med 2002, 17-2:117-119.

7   Padayatty SJ, et al, "Intravenously administered vitamin C as cancer therapy: three cases" Canadian Med. Assoc. Journal Mar 28, 2006; 174(7).

8   Jackson JA, Riordan HD, Schultz M, "High-dose intravenous vitamin C in the treatment of a patient with adenocarcinoma of the kidneys – a case study" J Orthomol Med 1990; 5-1: 5-7.

10 Jackson JA, et al, "High-dose intravenous vitamin C and long time survival of a patient with Cancer of the head of the pancreas" J Orthomol Med 1995 10-2:87-88.

11 Riordan NH, Jackson JA, Riordan HD, "Intravenous vitamin C in a terminal cancer patient" J Orthomol Med 1996 11-2:80-82.

12 Riordan HD, et al., "High-dose intravenous vitamin C in the treatment of a patient with renal cell carcinoma of the kidney," J Orthomol Med 1998 13-2:72-73.

13 http://www.oasisofhope.com/ irt_ch17_survival_statistics.php

14 Kurbacher C, et al, "Ascorbic acid (vitamin C) improves the antineoplastic activity of doxorubicin, cisplatin, and paclitaxel in human breast carcinoma cells in vitro" Cancer Letters 1996 103(2):183-189.

15 Shimpo K, et al, "Ascorbic acid and adriamycin toxicity" The American Journal of Clinical Nutrition 1991 54(6 Suppl):1298S-1301S.

16 Padayatty SJ, et al., "Intravenously administered vitamin C as cancer therapy: three cases" Canadian Med. Assoc. Journal Mar 28 2006 174(7).

17 Kurbacher C, et al, "Ascorbic acid (vitamin C) improves the antineoplastic activity of doxorubicin, cisplatin, and paclitaxel in human breast carcinoma cells in vitro" Cancer Letters 1996 103(2):183-189.

Säteilymyrkytys

1 Online article at:
http://www.nlm.nih.gov/medlineplus/radiationexposure.
html

2 Online article at:
http://en.wikipedia.org/wiki/Acute_radiation_syndrome

3 Ala-Ketola L, Varis R, Kiviniitty K, "Effect of ascorbic acid on the survival of rats after whole body irradiation" Strahlentherapie 1974 148(6):643-644.

4 Blumenthal R, et al, "Anti-oxidant vitamins reduce normal tissue Poisoning induced by radio-immunotherapy" International Journal of Cancer 2000 86(2):276-280.

5 Okunieff P, "Interactions between ascorbic acid and the radiation of bone marrow, skin, and tumor" The American Journal of Clinical Nutrition 1991 54(6 Suppl):1281S-1283S.

6 Kennedy M, et al, "Successful and sustained treatment of chronic radiation proctitis with antioxidant vitamins E and C" The American Journal of Gastroenterology 2001 96(4):1080-1084.

7 Kretzschmar C, Ellis F, "The effect of x rays on ascorbic acid concentration in plasma and in tissues" The British Journal of Radiology 1974 20(231):94-99.

8 Koyama S, et al, "Radiation-induced long-lived radicals which cause mutation and transformation" Mutation Research 1998 421(1):45-54.

9 Sarma L, Kesavan P, "Protective effects of vitamins C and E against gamma-ray-induced chromosomal damage in mice" International Journal of Radiation Biology 1993 63(6):759-764.

10 Konopacka M, Widel M, Rzeszowska-Wolny J. "Modifying effect of vitamins C, E and beta-carotene against gamma-ray-induced DNA damage in mouse cells" Mutation Research 1998 417(2-3):85-94.

11 Fomenko L, et al, "A vitamin-antioxidant diet decreases the level of chromosomal damages and the frequency of gene mutations in irradiated mice" [Article in Russian]

Izvestiia Akademii Nauk. Seriia Biologicheskaia 1997 4:419-424.

12 Narra V, et al, "Vitamin C as a radioprotector against iodine-131 in vivo" Journal of Nuclear Medicine 1993 34(4):637-640.

13 Konopacka M, Rzeszowska-Wolny J, "Antioxidant vitamins C, E and beta-carotene reduce DNA damage before as well as after gamma-ray irradiation of human lymphocytes in vitro" Mutation Research 2001 491(1-2):1-7.

14 Riabchenko N, et al, "The molecular, cellular and systemic mechanisms of the radioprotective action of multivitamin antioxidant complexes" [Article in Russian] Radiatsionnaia Biologiia, Radioecologiia 1996 36(6):895-899.

15 Yasukawa M, Terasima T, Seki M, "Radiation-induced neoplastic transformation of C3H10T1/2 cells is suppressed by ascorbic acid" Radiation Research 1989 120(3):456-467.

16 Mireles-Rocha H, et al, "UVB photoprotection with antioxidants: effects of oral therapy with d-alpha-tocopherol and ascorbic acid on the minimal erythema dose" Acta Dermato-Venereologica 2002 82(1):21-24.

17 Eberlein-Konig B, Placzek M, Przybilla R, "Protective effect against sunburn of combined systemic ascorbic acid (vitamin C) and d-alpha-tocopherol (vitamin E)" Journal of the American Academy of Dermatology 1998 38(1):45-48.

18 Moison R, Beijersbergen van Henegouwen G, "Topical antioxidant vitamins C and E prevent UVB-radiation-induced peroxidation of eicosapentaenoic acid in pig skin" Radiation Research 2002 157(4):402-409.

19 Kobayashi S, et al, "Protective effect of magnesium-L-ascorbyl-2 phosphate against skin damage induced by UVB irradiation" Photochemistry and Photobiology 1996 64(1):224-228.

20 Neumann N, et al, "The photoprotective effect of ascorbic acid, acetylsalicylic acid, and indomethacin evaluated by the photo hen's egg test" Photodermatology, Photoimmunology & Photomedicine 1999 15(5):166-170.

21 Miyai E, et al, "Ascorbic acid 2-O-alpha-glucoside, a stable form of ascorbic acid, rescues human keratinocyte cell line, SCC, from cytotoxicity of ultraviolet light B" Biological & Pharmaceutical Bulletin 1996 19(7):984-987.

22 He Y, Hader D, "UV-B-induced formation of reactive oxygen species and oxidative damage of the cyanobacterium Anabaena sp.: protective effects of ascorbic acid and N-acetyl-L-cysteine" Journal of Photochemistry and Photobiology. B, Biology 2002 66(2):115-124.

23 Dreosti I, McGown M, "Antioxidants and UV-induced genotoxicity" Research Communications in Chemical Pathology and Pharmacology 1992 75(2):251-254.

24 Dunham W, et al, "Effects of intake of L-ascorbic acid on the incidence of dermal neoplasms induced in mice by ultraviolet light" Proceedings of the National Academy of Sciences of the United States of America 1982 79(23):7532-7536.

25 Mothersill C, Malone J, O'Connor M, "Vitamin C and radioprotection" British Journal of Radiology 1978 51(606):474.

Trikiinit

1 Online article at: http://www.ncbi.nlm.nih.gov/pubmedhealth/PMH0001655/

2 Daoud A, et al, "The effect of antioxidant preparation (antox) on the course and efficacy of treatment of trichinosis" Journal of the Egyptian Society of Parasitology 2000 30(1):305-314.

3   Senutaite J, Biziulevicius S, "Influence of vitamin C on
    the resistance of rats to Trichinella spiralis infection"
    Wiadomosci Parazytologiczne 1986 32(3):261-262.

Trypanosomaaliset Infektiot

1   Cecil Medicine, 23rd Edition, "African
    Trypanosomaisis," Saunders, an imprint of Elsevier
    Inc., 2008, Chap. 367.
2   erla D, "The effect of an excess of vitamin C on the
    natural resistance of mice and guinea pigs to
    trypanosome infections" American Journal of Hygiene
    1937 26:374-381.
3   Ramirez L, et al, "Prevention of transfusion-associated
    Chagas' disease by sterilization of Trypanosoma cruzi-
    infected blood with gentian violet, ascorbic acid, and
    light" Transfusion 1995 35(3):226-230.
4   Strangeways W, "Observations on the trypanocidal
    action in vitro of solutions of glutathione and ascorbic
    acid" Annals of Tropical Medicine and Parasitology
    1937 31:405-416.
5   Umar I, et al, "Effects of combined parenteral vitamins
    C and E administration on the severity of anaemia,
    hepatic and renal damage in Trypanosoma brucei brucei
    infected rabbits" Veterinary Parasitology 1999
    85(1):43-47.

Tuberkuloosi

1   Online article at:
    http://www.ncbi.nlm.nih.gov/pubmedhealth/PMH00011
    41/
2   Steinbach M, Klein S, "Vitamin C in experimental
    tuberculosis" American Review of Tuberculosis 1941
    43:403-414.
3   Albrecht E, "Vitamin C as an adjuvant in the therapy of
    lung tuberculosis" Medizinische Klinic (Munchen)
    1938 34:972-973.

4   Babbar I, "Observations of ascorbic acid. Part XI. Therapeutic effect of ascorbic acid in tuberculosis" The Indian Medical Gazette 1948 83:409-410

5   5. Birkhaug K, "The role of vitamin C in the pathogenesis of tuberculosis in the guinea pig. I. Daily excretion of vitamin C in urine of L-ascorbic acid treated and control tuberculous animals. II. Vitamin C content of suprarenals of L-ascorbic acid treated and control tuberculous animals" Acta Tuberculosea Scandinavica 1938 12:89-104 & III. "Quantitative variations in the haemogram of L-ascorbic acid treated and control tuberculous animals" Acta Tuberculosea Scandinavica 1938 12:359-372.

6   Birkhaug K, "IV. Effect of L-ascorbic acid on the tuberculin reaction in tuberculous animals" Acta Tuberculosea Scandinavica 13:45-51. & "V. Degree of tuberculosis in L-ascorbic acid treated and control tuberculosis animals" Acta Tuberculosea Scandinavica 1939 13:52-66.

7   Bogen E, Hawkins L, Bennett E, "Vitamin C treatment of mucous membrane tuberculosis" American Review of Tuberculosis (1941) 44:596-603.

8   Bossevain C, Spillane J, "A note on the effect of synthetic ascorbic acid (vitamin C) on the growth of the tubercle bacillus" American Review of Tuberculosis 1937 35:661-662.

9   Borsalino G, "La fragilita capillare nella tubercolosi polmonare e le sue modificazioni per azione della vitamin C" Giornale di Clinica Medica (Bologna) 1937 18:273-294.

10 Charpy J, "Ascorbic acid in very large doses alone or with vitamin D2 in tuberculosis" Bulletin de l'academie Nationale de Medecine (Paris) 1948 132:421-423.

11 Downes J, "An experiment in the control of tuberculosis among Negroes" The Milbank Memorial Fund Quarterly 1950 28:127-159.

12 Faulkner J, Taylor F, "Vitamin C and infection" Annals of Internal Medicine 1937 10:1867-1873.

13 Getz H, Long E, Henderson H, "A study of the relation of nutrition to the development of tuberculosis. Influence of ascorbic acid and vitamin A" American Review of Tuberculosis 1951 64:381-393.

14 Grant A, American Review of Tuberculosis 1930 21:115.

15 Heise F, Martin G, "Ascorbic acid metabolism in tuberculosis" Proceedings of the Society for Experimental Biology and Medicine 1936 34:642-644.

16 Heise F, Martin G, "Supervitaminosis C in tuberculosis" Proceedings of the Society for Experimental Biology and Medicine 1936 35:337-338.

17 Hemila H, et al, "Vitamin C and other compounds in vitamin C rich food in relation to risk of tuberculosis in male smokers" American Journal of Epidemiology 1999 150(6):632-641.

18 Klenner F, "Significance of high daily intake of ascorbic acid in preventive medicine" Journal of the International Academy of Preventive Medicine 1974 1(1):45-69.

19 Leichtentritt B, Deutsche Medizinische Wochenschrift 1924 40:672.

20 McConkey M, Smith D, "The relation of vitamin C deficiency to intestinal tuberculosis in the guinea pig" Journal of Experimental Medicine 1933 58:503-512.

21 McCormick W, "Vitamin C in the prophylaxis and therapy of infectious diseases" Archives of Pediatrics 1951 68(1):1-9.

22 Myrvik Q, et al, "Studies on the tuberculoinhibitory properties of ascorbic acid derivatives and their possible role in inhibition of tubercle bacilli by urine" American Review of Tuberculosis (1954) 69:406-418.

23 Petter C, "Vitamin C and tuberculosis" The Journal-Lancet (Minneapolis) 1937 57:221-224.

24 Pijoan M, Sedlacek B, "Ascorbic acid in tuberculous Navajo Indians" American Review of Tuberculosis 1943 48:342-346.

25 Rudra M, Roy S, "Haematological study in pulmonary tuberculosis and the effect upon it of large doses of vitamin C" Tubercle 1946 27:93-94.

26 Steinbach M, Klein S, "Effect of crystalline vitamin C (ascorbic acid) on tolerance to tuberculin" Proceedings of the Society for Experimental Biology and Medicine 1936 35:151-154.

Tuhkarokko

1 Online article at: http://www.ncbi.nlm.nih.gov/pubmedhealth/PMH0000148/

2 Cecil Medicine, 23rd Edition, "Measles," Saunders, an imprint of Elsevier Inc., 2008, Chap.390.

3 Joffe M, Sukha N, Rabson A, "Lymphocyte subsets in measles. Depressed helper/inducer subpopulation reversed by in vitro treatment with levamisole and ascorbic acid" The Journal of Clinical Investigation 1983 72(3):971-980.

4 Klenner F, "Massive doses of vitamin C and the virus diseases" Southern Medicine & Surgery 1951 Apr 103(4):101-107.

5 Klenner F, "The treatment of poliomyelitis and other virus diseases with vitamin C" Southern Medicine & Surgery 1949 Jul 111(7):209-214.

6 Paez de la Torre J, "Ascorbic acid in measles" Archives Argentinos de Pediatria 1945 24:225-227.

Typpidioksidi

1 Online article at: http://emedicine.medscape.com/article/820431-overview

2   Online article at:
     http://emedicine.medscape.com/article/820431-
     treatment
3   Cooney R, Ross P, Bartolini G, "N-nitrosation and N-
     nitration of morpholine by nitrogen dioxide: inhibition
     by ascorbate, glutathione and alpha-tocopherol" Cancer
     Letters 1986 32(1):83-90.
4   Miyanishi K, et al, "In vivo formation of mutagens by
     intraperitoneal administration of polycyclic aromatic
     hydrocarbons in animals during exposure to nitrogen
     dioxide" Carcinogenesis 1996 17(7):1483-1490.
5   Bohm F, et al, "Beta-carotene with vitamins E and C
     offers synergistic cell protections against NOx" FEBS
     Letters 1998 436(3):387-389.

Vanadiini

1   Online article at:
     http://en.wikipedia.org/wiki/Vanadium#Safety
2   Online article at:
     http://www.atsdr.cdc.gov/substances/toxsubstance.asp?
     toxid=50
3   Chandra AK, et al, "Vanadium-induced testicular
     toxicity and its prevention by oral supplementation of
     zinc sulphate" Toxicol Mech Methods 2007 17(4):175-
     87.
4   Venkataraman B, Sudha S "Vanadium toxicity" Asian J
     Exp Sci 2005 19(2):127-134
5   Domingo J, Llobet J, Corbella J, "Protection of mice
     against the lethal effects of sodium metavanadate: a
     quantitative comparison of a number of chelating
     agents" Toxicology Letters 1985 26(2-3):95-99.
6   Jones M, Basinger M, "Chelate antidotes for sodium
     vanadate and vanadyl sulfate intoxication in mice"
     Journal of Toxicology and Environmental Health 1983
     12(4-6):749-756.
7   Domingo J, et al, "Influence of chelating agents on the
     toxicity, distribution and excretion of vanadium in

mice" Journal of Applied Toxicology 1986 6(5):337-341.

8 Donaldson J, Hemming R, LaBella F, "Vanadium exposure enhances lipid peroxidation in the kidney of rats and mice" Canadian Journal of Physiology and Pharmacology 1985 63(3):196-199.

9 Hill C, "Studies on the ameliorating effect of ascorbic acid on mineral toxicities in the chick" The Journal of Nutrition 1979 109(1):84-90.

10 Ousterhout L, Berg L, "Effects of diet composition on vanadium toxicity in laying hens" Poultry Science 1981 60(6):1152-1159.

11 Benabdeljelil K, Jensen L, "Effectiveness of ascorbic acid and chromium in counteracting the negative effects of dietary vanadium on interior egg quality" Poultry Science 1990 69(5):781-786.

12 Domingo J, et al, "Chelating agents in the treatment of acute vanadyl sulphate intoxication in mice" Toxicology 1990 62(2):203-211.

13 Ferrer E, Baran E, "Reduction of vanadium(V) with ascorbic acid and isolation of the generated oxovanadium(IV) species" Biological Trace Element Research 2001 83(2):111-119.

14 Song B, Aebischer N, Orvig C, "Reduction of [VO2(ma)2]- and [VO2(ema)2]-by ascorbic acid and glutathione: kinetic studies of pro-drugs for the enhancement of insulin action" Inorganic Chemistry 2002 41(6):1357-1364.

15 Adam-Vizi V, Varadi G, Simon P, "Reduction of vanadate by ascorbic acid and noradrenaline in synaptosomes" Journal of Neurochemistry 1981 36(5):1616-1620.

Vyöruusu

1 Online article at:
http://www.ncbi.nlm.nih.gov/pubmedhealth/PMH00018
61/

2   Cecil Medicine, 23rd Edition, "Macular, Papular, Vesiculobullos, and Pustular Disease," Saunders, an imprint of Elsevier Inc., 2008, Chap.465.

3   Dainow I, "Treatment of herpes zoster with vitamin C" Dermatologia 1943 68:197-201.

4   Klenner F, "The treatment of poliomyelitis and other virus diseases with vitamin C" Southern Medicine & Surgery 1949 Jul 111(7):209-214.

5   Klenner F, "The use of vitamin C as an antibiotic" Journal of Applied Nutrition 1953 6:274-278.

6   Klenner F, "Significance of high daily intake of ascorbic acid in preventive medicine" Journal of the International Academy of Preventive Medicine 1974 1(1):45-69.

7   Zureick M, "Treatment of shingles and herpes with vitamin C intravenously" Journal des Praticiens 1950 64:586.

Alkusanat amerikkalaiseen painokseen 2011

Garry Gordon, LT

Tohtori Tom Levy on kirjoittanut suuresti arvostamallani tieteellisellä täsmällisyydellä C-vitamiinin parantavista voimista jo vuosia. Hänen edellinen kirjansa, *Curing the Incurable: C-vitamiini, tartuntataudit ja myrkyt*, on ollut luotettava lähdeteos hoitaessani potilaita ja opettaessani alan ammattilaisia ympäri maailmaa.

Tri Levy kertoo, mihin vaivoihin, missä muodossa ja miten suurina annoksina C-vitamiini auttaa parhaiten yli 1200 tieteellisen julkaisun perusteella. Julkaisut osoittavat myös, että hyväksytty päivittäinen saantisuositus C-vitamiinille on aivan liian pieni pitämään yllä solujen terveyttä ja torjumaan infektioita. C-vitamiini, on vähintään 5–20 g mega-annoksina suun kautta ja 20-200 g suonensisäisesti annettuna - kyennyt pelastamaan henkiä, jopa kaiken muun epäonnistuttua.

Kirja ilmestyy samaan aikaan (2011), kun terveydenhuolto on epäonnistumassa tehtävässään. Olemme menettämässä oikeutemme valita millaista hoitoa haluamme. Olemme menettämässä laadukkaiden sairaaloiden ja palvelujen saatavuuden ja olemme menettämässä lääkärit, heidän sulkiessaan vastaanottojaan lainsäädännön ja käypähoito suositusten ahdistamana.

"Korruptio on valta plus monopoli miinus avoimuus." Sanonta kuvaa nykyistä suuryritysten ohjaamaa poliittista hallintoa. Emme voi istua joutilaina ajatellen perustuslain ja kansan tahdon vastaisesti voimaan pakotetun Obaman terveydenhoitolain muuttavan asiat paremmiksi. Jos sitä ei kumota, saamme vain lisää samaa ja pahempaa.

Käytämme terveydenhuoltoon enemmän rahaa, kuin mikään muu maa maailmassa, mutta tulemme vain lihavammiksi ja sairaammiksi ja käytämme yhä enemmän lääkkeitä. Tappavia lääkkeitä markkinoidaan massoittain valmistajien ansaitessa miljardeja dollareita sairaudella ja kärsimyksellä. Reseptejä tyrkytetään eri väestöryhmille hiotuilla, onnellisilla mainoksilla, imeväisistä vanhuksiin - ja jopa syntymättömille.

Miten voidaan kieltää lääkemainoksen oikeutus, joka näyttää hymyilevän ja rennon henkilön kävelemässä pitkin kaunista rantaa auringonlaskun aikaan, tai nauttimassa perheen kanssa läheisten yhdessäolosta - nyt onnellisena ja terveenä, koska masennus tai sydänsairaus tai syöpä, tai korkea kolesteroli, tai erektiohäiriö "diagnoosi" on vihdoin parantunut uusimmalla ihmelääkkeellä. Mainokset myös kehottavat "kysymään lääkäriltä" mainitusta lääkkeestä, jos epäilet, että sinulla voi olla mitään kuvattuja oireita tai sairauksia... äläkä välitä kymmenistä haittavaikutuksista, jotka luetellaan nopeasti ja hiljaa varoituksena lopussa. Jos luotettava lääkärisi uskoo lääkkeeseen ja jos se on USA:n FDA:n (Food and Drug Administration) hyväksymä, niin sen on oltava turvallisin ja paras hoitotapa, eikö niin?

Väärin! Kyse on vain rahasta - ja vallasta. Useimmat lääkkeet vain peittävät oireita korjaamatta taudin syitä, tuottaen samalla uusia sairauksia, jotka edellyttävät uusia lääkeitä. Lääkevalmistajat tietävät tämän ja tietoisesti salaavat sen.

Valitettavasti, *Wall Street Journal* raportoi, että yli neljännes USA:n lapsista ja teini-ikäisistä on nykyään pitkäaikaisella reseptilääkityksellä ja lähes 7 prosentilla on kaksi tai useampia lääkkeitä. Flunssarokotteita ja masennuslääkkeitä määrätään raskaana oleville naisille, vaikka niillä tiedetään olevan sellaisia haittavaikutuksia sikiöön, jotka aiheuttavat pitkän aikavälin kroonisia ongelmia lapselle myöhemmin elämässä. Ja USA:n CDC:n (The Centers for Disease Control and Prevention) mukaan, puolet amerikkalaisista käyttää jatkuvasti reseptilääkkeitä; noin kolmasosa käyttää kahta tai useampaa lääkkeitä, ja yli 10 prosenttia amerikkalaisista käyttää usein viittä tai useampaa lääkettä. Tilastojen valossa ei pitäisi tulla yllätyksenä, että *Journal of The American Medical Association* (JAMA) on todennut, että lääkkeiden haittavaikutukset (FADR, Fatal Adverse Drug Reactions) ovat nykyisin johtava kuolinsyy USA:ssa.

Epäpyhän yhteyden hallituksen ohjauksen, valtavirran lääketieteen ja lääketeollisuuden välillä on paljastunut, arvostetun, New England Journal of Medicine lehden entinen päätoimittaja, Harvardin lääketieteen laitoksen LT Marcia Angell. Äänekäs nykyisen USA:n terveydenhoitojärjestelmän ja lääketeollisuuden kriitikko, LT Angell on kirjoittanut kirjan, *Totuus lääkeyhtiöistä: Kuinka ne pettävät meitä ja mitä tehdä asialle sekä* erinomaisen artikkelin *New York Review of Books*-julkaisussa nimeltään "*Lääkefirmat & lääkärit: Tarina korruptiosta*". Paljastaen taloudellisten etujen korruptoimat siteet nykyisen USA:n terveydenhuollon käytäntöjen ja teollisuuden tukeman kliinisen tutkimuksen välillä, hän kirjoitti:

"Kukaan ei tiedä lääketehtaiden lääkäreille antamaa rahan kokonaismäärää, mutta arvioin 9 johtavan yhdysvaltalaisen lääkeyhtiön vuosikertomuksista, että se on kymmeniä miljardeja dollareita vuodessa yksin Pohjois-Amerikassa. Tällä keinolla, lääketeollisuus on saavuttanut suuren vallan valvoa, miten lääkärit arvioivat ja käyttävät sen tuotteita. Sen laajat siteet lääkäreihin, erityisesti lääketieteellisten tiedekuntien johtoon, vaikuttaa tutkimustuloksiin, miten lääketiedettä harjoitetaan ja jopa sairauksien määrittelyyn."

Valtavirran lääketiede ja media ovat FDA:n ja sen lääkeyhtiö "asiakkaiden" ohjauksessa tehneet kaikkensa pitääkseen luonnolliset, edulliset itsehoidon muodot, kuten C-vitamiinin ja muut ravintolisät poissa terveysongelmiemme tavanomaisesta ensihoidosta.

Miksi ne tekevät tämän?

Koska ravintolisät eivät ole patentoitavissa ja yhtiöt eivät pysty ansaitsemaan miljardeja dollareita omistusoikeuksilla, kuten ne tekevät lääkkeillä. Se ei tarkoita, etteivätkö ne jatkuvasti yritä löytää tapaa hallita terveydenhuollon vaihtoehtoja, propagandan, väärien tietojen ja harhauttavan lainsäädännön avulla vedoten "yleiseen turvallisuuteen". Heinäkuussa 2011 FDA ja Illinoisin Senaattori Dick Durbin (D) toivat hyväksyttäväksi käyttöön vielä yhden lain – Ravintolisien merkinnöistä 2011 – joka erityisesti suunniteltiin tukahduttamaan lisäravinneteollisuus naurettavilla merkinnöillä ja tarpeettomilla ilmoitusvelvoitteilla.

He eivät halua yleisön tietävän suurten C-vitamiiniannosten uskomatonta voimaa. Suun kautta (päivittäin 4 - 20 g tai enemmän) ja suonensisäisesti (30 - 200 g tai enemmän) annettuna se tehoaa moniin ihmiskunnan haastavimpiin kroonisiin ja akuutteihin terveysongelmiin.

Meidän kaikkien täytyy oppia auttamaan itseämme lukemattomissa terveydenhuollon ongelmissa. Alkaen pienistä onnettomuuksista aina antibiooteille vastustuskykyisiin infektioihin saakka, jotka tappavat yli 100 000 henkeä vuosittain. Meidän on tunnettava täysin kaikki vaihtoehdot ja taisteltava säilyttääksemme oikeutemme valita tehokkaat luontaiset parannuskeinot perinteisten sijaan.

Tohtori Levy näyttää, miten ihmishenkiä pelastetaan. Tarvitsemme lisää hänen ja Ralph Fucetolan, JD, kaltaisia mestareita, joka tunnetaan nimellä "Vitamiini Asianajaja". Hän on saanut lukuisia palkintoja roolistaan 1995 DHEA oikeudenkäynneissä Life Extension Foundationin puolesta. Loistava perustuslaki asianajaja Jonathan Emord on voittanut FDA:n liittovaltion tuomioistuimessa yhteensä kahdeksan kertaa tähän mennessä. Kansalaisten oikeuksien puolesta käyttää vaihtoehtoisia ja kokeellisia hoitoja sekä saada tietoja niistä. Kun julkisuuteen tulee enemmän tietoa lukuisista muistakin elämää pelastavista hoidoista, niiden kysyntä lisääntyy ja monet "vaihtoehtoiset" hoidot voidaan sisällyttää valtavirran lääketieteeseen.

Tälle uudelle ja tervetulleelle kirjalle, tohtori Tom Levy on aivan oikein ja oikeutetusti valinnut voimakkaan nimen "C-vitamiini, luonnon yleislääke". Koemme hyvin haastavia aikoja myrkkyjä täynnä olevalla planeetalla magneettikentän ja ilmakehän muuttuessa - kaikki vaikuttaa kroonisten rappeuttavien sairauksien epidemioihin, joita näemme tänään, sydänsairauksissa, syövissä, ylipainossa, diabeteksessa ja niin edelleen. Tarvitaan asiantuntija ja aktiivinen puolestapuhuja, kuten hän, kertomaan suurelle yleisölle kaikista näistä hämmästyttävän tehokkaista, käytännöllisesti myrkyttömistä hoidoista, joita käytetään USA:ssa liian usein vasta, kun kaikki "standardi" lääketieteen menetelmät ovat epäonnistuneet.

Mielessäni ei ole epäilystäkään, etteikö C-vitamiini olisi todella paras ja monipuolisin lääke, mikä meillä on tänään. Kaikki terveysongelmat reagoivat hoitoon ja paranevat paremmin, kun potilaat saavat riittävästi C-vitamiinia.

Tarvitsemme vallankumouksen lääketieteeseen ja tohtori Thomas E. Levy on kiistatta yksi tärkeimmistä auttavista äänistä ohjaamaan meidät kohti todellista terveyttä ja pitkäikäisyyttä.
